Vie et mort en réanimation néonatale

5-7, rue de l'Ecole polytechnique ; 75005 Paris

http://www.librairieharmattan.com
diffusion.harmattan@wanadoo.fr
harmattan1@wanadoo.fr

ISBN : 978-2-296-05782-1
EAN : 9782296057821

Elsa Gisquet

Vie et mort en réanimation néonatale

Les processus décisionnels
en contexte de choix dramatique

Préface de
Erhard Friedberg

L'Harmattan

Remerciements

Cet ouvrage est tiré de ma thèse de sociologie « les décisions en contexte de choix dramatique, le cas des décisions d'arrêt de vie en réanimation néonatale », soutenue à l'IEP de Paris, sous la direction d'Erhard Friedberg. L'opportunité de travailler sur ce sujet tient d'abord à une rencontre entre trois personnes, Erhard Friedberg, Kristina Orfali et Corinne Dequecker. Qu'elles sachent combien je leur suis reconnaissante de m'avoir fait confiance au départ de cette aventure.

Je tiens à exprimer toute ma gratitude envers Erhard Friedberg pour m'avoir soutenue et guidée dans le cheminement de cette thèse. Ce travail lui doit beaucoup. Je souhaite qu'il trouve ici l'expression de mes plus chaleureux remerciements.

Je remercie également l'équipe du Centre de Sociologie des Organisations, Philippe Urfalino, Werner Ackerman, Benoît Bastard, Christine Musselin, Gwenaële Rot et Henri Bergeron. Leur disponibilité, leurs suggestions et leurs critiques m'ont été très précieuses. Merci également à Annick Heddebault, Mélanie Tran Le Tam et Christine Canet, sous leur chaleureuse bienveillance se cachent des yeux de lynx.

Enfin je remercie les deux services de réanimation néonatale qui m'ont accueillie. En particulier les médecins et les infirmières qui m'ont consacré du temps pour me guider dans cet univers et qui se sont laissés observer pendant de nombreux mois. Je remercie les parents, qu'ils sachent que derrière chacune des citations qui jalonnent ce rapport, je vois leurs visages, j'entends l'intonation de leurs voix, je me souviens de leurs enfants. Je leur suis sincèrement reconnaissante d'avoir accepté de participer à cette étude.

Ce travail a bénéficié du soutien financier de la MIRE et de l'Association des Paralysés de France (APF)

Préface

Pour être une réalité dans la pratique des hôpitaux, et pour affleurer de temps en temps dans des « cas » publicisés et passionnément discutés, l'euthanasie et toutes les pratiques qui s'en rapprochent, n'en restent pas moins un sujet tabou dans notre société. Ou peut-être serait-il plus approprié de parler d'un secret de Polichinelle : tout le monde sait qu'elle se pratique, mais il n'en reste pas moins interdit d'en faire état publiquement. Bref, en pratiquer si nécessaire mais en parler le moins possible.

C'est dire toute l'utilité et l'actualité d'études sociologiques telles que celle présentée par Elsa Gisquet dans ce livre. Elle y étudie empiriquement cet indicible, puisqu'elle cherche à comprendre la manière dont se décide l'arrêt de traitement qui équivaut le plus souvent à un arrêt de vie dans le cadre de deux services de néonatalogie. Le progrès médical et pharmacologique des vingt dernières années permet d'essayer de sauver des bébés très prématurés condamnés autrefois à une mort certaine. Du coup, les services qui accueillent ces bébés sont confrontés, aujourd'hui beaucoup plus que par le passé, à des situations de choix dramatiques où il faut décider de continuer ou non le traitement et où il faut donc trouver des critères « objectifs » permettant de fonder et de légitimer ces décisions extrêmes. En somme, c'est un contexte dans lequel la question de l'euthanasie ne peut être évitée : sauf à refuser tous les grands prématurés pour lesquels le pronostic vital est incertain, on est sûr qu'un pourcentage des bébés qui entrent dans les services n'en sortiront pas, et que pour certains il aura fallu décider de mettre fin à une vie. On le voit : dans les services de néonatalogie, l'arrêt de vie n'est pas un fait exceptionnel, mais fait bien partie, *nolens volens*, de la routine de l'activité.

A ce jour, il existe peu d'études de ce type. Le premier mérite et le premier intérêt du livre se trouvent donc dans son parti pris empirique. Il est le résultat de longs mois d'enquêtes par entretien et surtout par observation participante au cours desquels Elsa Gisquet a partagé la vie des deux services étudiés et a pu suivre le devenir de nombreux bébés prématurés, de leur entrée dans le service jusqu'au dénouement (heureux ou fatal). Grâce à cette connaissance intime des deux services, elle nous livre une description détaillée de la manière dont chacun s'est « organisé » pour faire face à cette contingence majeure, à savoir la nécessité de décider de l'arrêt d'un traitement, et en analyse les implications pour les différentes parties concernées : corps médical, personnel soignant et parents.

Ce parti pris empirique est capital pour le sujet traité. Il permet de décrire et d'analyser finement les différences de fonctionnements que les deux services ont construits pour faire face au même problème. La mise en évidence de ces différences est en soi un résultat remarquable et important : elle montre que pas plus ici qu'ailleurs, il n'y a de fatalité organisationnelle. La manière dont chaque service gère le problème de la décision d'arrêt de vie, constitue bien un construit organisationnel contingent dans l'émergence duquel les choix du chef de service, mais aussi les comportements et capacités de tous les acteurs concernés jouent un rôle primordial. En même temps, l'analyse de ces différences montre qu'il n'y a pas de *« one best way »*, que chaque solution organisationnelle a ses avantages, mais aussi ses « coûts », c'est-à-dire comporte son lot de conséquences indésirables. Les amateurs de modèles seront déçus, les partisans du « choix organisationnel » y trouveront matière à confirmer leurs intuitions.

J'invite donc le lecteur à suivre Elsa Gisquet dans la précision et le détail de ses descriptions. Ce n'est que de cette manière qu'il pourra entrer réellement dans la vie des deux services, et prendre la mesure à la fois de ce qui s'y joue, des différences qui séparent leurs pratiques et de la logique profonde qui agence ces différences. Pour ma part, je voudrais insister sur trois points qui me paraissent avoir des implications plus larges.

Le premier a trait au caractère systémique de ces solutions organisationnelles. Certes, la volonté du chef de service est décisive dans l'émergence de tel ou tel modèle de fonctionnement. Et chacun exprime bien une logique d'ensemble, ce qu'Elsa Gisquet appelle le « sens de leur mission ». Elle montre que les deux fonctionnements ne produisent pas les mêmes décisions en matière d'arrêt de traitement. Ainsi, le service A voit le sens de sa mission dans l'évitement de handicaps trop sévères et aura tendance dans le doute à opter pour l'arrêt de traitement, tandis que le service B définit sa mission dans la volonté de d'abord sauver des vies, le conduisant à limiter les arrêts de traitements au cas estimés catastrophiques. Mais cette logique d'ensemble exige et produit en même temps des capacités collectives qui contribuent au maintien du modèle de fonctionnement choisi : ainsi, il semble bien que la stabilité du personnel du service A et son fonctionnement apaisé soient intimement liés à l'institutionnalisation et à la ritualisation du processus de décision menant à l'arrêt du traitement. En effet, cette institutionnalisation va de pair avec une technicisation et une objectivation plus forte des critères de décision menant à l'arrêt du traitement, ce qui rend ce processus plus supportable dans la durée. Et cette stabilité devient aussi une ressource pour le fonctionnement du service A permettant notamment de mieux intégrer les parents dans la vie du service et de les associer aux soins. Inversement, le processus de décision choisi par le service B, plus ouvert et aléatoire, crée un climat d'insécurité voire de frustration chez les personnels qui s'exprime dans un taux de rotation élevé. Du coup, les parents trouvent moins d'interlocuteurs disponibles pour les aider à participer aux soins : ils sont laissés à eux-mêmes, et parviennent à s'intégrer dans le fonctionnement du service selon leurs capacités propres. C'est dire qu'une fois instauré, un mode de fonctionnement crée et entretient en même temps les capacités collectives qui lui confèrent sa dynamique et son inertie.

Ces deux logiques, c'est là ma deuxième remarque, produisent aussi des contextes cognitifs contrastés conduisant à des diagnostics différents. Dans un chapitre particulièrement intéressant, Elsa Gisquet montre ainsi comment la logique profonde de chaque service s'exprime dans la manière dont il a choisi d'instrumenter le diagnostic : technicisation et médicalisation du processus de décision dans le service A, moindre instrumentation du diagnostic et insistance sur l'expérience clinique dans le service B. Pour le dire avec les mots mêmes de l'auteur, on peut voir là *la confirmation qu'un processus décisionnel d'arrêt de vie est bien contingent : il n'est pas orienté uniquement par des normes scientifiques communes, il est soumis à des logiques organisationnelles et systémiques locales.*

Enfin, le troisième point concerne l'absence des parents dans le processus décisionnel. C'est le seul trait pour lequel les deux services ne se distinguent pas. Dans les deux cas, la décision est prise par les médecins et ensuite « vendue » aux parents qui n'ont pas vraiment leur mot à dire. Plus remarquable encore, l'ouverture relative du processus de décision dans le service B, qui pourrait permettre une plus grande participation des parents, n'est pas vraiment utilisée par ceux-ci, faute la plupart du temps de ressources adéquates. Enfin, la posture ouvertement « paternaliste » du service A (qui voudrait que celui qui soigne a la responsabilité de se substituer aux malades, c'est-à-dire dans notre cas les parents, « pour leur bien ») ne provoque pas, bien au contraire, protestations ou mécontentement chez les parents concernés. Les interrogations suscitées par ces résultats sont traitées dans le dernier chapitre du livre particulièrement bien venu mais qui ne manquera pas de faire débat. Pour ma part, j'en retire une leçon simple mais primordiale pour la discussion sur la place des malades dans les processus de décision médicale. Cette discussion doit être menée sans dogmatisme et aussi près que possible des capacités réelles des acteurs du terrain. Il n'y a pas d'un côté le modèle « autonomiste » qui aurait toutes les vertus, et de l'autre le modèle « paternaliste » qui fait la part belle aux médecins et qu'il faudrait vouer aux gémonies. Chaque lecteur pourra décider pour lui-même. Pour ma part, je ne suis pas loin de penser que le modèle « paternaliste » du service A est plus respectueux des parents et aussi plus constructeur de leurs capacités que le service apparemment plus « autonomiste » du service B.

La sociologie des organisations est une discipline scientifique qui cherche à comprendre ce que deviennent nos idéaux et nos intentions initiales quand ils rencontrent les contraintes du terrain, les contraintes des structures nécessaires pour assurer la coopération des humains. Ainsi, c'est la discipline scientifique qui permet aux acteurs de connaître ce que sont devenus leurs choix dans la pratique, et de prendre la mesure de leurs conséquences réelles. Elle permet donc d'apporter un élément essentiel à la discussion éthique, puis qu'elle lui donne un contenu concret, et qu'elle permet ainsi de sortir cette discussion des sphères aérées des principes pour la rapprocher des pratiques. Il serait souhaitable que la sociologie accepte de travailler davantage des sujets comme celui traité par Elsa Gisquet. Tout en restant au plan descriptif et analytique des pratiques, elle permet d'éclairer un débat que l'évolution de nos sociétés et les progrès de la technique médicale rendront de plus en plus indispensable.

Erhard Friedberg

SOMMAIRE

INTRODUCTION

Grâce aux développements considérables qu'elle a connus durant ces dernières décennies, la réanimation néonatale constitue un terrain particulièrement propice pour étudier les décisions médicales difficiles en tant qu'elles soulèvent une controverse morale. En effet, jusqu'au début des années 1970 la plupart des enfants décèdent très majoritairement de leur pathologie. L'imagerie médicale est encore balbutiante et le diagnostic clinique insuffisant pour permettre d'établir un pronostic neurologique. Entre 1970 et 1990 apparaît de manière extrêmement rapide un nombre important de techniques qui vont progressivement permettre la prise en charge d'enfants de poids plus faible et présentant des pathologies plus lourdes. La période actuelle, de 1990 à nos jours, est marquée par la poursuite des progrès technologiques et médicaux. Une mise au point des surfactants de synthèse[1], des vasodilatateurs et de la ventilation artificielle permet une nette amélioration de l'espérance de vie des nouveau-nés en détresse vitale. Avant 1970, 80 % des nouveau-nés de moins de 1200 g mourraient. Depuis 1980, la survie des grands prématurés et des nouveau-nés atteints de malformations ou de pathologies respiratoires sévères est devenue possible dans plus de 80 % des cas[2]. Mais si ces techniques sont efficaces pour permettre la survie des grands prématurés ou d'enfants présentant un état critique à la naissance, elles peuvent avoir des effets iatrogènes avec en particulier un risque de séquelles neurologiques graves.

---

[1] Le surfactant est une substance naturellement présente dans nos poumons pour permettre leur oxygénation, mais elle n'est pas encore sécrétée chez les grands prématurés. La mise à disposition des surfactants artificiels chez les cliniciens a permis de grandes avancées thérapeutiques.

[2] S. Lenoir, AM. Duguet, M. Garel, M. Cuttini, « Problèmes éthiques et information des parents en néonatalogie », *Journal de Médecine Légale et Droit Médical*, 1997, vol. 40, n°5, p. 374-376.

Aujourd'hui, sur l'ensemble de la population hospitalisée en réanimation néonatale, la moitié est constituée de grands prématurés (nés entre 28 et 32 semaines d'aménorrhée) ou de très grands prématurés (nés avant 28 semaines) qui nécessitent des soins de haute technicité[1]. Pour l'autre moitié, la population est constituée d'enfants nés à terme qui présentent de graves malformations congénitales ou qui ont subi un important traumatisme lors de la naissance. Quand l'enfant entre dans le service, le réflexe de tous les professionnels est de soigner l'enfant, quel que soit son état. La prise en charge thérapeutique des enfants prématurés est assez standardisée. Parce que toutes leurs fonctions sont immatures, il s'agit de pallier l'essentiel de leurs besoins : respiratoires, nutritifs, métaboliques. Aussi, la prise en charge repose sur une assistance ventilatoire et d'oxygénation, la pose d'un cathéter central par voie cutanée pour l'alimentation, une surveillance sur le plan hémodynamique et métabolique, ainsi qu'une surveillance neurologique. En effet, les complications possibles rencontrées par un enfant prématuré sont d'abord d'ordre respiratoire, les poumons de l'enfant sont parfois tellement immatures qu'une ventilation mécanique peut ne pas suffire à oxygéner correctement l'enfant ou bien créer des séquelles respiratoires. Le deuxième type de complication est essentiellement d'ordre neurologique et les risques sont schématiquement de deux ordres : une hémorragie cérébrale intraventriculaire (HIV) ou une leucomalacie (destruction de certains territoires du cerveau)[2].

Concernant les enfants nés à terme, ils restent généralement très peu de temps dans le service, le temps que leurs fonctions, déjà matures, parviennent à récupération. Là aussi, la principale inquiétude pour ces enfants sera d'ordre neurologique. Les risques

---

[1] Une grossesse est considérée à terme à plus de 38 semaines d'aménorrhée (SA), un grand prématuré naît donc parfois 3 mois avant la date prévue du terme.

[2] Les risques de séquelles pour ces prématurés sont réels. L'étude EPICure parue dans le New England Journal montrait en effet que sur une population de 811 enfants nés à moins de 25 semaines de gestation (contre 41 semaines pour un enfant né à terme) 19 % avaient des retards de développement, 10 % présentaient de gros problèmes moteurs, 2 % étaient aveugles ou mal voyants, 3 % présentaient de sérieux problèmes d'audition. Wood NS. Et al., 2000, « Neurologic and developmental disability after extremely premature birth », *New England Journal of Medicine*, 343, p. 378-84.

proviennent soit de malformations congénitales ou toutes autres maladies infectieuses contractées *in utero,* soit d'accouchements problématiques provocants des encéphalopathies hypoxique-ischémique (EHI) suite à un manque d'oxygène. Pour ces enfants, la gravité des lésions neurologiques est plus difficile à codifier.

Emergences de dilemmes

D'importantes innovations durant ces trente dernières années ont donc conduit à améliorer le taux de survie des nouveau-nés, mais hélas, sans forcément en garantir leur qualité de vie future. Les médecins sont donc confrontés à de nouveaux problèmes : il ne s'agit plus seulement d'assurer la survie, mais d'en estimer la qualité.

L'innovation technologique intervient alors à un second niveau, en permettant de rendre transparents ces corps qui ne s'expriment pas. Par le biais d'examens neurologiques, sont ainsi repérées des anomalies ou lésions qui entraîneront de graves séquelles. Ces examens neurologiques sont premièrement l'électroencéphalogramme (EEG) dont l'analyse du tracé de fond permet notamment de repérer les enfants à très haut risque de séquelles et de repérer les pointes positives rolandiques (PPR) annonçant le développement d'une leucomalacie ; deuxièmement les échographies transfontanellaires (ETF) qui permettent de repérer les malformations cérébrales, de reconnaître l'œdème cérébral, de visualiser l'atteinte des thalamus par nécrose hémorragique ; troisièmement l'imagerie par résonance magnétique (IRM) qui donne des réponses plus précises et plus précoces sur les lésions anatomiques. Ainsi, quotidiennement les réanimateurs arpentent les couloirs du service en traînant derrière eux leurs imposantes machines. Ils sondent les ventricules et les hémisphères cérébraux, les substances blanches et grises à l'affût de la moindre anomalie.

Le développement de la technique est donc responsable par deux fois de l'émergence de dilemmes éthiques : elle rend possible le maintien en vie d'enfant qui autrefois serait décédé, et elle permet de repérer des anomalies neurologiques qui autrefois étaient ignorées. Le nombre de cas litigieux augmente en même temps que le médecin parvient à évaluer des séquelles probables. La réanimation néonatale devient soumise à des problèmes éthiques particulièrement aigus, quand il faut décider non pas d'abréger les souffrances d'une personne en fin de vie, mais choisir entre « faire vivre » ou « faire mourir »[1] au regard de la qualité de vie future estimée.

Suite à un accident de voiture, le jeune Vincent Humbert, après neuf mois de coma, devenait tétraplégique, muet et aveugle. Dans une lettre adressée au président de la République en décembre 2002, il avait sollicité le droit de mourir. N'ayant pas été entendu, la mère de Vincent Humbert décida d'honorer les dernières volontés de son fils, comme « un ultime cadeau ». Suite au geste de sa mère il avait été plongé dans un coma profond et l'équipe médicale prenait alors la décision de « limiter les thérapeutiques actives » qui auraient pu le ramener à la vie. Vincent Humbert est décédé le 26 septembre 2003[2]. Cette histoire a suscité, on le comprend, tant l'intérêt que l'émotion de l'opinion publique. Mais ce qui nous intéresse ici, ce sont les questions que pose cette situation dramatique et insolite, liée aux développements des techniques de réanimation. Vincent aurait-il dû être ramené à la vie si les séquelles avaient été connues ? Pouvons-nous accepter de donner la mort quand la qualité de vie est jugée trop mauvaise ? Qui est alors habilité au passage à l'acte ? Etait-ce vraiment le rôle de la mère de Vincent que d'amorcer le processus de mort ?

Le développement des techniques ouvre un nouvel espace de choix qui échappe en partie à l'expertise médicale. A ces problèmes d'un nouveau genre, les réponses ne sont pas que médicales, elles sont aussi morales et éthiques. Elles obligent à un détour sur des réflexions vastes et graves autour du principe de sacralité de la vie, de la qualité de vie acceptable et des contours de la participation des profanes aux décisions médicales.

---

[1] Pour reprendre les termes de M. Foucault, 1976, *Il faut défendre la société*, Paris, Seuil/Gallimard, L'ancien droit (de faire mourir et laisser vivre), en tant que droit de tuer au nom du roi, est remplacé graduellement - et au fur et à mesure que d'autres mécanismes (économiques, politiques, scientifiques) de la société moderne se mettent en place - avec le droit (doublé du pouvoir, de la capacité) de faire vivre et laisser mourir.

[2] Assumant sa décision et son geste, le Dr Chaussoy, Chef de service, a alors été mis en examen le 14 janvier 2004 pour « empoisonnement avec préméditation » et risque aujourd'hui la réclusion criminelle à perpétuité. De son côté, la mère de Vincent Humbert a été mise en examen le 13 janvier 2004 pour « administration de substances toxiques».

Un décalage avec la législation

L'encadrement légal de l'information au malade s'est régulièrement consolidé depuis les années 1970[1]. La loi Huriet élaborée en 1988[2] est la première à légiférer sur la protection des patients qui se prêtent à la recherche médicale. Cette loi recouvre une symbolique forte « *les hommes sont considérés comme dignes de prendre leur destin en main, y compris face à la maladie* »[3]. Cette loi est ensuite révisée le 25 mai 1994 (Art. L. 209-9) : elle oblige à détailler le contenu de l'information à donner à la personne pour que son consentement soit réellement éclairé. Pour les actes de soins[4], la charte du patient hospitalisé ratifiée le 6 mai 1995[5] oblige les établissements de santé à garantir à tous une égalité vis-à-vis de l'information qui se doit d'être simple et intelligible. Le code de déontologie médicale lui-même se voit modifié ; l'article 35 prévoit que « *le médecin doit à la personne qu'il examine, qu'il soigne ou qu'il conseille, une information loyale, claire et appropriée sur son état, les investigations et les soins qu'il lui propose* ». Le 25 février 1997, un jugement fait jurisprudence : le médecin n'a pas seulement l'obligation d'informer le malade, il doit prouver qu'il l'a fait. L'ensemble de ces actions a en commun de participer à une standardisation du travail de transmission d'information[6].

Concernant l'euthanasie, celle-ci n'existe pas dans le code pénal, elle est assimilée à un crime comme le précise le code L 221-1 : « *le fait*

---

[1] L. Amar, E. Minvielle, 2000, « L'action publique en faveur de l'usager : de la dynamique institutionnelle aux pratiques quotidiennes de travail, le cas de l'obligation d'informer le malade », *Sociologie du Travail*, 42, p. 69-89.

[2] La loi sur la protection des personnes qui se prêtent à des recherches biomédicales, dite loi Hurriet, n°88-1138 du 20 décembre 1988.

[3] P. Lazar, 1996, *L'éthique biomédicale en question*, Liana Lévi, Coll. Opinion.

[4] Nous nous appuyons ici sur les analyses faites par le Comité Consultatif National d'Ethique (CCNE), *Les Cahiers du Comité Consultatif National d'Ethique pour les sciences de la vie et de la santé*, 1998, Octobre, N°17.

[5] La seconde version de la Charte est annexée à la circulaire DGS/DH/95 n°22 du 6 mai 1995 (Ministère des affaires sociales, de la santé et de la ville).

[6] Voir aussi L. Amar, E. Minvielle, 2000, op. cité.

de donner volontairement la mort à autrui constitue un meurtre. Il est puni de trente ans de réclusion criminelle ». Mais depuis le début des années 1990 certaines inflexions sont tolérées. Le code de déontologie médicale de 1995 condamne l'euthanasie active, mais l'article 37 reconnaît que toute obstination déraisonnable dans les investigations thérapeutiques est condamnable.

La loi sur les droits des malades (mars 2002) reconnaît que « si la volonté de la personne de refuser ou d'interrompre un traitement met sa vie en danger, le médecin doit tout mettre en œuvre pour la convaincre d'accepter les soins indispensables, aucun acte médical ni aucun traitement ne peut être pratiqué sans le consentement libre et éclairé de la personne et ce consentement peut-être retiré à tout moment » (Art L. 1111-4). Plus récemment, la loi n° 2005-370 du 22 avril 2005 relative aux droits des malades et à la fin de vie autorise désormais le médecin à limiter ou arrêter un traitement concernant une personne « hors d'état d'exprimer une volonté » alors que « la limitation ou l'arrêt du traitement serait susceptible de mettre sa vie en danger » (C. santé publ., art. L. 1111-4). Le médecin peut également, lorsque le malade est en « fin de vie et hors d'état d'exprimer sa volonté », « limiter ou arrêter un traitement inutile, disproportionné ou n'ayant d'autre objet que la seule prolongation artificielle de la vie » (C. santé publ., art. L. 1111-13). Dans ces deux cas, le médecin doit respecter plusieurs conditions et une procédure collégiale.

Le décret n° 2006-120 du 6 février 2006 précise que la décision est prise par le médecin en charge du patient, après concertation avec « l'équipe de soins si elle existe et sur l'avis motivé d'au moins un médecin, appelé en qualité de consultant » et le cas échéant celui d'autres personnes (personne de confiance, membre de la famille, proche, titulaires de l'autorité parentale ou du tuteur si le patient est mineur (C. santé publ., art. R. 4127-37).

De son côté, le Comité Consultatif National d'Ethique (CCNE) se penche sur la question de l'euthanasie. Le 27 janvier 2000 son avis est rendu public et accompagné d'un souffle médiatique : il prône « une sorte d'exception d'euthanasie », pouvant être prévue par la loi qui « *permettrait d'apprécier tant les circonstances exceptionnelles pouvant conduire à des arrêts de vie que les conditions de leurs réalisations* ». Si cet avis ne modifie en rien la législation actuelle, de fait l'euthanasie est légitimée sous certaines conditions au travers de ce discours normatif.

Cependant, ces recommandations ne concernent pas le cas de la néonatalogie qui fait figure à part, le CCNE considérant que « *la démarche proposée dans sa réflexion sur les fins de vie ne peut être présentée ici [le cas de la néonatalogie] avec les mêmes arguments* ».

Dans le domaine plus spécifique de la néonatalogie, l'article 42 du code de déontologie prévoit que le médecin doit, en présence d'un mineur, s'efforcer de prévenir les parents ou le représentant légal et obtenir leur consentement. Enfin, le 14 septembre 2000, le CCNE rend son avis n°65 dédié spécifiquement aux réflexions éthiques en néonatalogie[1]. Il entrevoit à mots couverts la possibilité d'arrêter la réanimation, voire d'arrêter la vie pour un enfant autonome. « *Après la mise en route d'une réanimation d'attente, la question peut se poser de l'opportunité de l'arrêter, lorsque les chances de survie à court et moyen termes sont estimées nulles ou devant l'extrême gravité des lésions et leurs très sévères conséquences lointaines (...). Lorsque le nouveau-né a acquis une autonomie respiratoire, la constatation des lésions cérébrales qui entraîneront des handicaps sévères place les équipes de réanimation devant des choix dramatiques. Si une prise de conscience de ces problèmes devait conduire à des préventions qui, dans l'avenir, réduiraient le nombre de situations dramatiques, celles-ci se présenteront toujours, et il faudra y faire face* ».

Enfin, le CCNE alors même qu'il défend le consentement des personnes reste pour le moins évasif quant à la participation active des parents à la décision ; tout est affaire d'équilibre : « *la décision de l'équipe médicale doit se faire sans mettre les parents à l'écart et sans leur faire supporter le poids de la décision* ». S. Bateman-Novaès[2] remarquait que d'une façon générale, le débat éthique a souvent lieu à distance des pratiques contestées, des conduites concrètes des acteurs et des doutes qu'elles font surgir. Selon elle, l'objectif de ces débats est le plus souvent de choisir parmi les valeurs concurrentes, celles qui serviront de référence éthique dans la réglementation d'une pratique controversée.

---

[1] Rapport n°65 du CCNE, 14 septembre 2000, « réflexions éthiques autour de la réanimation néonatale », p.18.

[2] S. Bateman Novaes, 2000, « De la thérapeutique comme norme », p. 30-42, in S. Bateman-Novaes, R. Ogien, P. Pharo *Raison pratique et sociologie de l'éthique : autour des travaux de Paul Ladrière*, édition CNRS.

Choix de l'approche de la question des dilemmes éthiques

L'euthanasie est un acte illégal et tout professionnel, infirmière ou chef de service, peut faire l'objet de poursuites judiciaires pouvant conduire à l'arrêt de l'exercice de la profession et l'emprisonnement[1]. Pourtant, les réanimateurs décident en certains cas d'arrêter la vie. Notre objet sera de comprendre comment se construisent les conduites des réanimateurs face aux dilemmes du quotidien, pris dans une tension entre le droit et la pratique. Concrètement, il s'agira de s'intéresser à la manière dont les acteurs parviennent à prendre une décision immensément difficile sur le plan émotionnel. Ce contexte de choix, nous le qualifierons de *choix dramatique*[2], quand les acteurs doivent prendre au niveau local, au sein d'un groupe restreint d'individus, une décision immensément difficile sur le plan émotionnel, au point qu'ils préféraient « ne pas avoir à décider ». Personne en effet n'éprouve aucune envie ni aucun intérêt à endosser une si lourde responsabilité.

Il nous intéresse de comprendre les principes que les médecins se donnent à leur action et jusqu'où ils s'autorisent la transgression de la loi. Dans cette entreprise nous émettons l'hypothèse qu'une décision de vie et mort reposerait largement sur des règles de pratique élaborées localement par les acteurs qui leur permettraient d'orienter leurs échanges et de réguler les processus décisionnels, en évitant un investissement individuel émotionnellement difficile. L'étude de la

---

[1] Comme la mise en examen du Dr Chossoy le rappelle.

[2] Par cet expression nous nous inspirons de celle employée par G. Calabresi et P. Bobitt de « choix tragiques », voir l'ouvrage de G. Calabresi, P. Bobbit, *Tragic Choices*, 1978, w.w. Norton & Company. Le courant des *choix tragiques* s'est spécifiquement intéressé aux préférences des acteurs dans la décision, dans un contexte de grande anxiété et frustration. Il a ainsi été mis en évidence les principes normatifs et institutionnels qui permettent à la décision de se situer à un niveau acceptable. La plupart de ces travaux des « choix tragiques » concernent la distribution de biens rares en quantité limitée, le don d'organe par exemple. Nous sommes ici en face d'une toute autre configuration de choix. L'enjeu pour les acteurs n'est pas d'établir des principes de justice pour mieux distribuer des ressources à une large échelle, mais de décider si un individu doit vivre ou non. Néanmoins, il s'agira de s'intéresser à la manière dont les acteurs parviennent à construire un système de choix pour prendre une décision immensément difficile sur le plan émotionnel et c'est la raison pour laquelle l'expression de « choix dramatique » est utilisée.

décision en elle-même ne sera qu'un aspect, qu'une étape dans notre analyse de la structuration d'un processus décisionnel d'arrêt de vie. Le déroulement d'un processus décisionnel serait inextricable du mode de fonctionnement d'un service. Aussi, le point de départ de l'analyse s'inscrit dès le démarrage de la situation de travail, afin d'examiner la manière dont la collaboration entre les professionnels, l'attitude du chef de service ou encore la réalisation des imageries médicales sont susceptibles de façonner une décision d'arrêt de vie.

Peu de travaux en sciences sociales se sont intéressés aux décisions d'arrêt de vie[1]. En fait la plupart des travaux qui portent sur ce sujet se scindent en trois catégories. La première regroupe les travaux menés par des médecins ou épidémiologistes qui visent à produire des connaissances pour affiner les critères diagnostiques et pronostiques des séquelles neurologiques[2], ou qui cherchent à « mesurer » à l'échelle nationale les grandes tendances de ces pratiques médicales sans véritablement en analyser les déterminismes[3]. Ces travaux empruntent donc un angle d'étude très particulier, qui ne permet pas de saisir *in situ* les processus décisionnels d'arrêt de vie. La deuxième catégorie de travaux s'intéresse à la manière dont ces nouveaux dilemmes éthiques renvoient à une interrogation plus générale sur la mort. Conduits le plus souvent par des philosophes et juristes, ils s'interrogent sur la

---

[1] Citons les travaux de A. Paillet, 2007, *Sauver la vie, donner la mort, une sociologie de l'éthique en réanimation néonatale,* La Dispute, coll. Corps, Santé et Société et de R. Anspach, 1993, *Deciding who Lives, Fateful Choices in the Intensive-Care Nursery*, University of California Press.

[2] JE. Tyson, RS. Broyle, 1996, « Progress in assessing the long-term outcome of extremely low-birth-weight infants », *JAMA*, 14, 276(6), 492-3 ; JJ. Morrison et JM. Rennie, 1997, « Clinical, scientific and ethical aspects of fetal and neonatal care at extremely preterm periods of gestation », *British Journal of Obstetric and Gynaecology*, 104(12), p. 1341-50.

[3] Etudes le plus souvent élaborées à partir de questionnaires, D. Willard, 1992, « Enquête nationale sur les arrêts thérapeutiques en réanimation néonatale », Annales médicales de Nancy et l'Est, 31,p. 345-8 ; A. Gold et al, 1994, « Pratiques françaises actuelles de l'arrêt thérapeutique en période néonatale », *Annales de Pédiatrie*, 43 (7) ; The European Union collaborative project on ethical decision making in neonatal intensive care (EURONIC), *voir* M. Cuttini et al., 2001, « Euronic : Findings from 11 Countries », *The Journal of Clinical Ethics*, 12, p. 290-296.

transgression possible du principe de sacralité de la vie et par conséquent sur la place des profanes dans une décision d'arrêt de vie[1]. Plus largement, ces travaux proposent une réflexion sur les principes moraux acceptables, sans redescendre jusqu'aux conduites concrètes des acteurs.

Ces deux catégories d'études ont comme point commun de ne pas entrer dans la complexité des décisions concrètes. La troisième catégorie regroupe les travaux de praticiens, médecins, psychologues ou infirmiers qui sont directement confrontés aux dilemmes éthiques du quotidien[2]. Dans ces publications, les praticiens insistent principalement sur la difficulté morale à décider, pour ensuite présenter leur démarche. D'une certaine manière, ces travaux servent à expliciter leurs propres pratiques professionnelles pour mieux les légitimer[3]. C'est un autre regard que nous voulons emprunter ici. Ni celui du praticien, ni celui du philosophe ou du juriste. C'est une plongée dans la pratique, pour faire ressortir les mécanismes supportant un processus décisionnel de vie et mort que nous nous apprêtons à effectuer ici.

---

[1] P. Ricoeur, J-C. Aeschilman, 1994, *Ethique et responsabilité*, Neuchâtel, Baconnière ; D. Oppenheim, 1995, « La mort demandée, la mort donnée, la parole discréditée », *Les Temps Modernes*, 50(582), p. 109-127 ; D. Thouvenin, 2001, *La construction juridique d'une atteinte légitime au corps humain*. Le Dalloz, Hors série : le corps humain saisi par la justice.

[2] Voir notamment le numéro spécial des Archives Françaises de Pédiatres intitulé « Ethique et réanimation du nouveau-né et de l'enfant », 1986 ; F. Beaufils et M. Dehan « Ethique et réanimation néonatale », in *Ethique et pédiatrie*, Comité Consultatif National d'Ethique pour les sciences de la vie et de la santé, La Documentation Française, 1992, p. 61-64 ; A.S. Valat, M. Dumoulin, 1996, « Le deuil périnatal », *Abstract Gynéco*, N°163, (Avril-Mai), p. 16-29.

[3] Voir à ce sujet le travail de A. Paillet. L'auteure montre avec finesse que les publications des réanimateurs pédiatriques peuvent s'analyser comme une confrontation au mouvement bioéthique. En insistant sur les difficiles questions rencontrées dans la pratique, les publications « concourent à définir l'approche médicale comme seule source possible de rationalisation des questions éthiques, donc comme seule approche autorisée ». A. Paillet, 1999, *Les pédiatres réanimateurs français sur la brèche de l'éthique : une analyse de leurs publications depuis 30 ans*, Rapport pour la MIRE.

Une immersion dans les pratiques du quotidien

La démarche empruntée au cours du travail de terrain s'inspire au plus près de celle de Renée Anspach[1] qui ne s'est pas contentée de pousser les portes des services de réanimation néonatale, mais aussi celle des salles de réunions où discutent médecins et infirmières, celles des chambres des enfants, notamment quand les parents viennent leur rendre visite. Puis elle a complété ses observations par des entretiens auprès des médecins, infirmières et parents. Il s'agissait de ne pas se contenter des discours, mais de voir, regarder, comprendre la construction d'une décision aussi délicate au fil du quotidien.

Deux services de réanimation néonatale ont été choisis de manière à pouvoir répondre à notre questionnement. Ils proposent tous deux un niveau de soins équivalents (hôpitaux de niveau III, centres régionaux de référence), avec un taux d'activité similaire et un recrutement comparable. Ces deux services, que nous appellerons A et B, ont fait l'objet d'un important travail ethnographique qui s'est déroulé respectivement sur 10 et 6 mois (voir annexe I et II). En outre, dans le cadre de ma collaboration avec Kristina Orfali, directrice scientifique de l'étude sur « le rôle de la famille dans les décisions d'arrêt de vie en réanimation néonatale, étude comparative entre la France et les Etats-Unis »[2], une incursion a pu être faite dans un service de réanimation néonatale américain.

Je me suis immergée dans ces services. J'ai regardé ces enfants branchés à des machines. J'ai observé, écouté les parents qui restaient à leur chevet. J'ai suivi les infirmières lors des soins quotidiens prodigués aux enfants. J'ai accompagné les médecins dans leurs réunions du matin, leurs examens de routine. Puis, j'ai assisté aux réunions exceptionnelles où se discutaient les décisions d'arrêt de vie et j'ai interrogé individuellement les différents acteurs concernés. Il est important d'emblée d'insister précisément sur ce que j'ai voulu

---

[1] R. Anspach, 1993, op. cité.

[2] Travail qui s'inscrit dans le programme de la MIRE, « Régulation et performance du système de santé : le cas de la périnatalité ». Voir aussi K. Orfali, E. Gisquet, 2004, « Le rôle de la famille dans la décision médicale en réanimation néonatale », *Cahiers de Recherche de la MIRE*, n°17(3), p. 3-7.

regarder, sur ce que j'entends par le terme « décision d'arrêt de vie ». Une multitude de termes servent à désigner cette « mort décidée » : euthanasie passive, euthanasie active, abstention des traitements, limitation des traitements, cessation ou arrêt des traitements, soins de confort, le DNR (do not ressucate) ou arrêt de vie. La liste est longue pour spécifier à la fois la gradation dans les gestes médicaux entraînant la mort et à la fois l'état du patient.

En dehors des problèmes moraux qu'elle soulève, l'autonomie respiratoire est un objet fuyant. Certains signes cliniques montrent qu'un enfant peut être extubable, quand ses constantes respiratoires baissent et que ses mouvements du thorax sont bons. Pourtant, lorsqu'il présente de fortes inquiétudes sur le plan neurologique, les professionnels peuvent choisir de ne pas extuber l'enfant et d'évincer ainsi le problème de l'autonomie respiratoire. Par ailleurs, lorsque l'enfant est un grand prématuré, même s'il est extubé, il est difficile de le considérer autonome sur le plan respiratoire. Ses fonctions sont tellement immatures que souvent le relais est pris par une autre machine moins invasive, mais nécessaire. La frontière définissant l'autonomie respiratoire est floue en réanimation néonatale. Et de toute façon, pour éviter toute souffrance, l'acte qui entraîne la mort est une injection létale, que l'enfant soit autonome ou non sur le plan respiratoire. La responsabilité du médecin dans le décès est entière.

Pour toutes ces raisons, j'ai choisi de n'établir aucune distinction entre l'enfant autonome et l'enfant qui est dépendant d'un respirateur artificiel[1]. J'ai décidé de suivre l'ensemble des trajectoires médicales critiques. Toutes les décisions visant à provoquer directement ou indirectement le décès d'un enfant ont été étudiées et le terme « arrêt de vie » a été choisi pour les désigner.

Tel un ethnologue, sans aucune pré-notion si ce n'est que les acteurs raisonnent, réfléchissent et que leur participation à ces enjeux

---

[1] On peut d'ailleurs se demander dans quelle mesure cette distinction entre euthanasie active et euthanasie passive, qui est reprise dans les publications des réanimateurs, n'est pas un moyen de circonscrire l'accusation potentielle qui pourrait leur être adressés au nom de l'interdiction d'atteindre la vie : « en construisant une problématique de l'« euthanasie active » comme point limite des pratiques d'arrêt. Cf. A. Paillet, 1999, op. cité.

est difficile, nous examinerons comment chacun fait face à un dilemme éthique. L'idée sera d'appréhender *in situ* à l'intérieur de chaque service de réanimation néonatale, le déroulement d'un processus décisionnel d'arrêt de vie. Il faudra repérer *tous* les acteurs susceptibles de peser sur le déroulement d'un processus décisionnel. C'est pourquoi notre regard ne se restreindra pas aux professionnels de la réanimation néonatale, mais s'étendra aux parents.

Un certain nombre d'études médicales se sont intéressées à la capacité décisionnelle des familles en montrant qu'elle pouvait être affectée par des variables socioculturelles. Le résultat d'une étude néerlandaise portant sur le niveau de compréhension des parents dont l'enfant entrait dans des protocoles expérimentaux montre que « a high level of awarness was associated with west European parental origin »[1]. Concernant plus particulièrement la participation des familles aux décisions d'arrêt de vie, une étude norvégienne montrait qu'entre une opération chirurgicale du cœur très risquée pour corriger une malformation congénitale et des soins de conforts, « ceux qui choisissent les soins de confort avaient un niveau d'éducation supérieur »[2]. Le genre semble également affecter la manière de percevoir la situation : des chercheurs finlandais remarquaient, dans une étude réalisée auprès de familles dont un proche était hospitalisé dans un service de soins palliatifs, que les hommes étaient deux fois plus nombreux à dénoncer la futilité des soins que les femmes[3].

S'il est évident que l'histoire, le passé, les origines des individus affectent leurs choix et leurs attitudes, j'ai choisi de prendre comme objet des espaces d'action et d'interaction spécifiques, et d'étudier à l'intérieur de chacun d'eux les processus par lesquels une congruence partielle est obtenue entre professionnels de la santé et familles. J'ai

---

[1] M. Van Stuijvenberg, and al, 1998, « Informed consent, parental awarness, and reasons for participation in a randomised controlled study », *Archives of Disease in Childhood*, 79, p. 120-25.

[2] IH. Vandvik, R. Forde, 2000, « Ethical issues in parental decision-making. An interview study of mothers of children with hypoplastic left heart syndrome », *Acta Paediatrica*, 89(9), p. 1129-33. Traduction par moi-même.

[3] T. Terhikki, N. Miettinen, 1999, « Medical futility as a cause of suffering of dying patients – The Family Members' Perspecive », *Journal of palliative care*, 15 (2), p. 26-29.

ensuite cherché à saisir ce que chacun des différents participants impliqués pense de ces accords, comment il les vit en tenant compte de la spécificité de chaque cadre organisationnel. Pour cela, il faut se garder de seulement s'intéresser à la manière dont les familles sont « tributaires » des règles construites par les praticiens[1] – posture qui a trop souvent contribué à considérer la famille uniquement comme source de maladies, comme utilisatrice des services médicaux et comme groupe soumis à un stress en cas de pathologie ou de maladie grave[2]. J'ai cherché à comprendre les comportements de santé en les inscrivant dans une rationalité de l'acteur ; la manière dont les familles participent et réagissent face à une décision de vie et mort est notre angle d'analyse.

Un travail ethnographique

Le recours à l'observation participante[3] s'est imposé de lui-même en raison de l'angle d'étude choisi. Tout comme Peneff, « *je cherchais à connaître non ce que les agents disent qu'ils font mais ce qu'ils font effectivement, les implications du travail réel et non pas simplement représenté, les faits et non pas leurs images* »[4]. Je me suis inspirée de la méthodologie de Renée Anspach, à cela près que m'inscrivant dans une tradition de recherche de sociologie des organisations, j'ai d'emblée souhaité ne pas me focaliser uniquement sur le processus décisionnel, mais élargir mon objet d'étude au fonctionnement des services. Pour saisir la réalité des pratiques, il s'agissait d'être présent quotidiennement dans le service et de suivre les professionnels dans leurs

---

[1] C. Heimer, L. Staffen, 1995, « Interdependence and Reintegrative Social Control : Labeling and Reforming "inappropriate" Parents in Neonatal Intensive Care Units », *American Sociological Review*, 60 (5), p 635-654.

[2] G. Cresson, 1997, « La sociologie de la médecine méconnaît-elle la famille ? », *Sociétés Contemporaines*, 25, p. 45-65.

[3] Selon la définition qu'en donne A. J. Vidich, « elle implique que l'observateur participe, c'est-à-dire qu'il soit accepté au point de s'intégrer dans le groupe, de se faire presque oublier en tant qu'observateur, mais en restant présent en tant qu'individu ». A. J. Vidich, 1955,« participant Observation and the collection and the interpretation of data », *American Journal of Sociology*, 60(4), p.354-360.

[4] J. Peneff, 1992, *L'hôpital en urgence : étude par observation participante*, métaillé.

activités. Très vite deux difficultés sont apparues : d'abord la difficulté d'entrer en contact avec les groupes qui travaillent, soumis au stress du quotidien ; ensuite, la méfiance due à la mauvaise perception du travail du sociologue. La réticence est surtout venue des infirmières surprises de devoir accueillir une personne qui papillonnait entre les différents groupes professionnels, s'interrogeant sur le but de son étude et ses liens avec la direction.

Il a alors fallu clarifier systématiquement ma présence, me présenter à toutes les infirmières, médecins, voire techniciens qui entraient dans le service. Pour introduire l'objet de manière plus pédagogique, il était d'abord expliqué que la recherche portait sur l'étude du fonctionnement des services de réanimation et la place des familles, pour ensuite préciser que cet axe de recherche amenait à s'interroger sur les processus de décisions d'arrêt de vie. Le port d'un pyjama, puisque c'est la tenue des professionnels à l'intérieur du service, aurait facilité mon insertion, mais dans un souci de transparence et d'autonomie, il m'a paru important de signifier ma distance au service. Pour moi, passées ces difficultés d'insertion – qui ne sont jamais très agréables – mon problème était de savoir comment aborder un sujet qui dérange et engage immédiatement les acteurs sur le plan émotionnel. Cet obstacle s'est levé au fil de ma présence sur le terrain.

J'ai alors mis en place un dispositif systématique d'observation. J'assistais d'abord aux staffs du matin. J'étais ainsi au courant des derniers événements de la vie du service et pouvais suivre les évolutions de chaque enfant. Tout comme les médecins, je possédais une fiche pour chaque enfant. J'y inscrivais les informations médicales, ainsi que toutes les discussions annexes telles que les jugements sur l'état de santé ou sur le contact avec les parents. Une fois la réunion terminée, je restais dans le service. J'ai suivi les infirmières dans leur travail du matin qui consiste essentiellement à « faire la toilette » des enfants. Me tenir au côté des infirmières m'a aussi permis d'avoir des conversations informelles avec elles et ainsi demander quels étaient les enfants qui « allaient bien » et ceux qui « n'allaient pas bien » ; les interroger sur leurs rapports entre elles, avec les médecins ou avec les parents. Puis, comment selon elles, se prenait une décision d'arrêt de vie et ce qu'elles en pensaient. C'est par petites touches que je me suis rapprochée réellement de mon objet de recherche.

Rester dans le service le matin me permettait également de contacter les médecins. Je pouvais leur demander des explications, suite à la réunion du matin, sur des informations médicales que je n'avais pas comprises, sur des discussions dont je n'avais pas toujours bien saisi l'enjeu. Je restais également auprès d'eux lorsqu'ils réalisaient les examens et notamment pendant les échographies transfontanellaires, ce qui s'est révélé très riche. Sachant que les décisions d'arrêt de vie sont prises la plupart du temps en fonction du tableau neurologique de l'enfant, il est important de connaître les diagnostics établis et d'en comprendre les termes. Par ailleurs, rester auprès de quelqu'un qui fait glisser sa sonde sur la tête d'un enfant à la recherche d'une anomalie permet de mieux saisir la complexité de la construction d'un diagnostic ; le médecin commente ce qu'il voit :

> - *En fait, je n'arrive pas bien à voir le ventricule, je ne sais pas si c'est parce qu'il est un peu sec et qu'il faut attendre qu'il grossisse. Peut-être qu'en mettant la sonde comme ça ... Non, ça ne va pas mieux. Non, je pense qu'il faudra attendre quelques jours encore pour recontrôler (expert service B).*

La réalisation de ces examens est outre souvent accompagnée de commentaires de la part du médecin, ce qui renseigne mieux encore le novice que les termes théoriques employés pour qualifier l'état neurologique de l'enfant :

> - *Là en fait, il y a les quatre ventricules qui sont remplis de sang. Là, tu vois sur les images, tout ça, c'est du sang. Et ça va finir par se nécroser, c'est une catastrophe (PH du service).*

Alors que jusqu'ici je n'avais vu qu'un enfant allongé dans sa couveuse, désormais, je comprenais, je voyais ce que recouvrait ce terme du jargon médical « HIV grade IV ».

L'étude des interactions médecins-familles

L'après-midi, les parents sont beaucoup plus présents dans le service. L'observation participante revêt alors un autre intérêt puisqu'elle permet de saisir la place des parents à l'intérieur du service. Comme les chambres sont vitrées et que le guichet d'accueil occupe toujours une place centrale, je m'installais souvent au guichet.

Cela me permettait d'observer comment les parents étaient accueillis dans les services, la manière dont ils se déplaçaient et comment ils entraient en interaction avec les infirmières et les médecins. J'ai pu approfondir ce dernier aspect en me plaçant au côté d'une infirmière ou d'un médecin au cours de son après-midi de travail. Il m'arrivait de rester auprès de l'infirmière pendant qu'elle réalisait des soins sur un enfant, alors que les parents étaient dans la chambre. Je pouvais ainsi observer les relations entre parents et infirmières, le contenu de leur propos, la manière dont l'infirmière guide les parents, ce sur quoi les parents sont particulièrement vigilants. En accompagnant le médecin dans son tour du service à la rencontre des parents, comme je connaissais les informations médicales relatives à chaque enfant, je pouvais déduire ce que le médecin choisissait de dire ou de ne pas dire aux parents, la manière dont il le faisait et comment les parents réagissaient. Par ailleurs, le premier entretien avec les parents lors de l'accueil dans le service s'est révélé très riche à observer. Il permettait d'objectiver la place qui leur était laissée par les professionnels : les règles inculquées aux parents, la manière de leur parler, de les associer aux enjeux médicaux.

Après avoir acquis un peu plus d'aisance dans les services, il m'arrivait aussi de discuter seule de manière informelle avec les parents dans la chambre de l'enfant. Ces moments se sont révélés très enrichissants pour comprendre l'adaptation parentale dans un univers hyper médicalisé : la manière dont les parents regardent les feuilles, s'intéressent au réglage des machines, ou n'en font aucun cas ; à quel moment ils décident de faire appel à l'infirmière ou au médecin parce qu'ils sont trop inquiets ; comment ils entrent en contact avec leur enfant.

L'étude des trajectoires critiques

Pour étudier les décisions d'arrêt de vie, quand une trajectoire critique apparaissait, je centrais mes observations sur elle. Le fait d'assister aux staffs du matin et de comprendre (même superficiellement) le vocabulaire médical mobilisé me permettait de les repérer. Je reprenais alors le dossier médical[1] de l'enfant pour avoir en détail sa trajectoire et pour compléter les

[1] Après accord de l'équipe médicale et de la famille.

informations qui m'auraient échappé. J'essayais d'être présente lors de la réalisation des examens pour suivre le plus précisément possible le processus décisionnel. Bien sûr, il était en dernier lieu primordial d'assister à la réunion où se prenait la décision d'arrêter ou de poursuivre la réanimation. Dans la mesure du possible j'assistais aux entretiens entre parents et médecins et essayais d'avoir des contacts informels avec les parents. Cela dit, le contexte est tellement dramatique que ces tentatives d'approche sont demeurées limitées aux parents que j'avais pu rencontrer dès leur entrée dans le service. Cela permettait de perturber le moins possible la relation entre le médecin et les familles. Plus tard, quand les parents étaient présents au côté de leur enfant au moment de son décès, afin de comprendre la construction de l'encadrement, j'ai adopté une attitude effacée, choisi une observation détournée en restant à l'accueil ou dans les couloirs pour noter les déplacements et les interactions ou en m'installant un petit temps dans la salle de repos pour saisir le climat, et connaître à chaud les réactions des professionnels.

« The Art of Being at the Right Place at the Right Time »

Cette expression, utilisée par Renée Anspach pour qualifier la difficulté de l'observation participante, sonne tout à fait juste. Même si l'on suit de près une trajectoire critique et que l'on pressent qu'une décision va être prise, il est impossible de connaître le jour exact. Tout comme Renée Anspach, j'avais pensé que les jours où j'étais absente, la secrétaire ou les médecins avec lesquels je discutais le plus souvent, pouvaient me prévenir qu'ils allaient se réunir pour décider et tout comme Renée Anspach, on ne m'a jamais appelé. Selon moi, c'est parce que le service est une unité tellement fermée, à l'intérieur de laquelle la vie est si intense, qu'il est difficile de demander à quelqu'un de sortir de cet univers pour informer une personne extérieure et qui plus est, pour lui demander de verbaliser une intention qui ne s'exprime qu'à mot couvert. Il m'arrivait alors de téléphoner moi-même après la réunion du matin pour savoir ce qui avait été décidé. Mais le moyen le plus sûr demeurait de passer le maximum de temps dans le service.

Trouver « la bonne place au bon moment », c'est aussi selon moi trouver *sa* place lorsque l'on doit étudier des moments particulièrement difficiles. Je suis déjà revenue plusieurs fois sur ce sujet, il s'agit de savoir se retirer pour ne pas gêner les interactions entre parents et médecins, mais en même temps aussi savoir forcer les réticences, c'est-à-dire ne pas s'arrêter à l'objection du médecin hésitant à ce qu'une personne extérieure entre dans le « colloque singulier » entre le médecin et le malade ou ses proches. Si le médecin est à l'aise avec les parents, si les parents ont un bon contact avec les professionnels, la venue d'une personne extérieure (discrète et compréhensive) ne gêne pas, me semble-t-il, le cours de l'interaction. Enfin, il faut aussi savoir se forcer soi-même. En effet, qui a envie d'interroger des parents en pleurs ? Qui a envie d'assister à la mort d'un enfant pour de simples objectifs de recherche ? Je me souviens d'un enfant à terme arrivé au petit matin dans un état très préoccupant suite à une anoxie cérébrale. Les médecins attendent que les parents arrivent, mais son état se détériore. Pour moi, c'est une trajectoire critique de plus qu'il m'importe d'étudier. Je suis présente, j'écoute les conversations, j'observe les déplacements. L'infirmière est désemparée, elle ne dit rien, mais regarde la tension de l'enfant devenir de plus en plus faible. Je reste à côté d'elle pour comprendre comment elle fait face à une situation qui chaque minute devient de plus en plus terrible : quels sont ses rapports avec l'enfant, avec le médecin, le reste du personnel et avec ce père qui erre dans le couloir ? Je reste à côté et je regarde cet enfant blême qui ne verra probablement jamais sa mère (encore en salle de réveil) et je n'ai qu'une envie : partir en courant, loin, très loin. Quelques instants après, le médecin entre dans la chambre et dit « il est mort, il est cérébralement mort ». La réanimation a été arrêtée quelques minutes plus tard. L'infirmière est rentrée chez elle (elle avait fini sa journée), le médecin est retourné travailler, je suis partie seule en gardant cette histoire pour moi, à qui la raconter, qui la comprendrait, à quoi ça servirait ?

En même temps que ce cas s'est révélé précieux pour mon travail, je me suis rendue compte qu'il était nécessaire d'établir un équilibre entre les informations utiles à l'objet de recherche et ce que l'on était en droit de pouvoir supporter. Concrètement, cela signifie que s'il faut laisser aux acteurs le temps de s'habituer à l'observateur, il faut aussi que l'observateur prenne le temps de se familiariser avec son objet.

Les entretiens

Pour compléter l'observation participante, des entretiens ont été menés auprès des professionnels et des familles. Auprès des professionnels les entretiens comportaient deux parties : une première partie avait trait au fonctionnement organisationnel du service, la deuxième partie abordait la décision d'arrêt de vie. Très vite, je me suis aperçue qu'il était impossible de demander aux professionnels de me décrire les décisions d'arrêt de vie. Ils étaient d'abord mal à l'aise pour parler d'un sujet qui demeure tabou et suscite des souvenirs douloureux. Ensuite, les professionnels ne décrivaient pas véritablement la prise de décision, mais produisait un discours très général et normatif. Si ce discours ne permettait pas de reconstruire les mécanismes du processus décisionnel étudié, il permettait en revanche de saisir la position des acteurs par rapport aux décisions d'arrêt de vie leurs principes moraux et leurs croyances, les justifications que les acteurs donnaient à la décision, s'ils adhéraient à la décision, s'ils avaient l'impression de participer ou sinon s'ils souhaitaient être plus ou moins impliqués.

Outre ces entretiens semi-directifs, de nombreux entretiens informels ont été réalisés auprès des professionnels, surtout lors des trajectoires critiques, pour connaître le point de vue des différents participants tout au long du processus décisionnel d'arrêt de vie, notamment pour ceux qui prennent rarement la parole lors des réunions. Des entretiens informels permettaient également d'avoir connaissance des derniers évènements, rebondissements ou échanges que j'avais manqués soit parce que je n'étais pas présente dans le service, soit parce que je n'avais pas pu accéder à ces éléments[1]. Dans la mesure du possible, j'ai essayé de réaliser ces entretiens au plus près de l'événement pour une restitution la plus fidèle de la réalité.

J'ai par ailleurs réalisé des entretiens auprès des parents. Au départ, je n'avais pas de guide d'entretien très précis. Mon projet était de faire parler les parents sur la manière dont ils avaient été accueillis

[1] Ces moments sont tellement durs que je me plaçais en retrait par rapport à la situation. Quand je ne connaissais pas les parents, je ne participais pas aux entretiens.

dans le service, comment aujourd'hui ils suivaient les informations médicales et quel était leur rapport à l'enfant.

Pour réaliser ces entretiens auprès des parents, il a fallu trouver le bon moment et le bon endroit. Quand les parents arrivent dans les services, ils sont très inquiets et complètement perdus. Pour saisir la « professionnalisation » des parents et leur marge d'autonomie dans la récolte d'informations, il fallait qu'ils aient passé au moins une semaine dans le service. De plus, avant la première semaine, leur degré d'inquiétude est tellement élevé qu'il leur est difficile de raconter ce qu'ils vivent. En même temps, il était intéressant de comprendre comment les parents gèrent l'incertitude médicale et suivent au jour le jour l'évolution de la situation médicale, ce qu'il est impossible de recueillir quand l'enfant est guéri et que son état n'inspire aucune inquiétude Les entretiens auprès des parents ont donc été réalisés principalement entre la première et la deuxième semaine d'hospitalisation de l'enfant.

Restait aussi à déterminer l'endroit où réaliser ces entretiens. Les parents sont parfois très occupés et manquent de temps : l'hôpital est parfois loin de leur domicile, ils restent tard le soir, ils ont éventuellement d'autres enfants qui les attendent à la maison, ils éprouvent une importante fatigue émotionnelle. Si la participation à un entretien a toujours été bien accueillie et souvent même agréablement vécue, certains parents m'avaient demandé de réaliser les entretiens au chevet de l'enfant. Cette situation d'entretien recouvrait plusieurs inconvénients. D'abord le bruit des machines ne permettait pas d'enregistrer les parents. Ensuite les infirmières et les médecins passaient souvent dans la chambre de l'enfant, ce qui cassait le rythme de l'entretien. Enfin les parents gardaient leurs yeux rivés sur leur enfant, ce qui les rendait peu disponibles pour répondre aux questions. Très vite, j'ai donc insisté pour réaliser les entretiens dans une petite pièce à part, souvent dans le petit salon qui sert de salle d'attente ou dans la salle réservée aux parents. En revanche, il était toujours très intéressant après l'entretien, une fois qu'une certaine complicité s'était installée, de rentrer avec les parents dans la chambre de l'enfant pour qu'ils me présentent leur enfant et me montrent leurs habitudes.

Ce n'est qu'après avoir saisi les mécanismes d'accompagnement des enfants et assisté à quelques interactions entre parents et médecins que je me suis sentie suffisamment forte pour demander à assister aux entretiens annonçant la mort à venir de l'enfant et interroger, et par la suite, réaliser des entretiens auprès des parents dont l'enfant était décédé dans le service. En effet, malgré l'importance du matériau recueilli autour des trajectoires critiques, il s'est avéré nécessaire d'interroger ces parents pour déterminer ce qu'ils avaient compris et perçu de l'annonce médicale et si leur expérience variait selon les contextes organisationnels.

Il a été choisi d'interroger les parents un an après le décès de leur enfant. Cet intervalle d'un an semblait judicieux, la période de temps écoulé était suffisamment longue pour que les parents aient entamé leur deuil, mais assez récente pour que les souvenirs ne soient pas altérés par le temps. Les points abordés étaient les mêmes que dans les entretiens réalisés à l'intérieur du service. Il était demandé aux parents de raconter leur propre histoire pour ensuite les faire réagir sur la façon dont ils ont vécu la situation et notamment : « *s'ils avaient éprouvé le sentiment de participer ou d'être exclus du processus décisionnel ? Et en étaient-ils satisfaits ?* ». Comme cette recherche s'est étendue sur plusieurs années, j'ai essayé dans la mesure du possible d'interroger les parents des enfants dont nous avions pu suivre la trajectoire pendant notre période d'observation. Il était alors possible de comparer ce que les médecins avaient dit ou avaient eu l'impression de dire aux parents et ce que les parents avaient compris. L'on obtient ainsi une vision plus dynamique et moins partiale de l'interaction médecin-famille.

Les services ont envoyé une lettre prévenant les parents pressentis de la réalisation d'une étude sociologique sur les décès en réanimation néonatale et qu'ils seraient contactés ultérieurement par téléphone pour connaître leur décision. Les parents se sont montrés très coopératifs et nous avons essuyé très peu de refus, seulement un dans chacun des services. Il s'est avéré que les parents appréciaient, pour la plupart, de raconter une expérience qui les avait beaucoup marqués et de parler de leur enfant trop souvent considéré par leur entourage comme une fausse couche ou un enfant mort-né. Pour ces entretiens j'étais confrontée à une incertitude majeure, le degré de connaissance des parents ; je ne savais pas, pour une partie d'entre eux, ce qui leur avait été dit et de toute façon, je ne savais pas ce qu'ils avaient compris de la situation. De sorte que les entretiens menés étaient peu structurés, le but étant surtout que les parents racontent leur expérience afin de savoir si, selon eux, une décision d'arrêt de vie avait été prise, s'ils avaient une bonne connaissance de la pathologie de l'enfant et de son pronostic ou, si au contraire, ils ne s'étaient pas sentis suffisamment informés, s'ils avaient été présents au moment du décès de leur enfant et quel rôle avait alors joué les professionnels.

Réflexion sur la méthodologie

Les chercheurs qui ont recours à l'observation participante soulignent toujours que leur présence modifie quelque peu les faits qu'ils prétendent aborder[1]. De ce point de vu, nous nous rangeons plutôt du côté de Madeleine Grawitz[2] qui insistait sur le fait que l'observation participante résout mieux que les interviews le problème de la relation enquêteurs-enquêtés, dans la mesure où la durée de l'enquête permet aux observés de s'habituer aux observateurs. Je pense, effectivement, que ma période d'observation qui s'étendait sur plusieurs mois était suffisamment longue pour que je sois bien identifiée et que je puisse ainsi me faire « oublier » lors de réunions ou d'évènements rassemblant différents professionnels.

En même temps que la longue période d'observation levait certaines difficultés, elle me plaçait dans une position singulière : je rencontrais toutes les semaines les mêmes personnes, je discutais avec elles de choses diverses, mais je n'appartenais pas au service et devais adopter une attitude réflexive sur lui. J'ai alors dû faire face à ce dont les sociologues nous mettent en garde : « *le chercheur s'habitue à la façon de vivre et de réagir du groupe. Si les choses semblent « aller de soi » leur singularité disparaît. L'observateur risque alors de ne plus poser les bonnes questions* »[3]. Pour éviter cette dérive, quand je sentais que j'étais trop impliquée dans le service, je me retirais pendant 1 ou 2 semaines, jamais plus car sinon ma présence n'aurait plus semblé naturelle et un nouveau travail d'approche aurait été nécessaire.

---

[1] C. Rivière, 1995, *Introduction à l'anthropologie*, Hachette, Les fondamentaux.

[2] M. Grawitz, 1993, *Méthodes des Sciences Sociales*, Précis Dalloz (9ème ed.).

[3] M. Grawitz, 1993, op. cité.

Toujours est-il que ce long séjour sur le terrain m'a permis de prendre un maximum de notes de terrain « en direct ». L'utilisation du magnétophone n'étant pas autorisée pour des raisons de confidentialité, je prenais des notes à chaque réunion. En particulier lors des réunions d'arrêt de vie, j'ai retranscris de la manière la plus exhaustive possible les discussions. En revanche, lorsque j'assistais aux entrevues entre parents et médecins, je ne retranscrivais les discours qu'après ; j'avais peur que la prise de notes lors d'une conversation ne réunissant que trois personnes au maximum, qui ne me connaissaient pas forcément, puisse trop perturber l'interaction et surtout mettre mal à l'aise les parents. Je me suis alors livrée à un travail de mémorisation qui consistait à noter dans ma mémoire les différents points successivement abordés au fur et à mesure que l'entretien se poursuivait pour être sûre de restituer le plus fidèlement possible les discours.

Ce dispositif méthodologique a ainsi pu se mettre en place et se routiniser, il m'importait ensuite d'en choisir la durée. S'il y a bien un paramètre que l'on ne peut pas maîtriser, c'est le rythme des décisions d'arrêt de vie. J'ai décidé de continuer mon travail de terrain jusqu'à ce que je comptabilise un minimum de douze trajectoires critiques suivies dans chaque service, ce qui me laissait largement le temps de réaliser des entretiens formels auprès des infirmières, médecins et parents. C'est ainsi que j'ai passé dix mois dans le service A et six mois dans le service B. La période d'étude a été plus longue dans le premier service parce qu'il m'a fallu du temps pour me familiariser avec ce nouvel univers et mettre au point la méthodologie.

Traduction du travail de terrain

Après avoir observé son objet, le travail du sociologue suppose ensuite de s'en détacher pour s'en faire le porte-parole. Et c'est justement le fait de se faire porte-parole de ces pratiques qui met véritablement en question le travail du sociologue. « *S'établir en porte-parole, et c'est là l'intérêt de la notion, c'est s'engager dans une opération de performation de la réalité* »[1]. Quand cette réalité demeure cachée et

---

[1] M. Callon, 1999, « Ni intellectuel engagé, ni intellectuel dégagé : la double stratégie de l'attachement et du détachement », *Sociologie du Travail*, 41(1), p. 66-78.

dévoilée qu'à demi-mot, parce qu'illégale et parfois condamnable moralement, le fait de vouloir donner un contenu concret à ces pratiques prend tout de suite l'allure d'une dénonciation. « *La connaissance sociologique est toujours exposée à se voir ramenée à la vision première par la lecture intéressée qui s'attache à l'anecdote et aux détails singuliers et qui, faute d'être arrêtée par un formalisme abstrait, réduit à leur sens ordinaire les mots communs à la langue savante et à la langue ordinaire* »[1]. C'est contre cette vision première que je souhaiterais m'inscrire et préciser que mon ambition n'est nullement de dénoncer ces pratiques ou même d'engager un débat public – bien qu'il soit souhaitable– ; il me semble cependant qu'à partir du moment où les décisions d'arrêt de vie font l'objet de réflexions éthiques, philosophiques et professionnelles, le sociologue se doit d'y mêler son regard quand bien même il est congruent d'une mise à nu des pratiques[2].

Poursuivant notre démarche qui vise à saisir concrètement le déroulement d'un processus décisionnel d'arrêt de vie, nous traduirons les résultats de nos deux services étudiés à travers deux monographies qui constituent les deux premières parties de la thèse. Nous avons choisi de présenter ces monographies dans leur intégralité et intégrité, tant elles ont font ressortir des modes de décisions et des systèmes de justifications contrastés. Nous donnerons donc aux lecteurs la possibilité de s'immerger dans ces deux systèmes décisionnels. La troisième partie propose une lecture analytique de ces processus décisionnels ; nous mettrons en évidence et tenterons d'expliquer pourquoi la manière d'encadrer les parents, les systèmes de justifications et les critères retenus pour prendre une décision de vie et de mort sont différents d'un service à l'autre.

C'est donc un double enjeu que nous devrons relever ici. Premièrement comprendre la cohérence interne de chaque processus décisionnel, deuxièmement expliquer l'origine des variations locales constatées face à un même problème (chapitre 7). Il nous faudra pour

---

[1] M. Crozier, *Le phénomène bureaucratique*, Seuil, 1963.

[2] « L'engagement sociologique est alors synonyme de la capacité à personnaliser l'analyse des décisions, et évite le brouillage éthique lié aux versions processuelles et réticulaires de l'action » D. Courpasson, 1999, « Entre fascination et dénonciation Sociologie et management des organisations », *Sociologie du travail*, 41(1), p. 295-305.

cela saisir les éléments qui orientent et guident la décision. Après avoir établi que la décision d'arrêt de vie n'est pas un processus linéaire et rationnel, mais est guidée par des cadres décisionnels préconstruits, nous nous intéresserons au mode possible de participation des parents (chapitre 8). Nous introduirons à cette occasion l'exemple du service américain. Il s'agira alors de repérer d'une part les similitudes dans la réaction de tous parents face au choix de poursuivre ou d'arrêter la vie, et d'autre part les éventuels écarts pouvant être introduits selon la spécificité du contexte culturel, éthique ou organisationnel. Ceci nous permettra de saisir les modes de participation des profanes à une décision de *choix dramatique* et de dégager les conditions permettant de « faire accord » entre les participants impliqués.

PARTIE I

MONOGRAPHIE DU SERVICE A

Le service de néonatalogie A prend place dans un hôpital créé au début des années 1970 bénéficiant d'une importante renommée en obstétrique et néonatalogie. Son agencement et sa décoration témoignent de son passé : alors que les nouvelles constructions prévoient des petits espaces confinés pour un meilleur confort, ici les chambres sont en majorité collectives et toutes les parois sont vitrées ; les peintures sont pâles et à certains endroits écaillées. C'est un univers à part. Situé au 4ème étage, clos par des portes toujours soigneusement fermées, le service de réanimation vit à son rythme, avec ses propres règles.

Nous y examinerons le fonctionnement d'un service au quotidien, la manière dont les professionnels coopèrent entre eux et organisent leurs activités (chapitre 1), de là nous étudierons plus spécifiquement le déroulement d'un processus décisionnel d'arrêt de vie (chapitre 2). Le dernier chapitre (chapitre 3) sera consacré aux parents : la manière dont ils sont et se sentent encadrés et impliqués dans le service, pour ensuite analyser plus spécifiquement leur mode de participation à la décision d'arrêt de vie.

CHAPITRE 1

DES PRATIQUES MEDICALES TRES FORMALISEES

A l'intérieur de ce service, tous les professionnels sont vêtus d'un pyjama bleu. Impossible de distinguer les infirmières des médecins, si ce n'est d'après leur badge. Et pourtant la division du travail n'en est pas moins présente. A la tête du service se trouvent trois médecins seniors : un chef de service, un professeur des universités - praticien hospitalier (PU-PH) et un praticien hospitalier (PH). Le chef de service s'est retiré de toute activité médicale clinique pour se consacrer au positionnement régional et national du service et plus généralement à l'orientation à donner à la « jeune » discipline de réanimation néonatale. En revanche, le PU-PH et le PH participent à l'activité clinique. L'équipe dirigeante, ainsi constituée depuis plusieurs années, assume l'expertise médicale en même temps qu'elle affiche un référentiel de pratiques (que nous détaillerons plus particulièrement) qu'elle cherche à faire respecter.

En dessous de cette équipe dirigeante siègent les chefs de clinique et les médecins vacataires. Au nombre de quatre, ils assurent une activité clinique importante. Ils sont très souvent présents dans le service puisqu'un système de rotation les assigne de garde une semaine sur deux l'après-midi, en plus de leur présence quotidienne du matin, alors que les PH ne sont de garde l'après-midi qu'une semaine sur trois. Les chefs de cliniques exercent également en parallèle, certaines activités de recherche et assurent quelques cours à l'université de médecine rattachée. Les internes sont au nombre de trois, généralement en troisième année d'internat, car l'activité du service demande une bonne expérience médicale pour réaliser des soins de haute technicité.

Pour la même raison, le personnel paramédical est bien formé : laver un enfant sous ses tubes requiert des gestes techniques délicats que n'ont pas appris les aides soignantes ou auxiliaires puéricultrices. Aussi, on compte 30 infirmières qui se relaient trois fois au cours d'une journée et deux auxiliaires puéricultrices en charge de s'occuper des enfants proches de sortir.

Les enfants qui entrent dans le service sont intubés et conduits en salle de réanimation. Une série de six couveuses y est alignée. C'est une salle très bruyante, les alarmes des machines qui avertissent d'une baisse de température ou d'une pause respiratoire retentissent sans cesse. Les plafonniers sont allumés presque en permanence. Les enfants sont nus dans leur couveuse ou sous une lampe chauffante. Dans cette salle, les enfants ne sont pas autonomes sur le plan respiratoire, ils sont intubés : un tuyau passant par la bouche relie leur poumon à d'imposantes machines. L'agitation est toujours perceptible, le passage y est incessant. Les professionnels accourent, tournent autour des couveuses, modifient des réglages, manipulent les corps fragiles. A côté de chaque couveuse un siège est mis à disposition des parents. Cependant, le bruit et le stress de la situation nouvelle et fragile font qu'ils restent peu de temps auprès de leur enfant. En fait, cette salle est avant tout orientée pour une efficacité médicale et technique maximale.

Dans le reste du service, l'ambiance est quand même plus paisible. Quand l'enfant est extubé mais qu'il a toujours besoin d'une aide respiratoire intermédiaire, tels qu'un Infant Flow ou une Pression Positive Continue (PPC)[1], il passe dans le secteur des soins intensifs. Les enfants sont deux par chambre. Comme pour ces enfants l'évolution médicale se passe souvent sans encombre, il est possible de trouver dans ce coin du service un peu de sérénité.

Une fois qu'il ne reste plus à l'enfant qu'à se rétablir et à prendre du poids sans que ses besoins en oxygène soient importants, il est déplacé au « Convalo » puis à la « Casbah » - dont les surnoms dénotent du faible encadrement médical. Dans ces salles, l'enfant est autonome sur le plan respiratoire. Il est parfois équipé de « moustaches », un tuyau d'oxygène percé à la hauteur des narines. Mais il est enfin habillé et ses parents peuvent venir lui donner le biberon ou la maman peut démarrer l'allaitement. Les infirmières et médecins entrent parfois dans cette partie du service juste pour regarder ces petits poupons aux joues roses. L'enfant est ensuite transféré dans un autre hôpital, généralement le plus proche du domicile de ses parents, si le niveau technique est adapté.

---

[1] Ces appareillages permettent d'insuffler de l'air dans les narines du nouveau-né.

1. LES PROCEDURES QUI COORDONNENT LES ACTIVITES

La journée de travail dans ce service se découpe en deux périodes distinctes. Le matin est une période d'activité importante pour les soins : les parents ne sont pas autorisés à entrer et les professionnels tentent de concentrer sur cette période les gestes les plus délicats (pose d'un cathéter, transfusion) et les examens (radios pulmonaires, échographies). L'après-midi, l'atmosphère se détend, l'activité est beaucoup moins intense. L'attention des professionnels se focalise plus sur les familles, autorisées à entrer à partir de 13h.

L'activité du matin commence vers 7h, heure à laquelle l'équipe des infirmières du matin relaie celle de la nuit. Le médecin de garde et l'interne se lèvent de leur nuit souvent courte, ils font le tour de tous les bébés pour vérifier les dernières informations avant la réunion des médecins appelée « staff » qui commence à 8h30. Deux fois par semaine, le staff se tient dans une petite salle de réunion en compagnie du chef de service et trois fois par semaine il se déroule « debout », devant la chambre des enfants, sans le chef de service. Quand le staff a lieu dans la salle de réunion, il est plus long et détaillé. Le chef de service, les deux praticiens hospitaliers, les chefs de clinique et les internes commencent par s'asseoir autour d'une table et doivent bien souvent attendre le personnel assigné de garde.

Les internes, les surveillantes et la psychologue sont assis à l'arrière, sur un petit banc. Les infirmières les rejoignent parfois, quand elles en ont le temps et surtout quand la trajectoire médicale de l'enfant dont elle s'occupe est très inquiétante et doit être discutée. D'emblée, il est intéressant de remarquer la place des personnes dans la salle ; elles ne s'assoient pas au hasard, mais en fonction de leur position dans le service. Les règles de respect de la hiérarchie prévalent sur celles de bienséance, ce qui donne à voir un tableau presque comique quoi que très suggestif de l'attention portée à la place des professionnels dans la structure hiérarchique : les médecins sont installés autour de la table sur laquelle ils ont posé leurs classeurs et dossiers et discutent. A l'arrière, en rangs serrés sont assis indifféremment des personnes jeunes et moins jeunes qui écoutent sans rien dire.

Le pédiatre de garde présente de manière très formalisée le contexte obstétrical et l'évolution médicale de l'enfant. Il lit scrupuleusement sa fiche :

P1 : primipare **G5** : 5 grossesses **Transfert in utero** : la mère est transportée avant la naissance vers l'hôpital qui lui convient. **Cure de corticothérapie** : utilisation de corticoïdes pour favoriser la maturation des poumons de l'enfant **Apgar** : test pour évaluer rapidement après la naissance la condition physique de l'enfant. **M3 et M7** : 3 et 7 minutes de vie **Intubé** : tube qui relie les poumons à une machine, pour une respiration mécanique. **Curosurf** : produit de synthèse du surfactant normalement secrété pour développer les alvéoles pulmonaires. Infant flow : petits tubes qui envoient de l'air par les narines de l'enfant. **ETF** : échographie transfontanellaire **EEG** : électroencéphalo-gramme	Abdel, né le 14 décembre à 25 (semaines) +3 (jours) pour un poids de 680 g. Une maman P1G5. **Antécédents** 2 fausses couches à 5 mois et une fausse couche à 16 semaines. Transfert in utero à 24 semaines pour rupture prématurée des membranes, première cure d'antibiothérapie. 24 + 5 décerclage. A 25 semaines reprises de l'antibiothérapie et corticothérapie. A 25 + 3 contractions et césarienne en raison du risque infectieux, liquide amniotique teinté. Apgar 9, 7, 9, 10 Intubé à M3, Curosurf à M7. Extubé à J7, mis sous infant flow, il augmente ses besoins à J9, mis sous corticothérapie. **Sur le plan infectieux** Antibiothérapie arrêtée le 21/03 Remis sous antibiothérapie le 18/04 pour suspicion de risques infectieux **Sur le plan métabolique** Intolérance glucidique qui est rentrée dans l'ordre le 24/03 Une transfusion le 26/03 **Sur le plan neurologique** ETF du 24[/03] qui montre des zones hyperéchogènes 28[/03] qui montre une hémorragie sous épendymaire 31[/03] hémorragie sous épendymaire EEG du 24[/03] normal 2/04 pauvre 12/04 pas riche, mais mieux qu'avant

Tous les médecins ont un petit classeur avec les fiches de chaque enfant qu'ils complètent au fur et à mesure de la réunion. Les comptes rendus sont facilement standardisés car structurés point par point sur ces fiches. Cette réunion bi-hebdomadaire permet de systématiser le récapitulatif du déroulement de chaque trajectoire.

Seulement ensuite, les médecins discutent de la thérapeutique à mettre en place et des examens à faire. Ainsi l'administration de corticoïdes favorisant la maturation des poumons est une option relativement nouvelle qui fait l'objet de nombreuses discussions. Il existe un protocole standard de corticothérapie qui concerne les enfants qui viennent d'arriver dans le service. Arrivé à expiration de ce protocole, il est très souvent discuté du nouveau dosage et du type de corticoïdes pouvant prendre le relais, l'objectif étant qu'à force de tâtonnements, un protocole de corticothérapie puisse être élaboré.

Quand l'enfant ne relève plus de soins de réanimation, les médecins et la surveillante préparent son transfert vers le service de pédiatrie de l'hôpital ou vers un autre hôpital. Les décisions, qui se prennent autour des arrivées et des sorties, tendent toujours vers la recherche d'une activité maximale du service car celle-ci ouvre à un budget, matériel et personnel, assez conséquent. D'ailleurs, quand elle est faible, elle est regrettée par les médecins :

- *Médecin 1 : Alors toujours pas d'entrant aujourd'hui ?*

- *Médecin 2 : Non, il n'y a toujours rien.*

- *Médecin 1 : Oh là là, c'est calme.*

- *Infirmière : Non, mais vous n'allez pas vous plaindre, pour une fois qu'on est un peu tranquille.*

Cette réunion du matin dure environ 1h30. Si la réunion est bien souvent entrecoupée par l'intervention des infirmières qui demandent conseils ou assistance aux médecins de garde, l'équipe médicale prend soin de consacrer un « temps à part » pour discuter posément de la situation de chaque enfant.

Le reste de la semaine, la réunion a lieu à la même heure, mais est plus rapide et se tient devant la chambre des enfants. Le chef de service n'assiste pas à ce « tour du service » et moins de médecins sont présents. Ce sont essentiellement les internes, chefs de clinique et médecins de garde qui y assistent. En revanche, les infirmières ont plus facilement accès à cette réunion qui se déroule dans les couloirs ; elles suivent le groupe le temps que soit discuté le cas des enfants dont elles ont la charge, puis elles retournent à leur activité.

L'interne rappelle brièvement le contexte de naissance de l'enfant et rapporte point par point les dernières évolutions comme lors des réunions assises. Cette présentation ne donne pas forcément lieu à une discussion ou à une réflexion sur la prise en charge thérapeutique. Il s'agit surtout de vérifier que le traitement est adapté, que l'enfant n'est pas trop agité, n'augmente pas ses constantes respiratoires, etc. Une fois le tour terminé, quand de nouveaux patients ont été admis, les pédiatres se regroupent dans la petite salle et l'interne les présente.

Ces réunions, qu'elles se déroulent dans les couloirs ou dans une salle, sont très formalisées. Elles se déroulent toujours de la même manière, les rubriques sont abordées dans le même ordre. Alors que les pédiatres discutent plusieurs minutes de chaque enfant, celui-ci n'est jamais visible ; même quand la réunion se déroule dans les couloirs, les pédiatres ne rentrent jamais dans la chambre de l'enfant. Dans la salle de réunion, les médecins prennent parfois le temps de rapporter des éléments cliniques concernant le teint de l'enfant, l'état de sa peau, son comportement hypotonique, algique ou actif, mais sans pouvoir le constater *de visu*. Ce n'est qu'après la réunion que les personnes présentes se déplacent éventuellement individuellement pour voir les enfants. L'absence de contact visuel avec les enfants donne à la réunion un tournant très théorique. Les discussions ne sont pas influencées par des marqueurs d'interaction tels que le regard ou les plis du visage de l'enfant : elles restent à un niveau très factuel, se limitant à rapporter les critères servant aux diagnostics et à la mise en place d'une thérapeutique. Les « cas » peuvent alors être facilement comparés et additionnés entre eux pour récolter des données objectives.

Après la réunion, le médecin de garde, les internes et les infirmières s'activent autour des enfants. Les internes sont chargés de faire les prescriptions de chaque enfant, de procéder aux prélèvements (prise de sang) et de poser les cathéters des nouveaux entrants. Le pédiatre de garde du matin supervise leur travail et accomplit aussi les gestes techniques les plus délicats.

Pendant ce temps, les infirmières font « les toilettes » : ce sont des moments privilégiés qui s'établissent avec l'enfant. L'infirmière ouvre grand les portes de la couveuse, dégage les tubes et les fils, prend la tête de l'enfant dans le creux de sa main et la soulève doucement. Généralement peu actif, l'enfant soudain réagit, ouvre grand les yeux, pleure et se calme une fois qu'il est arrosé d'eau. L'infirmière sort ensuite l'enfant de sa couveuse pour le peser. Elle a alors un contact physique avec l'enfant et il lui arrive de l'embrasser. Puis, elle l'enveloppe dans sa blouse, pour le protéger du froid et le blottit contre son torse, le temps de nettoyer sa couveuse. Sa toute petite tête, que les parents n'osent à peine toucher, dépasse pendant que l'infirmière fait de grands gestes pour nettoyer les moindres recoins de son habitacle.

Après chaque toilette, l'infirmière doit systématiquement reporter son travail dans un dossier selon les rubriques préconstruites :

- ***Suivi médical*** : *Augmente sa Fio2, fait des bradycardies ...*

- ***Etat clinique de l'enfant*** : *Il est hypotonique, il est bien éveillé, il fait des colères pendant les soins...*

- ***Ce qui lui convient*** : *Je l'ai mis sur le ventre, moins de résidus ; sur le côté car tête ovale.*

- ***Côté relationnel*** : *Je lui ai fait un gros câlin, sa maman est venue, lui a donné le bain.*

Ce travail d'écriture incite les infirmières à poursuivre une prise en charge standardisée de l'enfant. En revanche, il ne constitue pas un outil de médiation d'informations avec le corps médical qui ne consulte jamais ces dossiers :

- *Interne : Je regarde de temps en temps le dossier infirmier, mais c'est rare.*

- *Chef de clinique : Non, on ne le regarde jamais. Ce n'est pas dans les mœurs. Non, ce ne sont pas nos habitudes, on n'y pense pas.*

Si les infirmières peuvent parfois s'attacher à un enfant ou à ses parents, les arrangements ne sont pas de mise. A chaque infirmière est attribué un secteur qui change chaque semaine, ce sont des règles impersonnelles qui assurent la répartition des professionnels dans le service. Le travail des infirmières est donc très standardisé, le déroulement et le contenu de leurs activités dictés par des règles formelles.

Vers 13h30, l'équipe du matin se retire. Le pédiatre du matin, les internes et le prochain médecin d'astreinte se réunissent pour un staff restreint qui consiste à faire le tour du service en rappelant les faits principaux. Les infirmières du matin font leurs « transmissions » aux infirmières de l'après-midi : elles leur racontent comment l'enfant s'est comporté dans la matinée et les points particuliers sur lesquels il faut être attentif. Les infirmières, qui prennent le relais, procèdent à des soins toutes les trois heures et accueillent les parents. L'équipe médicale de l'après-midi n'est constituée que d'un interne et d'un pédiatre. Ils sont chargés de pallier les urgences et d'accueillir les entrants. Ils peuvent aussi faire le tour du service pour parler et répondre aux questions des parents. Un staff médical de courte durée a lieu vers 18 h 30 et vers 19h00 pour les infirmières, afin de procéder aux transmissions aux équipes de nuit.

2. Une formalisation voulue par le chef de service

Dans le stress et l'urgence du quotidien d'un service de réanimation néonatale, l'organisation des activités n'est pas laissée à la seule initiative des groupes professionnels, qu'il s'agisse des médecins ou des infirmières. Bon nombre de procédures et règles de pratiques rythment le travail de tous les jours, déterminent ce qu'il est important de dire pendant les staffs, définissent ce à quoi les infirmières doivent être vigilantes et organisent de manière formelle la coordination des activités.

Cette formalisation est voulue par le chef de service qui développe une réflexion précise sur le mode d'organisation souhaitable :

- On parlait de repères, vous en avez fixés pour le fonctionnement quotidien du service ?

- C'est entretenu, c'est une volonté réelle. On ne peut pas, dans un domaine comme ça, fonctionner tout seul, on ne peut fonctionner que de façon communautaire, donc il faut essayer de multiplier les échanges, les

rencontres, les discussions. Ça fait partie, à mon avis, de ce qui est nécessaire pour que tout le monde évolue à peu près pareil.

- C'est-à-dire ?

- Qu'il n'y ait pas des gens qui pensent à droite et puis des gens qui pensent à gauche, pendant que d'autres vont en avant et puis d'autres freinent en arrière.

- Comment faites-vous ?

- Il faut partager les mêmes volontés d'action, les mêmes préoccupations. On discute de façon collégiale et comme ça, tout le monde adhère à un certain nombre de choses (chef de service).

La formalisation des activités est vue comme permettant d'organiser le travail de manière rationnelle et efficace. Pour s'assurer de l'adhésion des acteurs à ces règles de pratique, la socialisation n'est pas laissée au hasard. Les nouveaux professionnels, qu'ils soient médecins ou soignants, bénéficient d'une formation spécifique avant d'entrer dans le service. Ils sont reçus par les anciens qui leur expliquent le fonctionnement du service, les techniques utilisées, et sont ensuite accompagnés sur le terrain. Cette attention particulière portée aux arrivants a permis de fidéliser les infirmières :

- Avant, on avait des fuites chez les infirmières. Elles venaient et elles restaient six mois, puis elles partaient. On a donc mis un système d'intégration en place. Les infirmières ne sont pas lâchées comme ça. Elles ont 15 jours de formation avec des cours théoriques et des cours pratiques. Ensuite, pendant un mois, elles sont avec quelqu'un. Quand elles commencent, elles restent en double avec une infirmière. Puis elles commencent à travailler seule. Pour les mettre vraiment en réa, il faut attendre au moins 6 mois (surveillante).

Le personnel soignant le plus reconnu dans le service n'est pas celui qui est le plus qualifié, mais celui qui a le plus d'expérience dans la réalisation de gestes techniques. Une infirmière se distingue des autres en étant reconnue par les pédiatres et la surveillante-chef, lorsqu'elle sait poser une perfusion sans problème ou aspirer l'enfant avec le plus de délicatesse possible. Le service trouve alors un intérêt à pérenniser les infirmières : plus elles restent longtemps dans le service, plus elles sont capables d'appliquer les protocoles et de suivre les usages du service. Pour les internes et chefs de cliniques, un processus d'intégration est également prévu. Ainsi, ils sont guidés au niveau du discours à tenir aux familles.

J'assiste à un entretien entre un pédiatre et des parents qui entrent pour la première fois dans le service. L'entretien se déroule comme tous les autres, avec les mêmes mots et degrés d'information. J'interroge le pédiatre sur les raisons de ces similitudes :

- Au début en fait, quand on arrive ici, on nous explique un peu ce qu'il faut dire aux parents. Puis j'ai assisté aussi à des entretiens faits par les autres pédiatres. Donc je sais un peu ce qu'il faut dire. Là, ça va, ça a été non ?

Dans ce contexte de formalisation des activités, les rapports entre les médecins sont cordiaux, mais une certaine retenue les caractérise. Le groupe dirigeant possède une connaissance médicale importante et une réputation reconnue sur l'ensemble du territoire national. Le reste des médecins est admiratif de cette connaissance et une partie d'entre eux souhaitent profiter de la réputation du service pour obtenir de nombreuses possibilités de carrières. Parmi eux, d'ailleurs, le chef de service choisira les futurs membres permanents. Ainsi s'instaure une certaine rivalité entre les chefs de clinique : celui qui est bien vu par les chefs devient l'objet de convoitise et de jalousie des autres, même si ces derniers n'aspirent pas à une grande carrière hospitalière. De leur côté, les internes sont parfois jugés sévèrement dans leurs aptitudes et doivent faire leurs preuves dans le service. Malgré ces heurts, confrontés à une même difficulté de pratique et conscients de coopérer à une équipe médicale de bonne renommée, les médecins forment un groupe assez homogène construit autour de nombreux échanges.

Du côté des infirmières, celles-ci ne qualifient jamais leurs rapports de très solidaires. Elles ne sont pas habituées à travailler ensemble :

- Ici, la nuit, ce n'est pas la même ambiance, on travaille vraiment en équipe. On prend notre pause ensemble. Si on a fini, on attend l'autre, on va l'aider. Le jour, chacun fait ses affaires. Elles ont tant de bébés à faire, elles le font, elles prennent leur pause quand elles veulent, elles ne s'attendent pas (infirmière de nuit depuis 3 ans).

Malgré un faible degré de solidarité, les infirmières s'accordent pour faire valoir leur marge d'expertise : elles estiment être dotées de compétences certaines et pensent à ce titre qu'il serait légitime qu'elles interviennent plus sur la trajectoire des enfants. Elles peuvent être d'autant plus revendicatives que le chef de service valorise leur travail et flatte les compétences qu'elles ont acquises au fil des ans.

Durant la matinée, médecins et infirmières échangent des anecdotes, se racontent des histoires à voix haute pendant que tous s'occupent conjointement des bébés. Ils parlent également des parents, des difficultés qu'ils ont pour rentrer en contact avec eux, ou bien soulignent par exemple leur courage et leur bonne humeur. Les conversations peuvent aussi porter sur un registre médical ; les infirmières posent des questions sur l'état de santé, éventuellement sur le pronostic d'un bébé, en s'assurant qu'aucun parent ne puisse entendre. C'est aussi dans ces moments-là que des négociations se tiennent entre infirmières et médecins :

- *Infirmière : Je lui ai enlevé son Infant Flow et je le laisse comme ça, on va faire un essai.*

- *Interne : Directement ?*

- *Infirmière : Bah oui, il ne l'avait jamais dans le nez et il avait une bonne santé*[1]*. En plus je me demande s'il ne l'enlevait pas tout seul parce que ça le gênait.*

- *Interne : On fait un essai alors.*

Les infirmières trouvent également important de participer aux réunions du service et regrettent de ne pas pouvoir y assister systématiquement. Les infirmières cherchent à faire valoir leur marge d'expertise auprès du corps médical.

Néanmoins, la différenciation entre les rôles est marquée. Lors du tour les médecins ne vont jamais à la rencontre de l'enfant. Cette distanciation avec l'enfant en tant que personne physique souligne une différenciation avec le travail de l'infirmière. Même si elle peut assister à la réunion, le plus souvent l'infirmière est dans le box, elle s'affaire autour de l'enfant et derrière la vitre, le groupe observe la scène, tout en parlant du patient. Jamais les médecins lors du tour, ne

---

[1] Une bonne saturation en oxygène.

rentrent dans la chambre pour régler une machine, réinstaller un enfant mal positionné. Il est alors implicitement montré que ce travail incombe directement à l'infirmière.

Paradoxalement, en même temps qu'elles cherchent à défendre leur marge d'expertise, les infirmières se sentent très souvent esseulées et reprochent aux médecins leur manque de présence :

- Les médecins ici, on ne les voit pas beaucoup. Ils ne passent pas beaucoup de temps dans le service. Le matin il faut leur courir après. Pour moi, un médecin, ce n'est pas ça, c'est quelqu'un qui sait prendre son temps pour être dans le service, pour être auprès des enfants et de leurs parents et puis le reste, ça doit venir après (infirmière depuis 10 ans dans le service).

Dans le stress de la matinée, le pédiatre de garde et les internes, concentrés sur leurs propres activités, ne sont pas toujours disponibles pour aider les infirmières. Elles doivent alors aller à la rencontre des médecins pour leur demander des explications concernant une prescription ou un branchement à faire. Concrètement, les feuilles de soin à la main, elles cherchent le médecin qui peut se trouver en salle de détente ou en train de réaliser un geste technique sur un enfant, ce qui a le don d'agacer les deux parties. La situation devient encore plus tendue quand l'infirmière a en charge un enfant qui est très malade et qui nécessite des soins constants.

- Le petit Joshua est arrivé dans la nuit. Enfant à terme, il a souffert d'une anoxie cérébrale à la naissance. Il est blême, son état est très critique. Il est a-réactif, ses tensions sont très basses, malgré une injection d'adrénaline. L'infirmière constate que la température rectale n'est pas la même que la température prise en axiale. Elle s'inquiète, mais ne peut pas quitter l'enfant pour aller chercher un médecin. Elle appelle, mais personne ne répond. Elle se tourne vers moi et dit « Y en a marre de ces médecins, on ne les voit jamais, tout ce qui compte pour eux, c'est leur recherche, le reste, ça ne les intéresse pas ».

Quand le taux d'activité du service est important, chaque groupe professionnel se cantonne à son activité sans se soucier des difficultés rencontrées par l'autre, tant dans l'exécution de gestes techniques, que dans le poids psychologique que ces situations dramatiques engendrent. L'ambivalence des infirmières qui insistent sur leur expertise en même temps qu'elles recherchent l'implication des médecins est ainsi explicable. Les infirmières veulent certes bénéficier d'une capacité d'action dans leur travail, d'une reconnaissance de leur marge d'expertise, mais le poids de la responsabilité et de l'urgence du travail fait qu'elles souhaitent être en relation étroite avec les médecins.

Au final, le rapport entre les groupes n'est pas toujours spontané. Ainsi, l'évaluation de la douleur pourrait susciter de nombreuses discussions entre infirmières et médecins. Or, les infirmières doivent remplir pour chaque enfant susceptible d'être algique une grille d'évaluation de la douleur ; en fonction des différents scores, le pédiatre établit une prescription. Une discussion entre l'infirmière et le médecin n'est pas nécessaire pour prescrire un anti-douleur ; l'écriture assure la coordination.

Les surveillantes assurent l'interface entre les médecins et les infirmières, ce qui contribue à renforcer ce relatif cloisonnement entre les groupes :

- Médecin senior : Je viens de faire un tour dans le service et il y a 26 bébés sur 29 qui ont la tête à droite[1]*…*

- Surveillante : Ah bon, et bien tu repasses la tête dans une heure et ils auront tous la tête à gauche.

- Médecin-référent : Non, normalement ça ne devrait pas être comme ça. Il devrait y en avoir 1/3 avec la tête à gauche, 1/3 en axiale et 1/3 a droite, quelque chose comme ça.

- Surveillante : Mais il ne fallait pas passer à cette heure-là ! Non, bon, d'accord, je fais passer le message.

Néanmoins, il semblerait que finalement les acteurs s'arrangent bien du relatif cloisonnement entre les groupes. Si chaque groupe évolue indépendamment dans la structure, il possède un fort niveau d'expertise. Chacun peut s'enorgueillir de la renommée du service à laquelle tous participent à leur niveau.

---

[1] Pour éviter que les enfants n'attrapent des torticolis qui peuvent devenir chroniques, les têtes des enfants doivent changer d'orientation toutes les deux heures selon trois positions possibles : droite, gauche, axiale.

CHAPITRE 2

LE MODELE INSTITUTIONNALISE DE LA DECISION D'ARRET DE VIE

Après nous être intéressés au modèle organisationnel du service A, analysons comment l'organisation réagit face à une situation qu'elle a qualifiée de critique et au final comment se structure un processus décisionnel de vie et mort. Au quotidien, nous avons vu que les activités des professionnels sont très formalisées. Dans ce prolongement, le suivi neurologique est standardisé le plus possible : dès l'arrivée de l'enfant, une échographie transfontanellaire et un électroencéphalogramme sont réalisés et seront renouvelés très régulièrement tout le long de l'hospitalisation de l'enfant. Lors des staffs, le résultat de l'ensemble de ces examens est communiqué de façon très précise et méthodique :

Extraits de notes d'un médecin pour un enfant né à 28+3, 1260 g, né le 2/03

Le 2/03	EEG : normal
	ETF : très dense
Le 3/03	ETF : hémorragie sous épandymaire, toujours très dense
Le 5/03	ETF : hémorragie sous épendymaire, parenchyme très dense
Le 10/03	EEG : normal
Le 12/03	ETF : zone hyperéchogène homogène, hémorragie sous épendymaire stable
Le 15/03	ETF : hémorragie sous épendymaire stable et parenchyme plus homogène
Le 17/03	ETF : parenchyme normal

EEG : électroencéphalogramme
ETF : échographie transfontannelaire (cérébrale)

Si des doutes persistent concernant un enfant ou si les ETF ou EEG sont toujours restés pathologiques, comme pour le cas de l'enfant précédent, alors une IRM est réalisée. Ce travail constant permet indubitablement de progresser au niveau des connaissances en neurologie qui constituent un des axes principaux de recherche du service. La standardisation dans la réalisation des examens permet aussi de repérer instantanément les trajectoires qui se compliquent. Dès qu'une situation devient inquiétante, elle est automatiquement connue de tous et si les doutes persistent, une réunion se tient pour discuter de l'attitude à adopter.

En corollaire à cette attention portée au suivi neurologique, le ton des échanges permet de classer les cas selon leur gravité. Lors des staffs assis, l'équipe médicale prend le temps de discuter de chaque enfant. Ce moment de discussion qui se déroule en marge du service permet un certain recul sur la prise en charge mise en place. On demande également des précisions sur la famille, on s'interroge sur le sens de la poursuite de la réanimation et lance parfois des petites phrases lourdes de sens. Comme pour cet enfant de 25 semaines ne pesant que 600g, les paupières encore closes, certains ne peuvent s'empêcher quand arrive son tour lors des staffs de dire : « *Mais où on va ? Cette réanimation, c'est de la folie !* » *(PU/PH).*

Quand le pronostic de l'enfant est incertain, le champ lexical utilisé permet de qualifier une situation de dramatique et de la présenter aux autres comme telle. Les imageries médicales sont commentées à l'aide d'adjectifs négatifs « *on voit le truc qui progresse, c'est déprimant* », « *elle a des images catastrophiques* ». Au niveau du pronostic, le procédé rhétorique employé est le même « *le pronostic est malheureusement épouvantable* ».

1. Les differentes instances au sein desquelles emerge la decision

Nous avons étudié 15 trajectoires critiques qui se sont présentées à nous lors de la période d'observation du service A. Ces trajectoires sont discutées de manière collégiale et nous avons opéré une distinction dans ces échanges de paroles entre les « staffs exceptionnels » et les « mises en scène » de la décision.

Les staffs exceptionnels

Différentes trajectoires font l'objet d'un staff exceptionnel, mais elles ont la particularité d'être considérées comme très inquiétantes dès les premières heures de vie de l'enfant. Nous les illustrerons par deux cas, celui d'un enfant dans un état critique dès la naissance et qui décède à 24 heures de vie et celui d'un enfant qui rapidement connaît une évolution négative sur le plan neurologique.

Les enfants, qui décèdent dans le service dans les 24 premières heures, sont soit des enfants qui ont connu une souffrance importante lors de l'accouchement, soit des enfants prématurés qui contractent de graves problèmes pulmonaires ou neurologiques dès leurs premières heures de vie.

Les enfants nés à terme sont très impressionnants : inertes, mais les joues joufflues, les yeux dans le vague, ils portent la marque de leur souffrance sur leurs corps blêmes qui se caractérisent par des trémulations et une absence de réaction aux stimulations. Quand la souffrance est multiviscérale, l'enfant ne reste généralement que quelques heures en vie.

Salomon est un bébé né à terme. La grossesse de la maman s'est très bien passée. Au moment de l'accouchement, par voie basse, l'enfant a un trouble du rythme cardiaque, présente une double circulaire cérébrale[1] *et fait deux bradycardies. Il est intubé à 3 mn de vie et l'hôpital appelle le SAMU qui le transporte dans la nuit dans le service A.*

Au staff du matin, l'interne présente l'enfant :

- Interne : A l'arrivée, il avait une auscultation normale, mais les examens neurologiques sont pathologiques. Il est hypotonique, mais il réagit quand on le touche. Il a une hémodynamique affreuse. La température du corps est descendue à 32, donc on lui a mis la table chauffante.

- Chef de clinique : Bon, ben il va très mal ce bébé.

9h30*. J'entre dans la chambre de Salomon et discute avec l'infirmière qui pose sa perfusion, change les draps, nettoie les sondes. Le bébé reste inerte pendant toutes ces manipulations.*

10h30*. Le papa arrive. Le pédiatre et l'infirmière sont dans la chambre en train de s'occuper de l'enfant. Ils discutent ensemble pendant un petit quart d'heure, puis il est demandé au père de sortir, le temps de faire*

[1] Le cordon ombilical entoure par deux fois sa nuque.

l'EEG. Le papa attend dans le couloir. Il regarde alternativement le visage des femmes qui font passer l'EEG et les autres enfants hospitalisés dans le service.

11h00. *Un pédiatre vient chercher le père pour lui expliquer la situation. Il l'emmène dans la salle d'attente des parents. Entre-temps la manipulatrice de l'EEG demande si elle doit continuer à enregistrer les tracés. Le tracé de l'EEG est complètement plat depuis 20 min. Le pédiatre lui dit d'arrêter.*

Le père revient. Il reste dans la chambre pendant que l'infirmière continue de s'occuper du bébé. L'infirmière s'éclipse un temps pendant que le père est dans la chambre de l'enfant et interroge le pédiatre qui s'est entretenu avec le papa :

- Infirmière : Il sait quoi le père, parce qu'il n'arrête pas de me poser des questions ?

- Pédiatre : Il sait tout, je lui ai tout dit. Il veut surprotéger sa femme, il ne veut pas qu'on lui parle de tout ça. Il m'a dit de le prévenir quand tout sera fini.

12h30. *Le papa reste encore un moment puis s'en va.*

Chacun son tour, interne, infirmiers et moi-même pénétrons dans la chambre pour voir le bébé. Sa couleur a changé. Il est passé de livide à gris. La vision de ce bébé devient difficilement supportable.

- Enquêteur : La maman va avoir le temps de le voir ?

- Pédiatre : Non, là, elle n'aura pas le temps, il ne pourra pas tenir.

Discussion entre interne et pédiatre de garde :

- Interne : Il est mort. Il est mort depuis qu'il est là, si ça se trouve ?

- Pédiatre : Non. Quand il est arrivé ici, il était vivant, il réagissait. Quand on a fait le curosurf et qu'il a récupéré, il était encore vivant. C'est ce matin qu'il est parti.

L'interne prend le pédiatre par l'épaule.

- Interne : De toute façon, on a fait ce qu'on pouvait. On n'a rien à se reprocher…

L'infirmière continue de s'affairer autour de l'enfant. Une infirmière s'enquiert d'elle :

- Infirmière : Qu'est-ce que tu fais ? Tu veux qu'on te monte un plateau repas ?

- Infirmière de Salomon : Non, c'est bon, je vais me débrouiller.

L'enfant continue d'aller très mal. L'infirmière ne sait plus quoi faire, elle va voir le pédiatre de garde :

- Infirmière : La tension et la température baissent, qu'est-ce qu'on fait ?

- Pédiatre : Bon ! Allez, je prends la responsabilité.

Le pédiatre et l'infirmière s'engagent dans la chambre de l'enfant. Ils baissent les rideaux qui donnent sur le couloir. Je me retire de la chambre pendant qu'ils arrêtent la réanimation. Quelques instants plus tard le pédiatre sort de la pièce. J'aperçois l'infirmière qui ôte les appareillages. Une autre infirmière apporte une baignoire remplie d'eau pour laver l'enfant. Elles le lavent toutes les deux. Le pédiatre leur apporte une couche. La surveillante leur apporte un petit berceau dans lequel elles couchent l'enfant et le descendent à l'amphithéâtre. Les deux infirmières finissent de nettoyer la chambre et de retirer les appareils.

Je parle ensuite à l'infirmière :

- Le papa est venu, il vous a parlé ?

- Bah … Il voulait savoir ce qui s'était passé, surtout que comme il était un peu de la partie, il y a des petites choses qu'il pouvait comprendre. Donc il nous posait des questions, mais moi, je ne pouvais pas répondre à tout. Il m'a demandé s'il avait une infection, j'ai dit oui mais… Par exemple il m'a demandé ce qui avait pu se passer entre la naissance et son arrivée ici, des choses comme ça. Moi, je lui ai dit que je ne pouvais pas répondre. Puis à un moment il a dit « bon j'arrête d'être dans vos pattes ».

Pour ces enfants qui meurent dans les 24 heures, aucun staff médical n'est organisé. Le pédiatre de garde avec son équipe fait tout son possible pour tenter de stabiliser l'enfant qui lui échappe finalement. De lui-même, il décide de privilégier le confort de l'enfant et d'arrêter la réanimation.

D'autres enfants font l'objet de discussion au sein d'un staff exceptionnel même s'ils sont hospitalisés un peu plus longtemps. Ce sont des enfants pour lesquels d'emblée le pronostic vital est incertain. Ainsi, Victor est un petit garçon de 24 semaines. Les médecins sont très inquiets pour lui, mais son état s'est stabilisé les deux premiers jours. A partir du 7ème jour de vie, son état se dégrade très sensiblement.

J6. Présentation au staff.

- Très hypotonique. Rien de spécial à l'ETF [échographie transfontanelleaire].

- Franche désaturation. Oxygène sous 30-40 %.

- Teint livide, transfusion, chute de la tension artérielle.

J7. Présentation au staff.

- Respiratoire : Se dégrade. Hémorragie alvéolaire. Impossible de redescendre la Fio 2 [oxygène] en dessous de 71 %. Aspirations trachéales rouges. Reçoit deux doses de curosurf.

- Neurologie : Comportement clinique satisfaisant. Fontanelle non tendue.

- Médecin senior : Bon, ça se présente mal. On avait réussi à le stabiliser les premiers jours, mais là, ça s'est vraiment dégradé.

J9. Présentation au staff.

- Sous 65 %, de Fio2 [oxygène]. Aggravation progressive avec augmentation des besoins jusqu'à 80 %.

- Récidives de troubles hémodynamiques électrolytiques et métaboliques.

- Troubles de coagulation. Hématomes sur tout le corps. Aspect violacé

- Chef de clinique 1 (ironique) : Mais on va où là !

- Chef de service : Bon, vous ne croyez pas qu'on lui a donné sa chance ?

- Chef de clinique 2 : On a déjà anticipé les choses avec les parents ce week-end avec V. Les parents ne sont pas contre.

- Chef de service : Je pense qu'à ce terme-là, on ne peut pas s'acharner.

- Chef de clinique 2 : Ils sont préparés les parents.

Victor est dans les limites de la prise en charge en réanimation. Alors qu'aucun élément n'est véritablement décisif, les souffrances multiviscérales qu'il présente orientent les pédiatres vers un arrêt de la réanimation.

Pour les deux trajectoires relatées, la décision d'arrêter la réanimation est unanime et consensuelle. Les médecins se sont réunis entre 2 à 10 jours de vie et décident pour ces enfants, qui de toute façon étaient arrivés dans un état très préoccupant, de ne pas poursuivre plus avant la réanimation. Un staff exceptionnel se tient dans le but d'entériner une décision qui semble aller de soi pour toute l'équipe médicale.

Les mises en scène de la décision

Les trajectoires discutées dans l'instance appelée « mise en scène de la décision » posent en réalité des problèmes complexes aux médecins et cela pour plusieurs raisons : soit parce que l'enfant, pour lequel les médecins ont de grosses inquiétudes au neurologique, devient autonome sur le plan respiratoire ; soit parce que l'enfant prématuré qui allait bien, n'avait posé jusqu'alors aucun souci, finit par montrer des lésions cérébrales importantes ; soit parce que le pronostic médical de l'enfant est très défavorable, mais son état est stable et aucun élément décisif ne permet de suspendre la prise en charge.

Pour illustrer le modèle décisionnel de ces trajectoires plus complexes, prenons l'exemple de Camille petite jumelle prématurée, née à 29 semaines :

J1. *Staff du matin, présentation par l'interne :*

- Première grossesse d'une maman de 30 ans. Elle est assistante de direction, d'origine anglaise et le papa ingénieur. Rupture prématurée des membranes vers 15 h. Première cure de céléstène. Puis vers 20 h, accouchement du premier jumeau, Camille, née à 29 semaines, 1,5 kg.

C'est un « beau bébé » (interne). Apgar 8, 9, 10. Camille est intubée à M 18. Sa jumelle naît en état de mort apparente et est intubée à M 2. Va bien. Une fois dans le service, Camille augmente ses besoins en oxygène, reçoit une première dose de curosurf. Développe MMH (maladie des membranes hyalines), deuxième dose de curosurf. Triple antibiothérapie à dose méningée car naissance dans contexte infectieux. De même pour la jumelle.

- **14h**, *observation : La maman vient seule voir ses deux filles. Elle ne peut s'empêcher de verser quelques larmes à la vue de ses deux filles puis se ressaisit et pose beaucoup de questions aux infirmières : « l'âge des autres enfants dans le service, combien de temps ses filles vont rester, si elle peut acheter des peluches… ».*

J2. *Camille est extubée et mis sous PPC nasale.*

Les deux jumelles sont dans la même chambre. La maman a acheté deux petits bonnets en forme de fraise qui retombent sur les yeux des filles. Le papa est là, chacun s'occupe d'une des jumelles.

Dossier infirmier : Camille présente par moment des colères lors des soins et reste assez agitée en dehors des soins. Le médecin est au courant. Je lui ai donné quelques gouttes de lait !

(Nuit) Assez bonne tolérance digestive, peu de résidus.

De J4 à J11, *les filles ne posent pas de soucis.*

L'alimentation se passe bien. Elles sont mises sous protocole hémisuccinate n°1. Camille a guéri de sa MMH. Elle est extubée et mise sous PPC. Sur le plan neurologique, les EEG sont normaux, mais les filles ont toujours des zones hyperéchogènes assez denses et hétérogènes et les médecins commencent à être inquiets. Ils précisent aux parents qu'il faut les surveiller sur le plan neurologique pour s'assurer de la bonne maturation du cerveau. Au staff on évoque la possibilité d'un transfert à la demande des parents pour rapprochement de domicile. Un des médecins appelle l'hôpital.

Les parents quant à eux sont très présents. Ils viennent tous les après-midi. Le service commence à les connaître.

J11. *Dossier infirmier : Camille a passé une nuit calme. Pas de soucis particuliers. Bonne tolérance digestive*

Dossier médical : Persistance des zones hyperéchogènes.

J14. *Les zones hyperéchogènes hétérogènes sont toujours là et la barre fatidique des 14 jours est dépassée. En plus les examens laissent font penser au développement de cavités, à l'échographie, des échos signaux ont été enregistrés. Les médecins sont très inquiets.*

Lors du staff (assis), présentation de Camille.

- Médecin senior 1 : Sur le plan neurologique, elle a des zones hyperéchogènes depuis le début et qui augmentent avec deux échos signales.

Brouhaha des médecins : « Oh non ! Ah là là ! »

- Chef de service : Et l'autre ?

- Médecin senior 1 : Je ne sais pas, mais c'est à peu près pareil.

- Chef de service : Ce serait important de savoir parce que comme ça, soit on les met dans le même sac auprès des parents, soit il y en a une qui est moins grave et comme ça on peut la valoriser auprès des parents. On laisse tomber le transfert sur Orléans, on est obligé d'attendre là.

***J15.** Dossier médical, « informations données aux parents » :*

- Etat neurologique à suivre de près. Deux EEG normaux. Anomalies à l'ETF, mais en train de maturer. Pas de questions supplémentaires des parents. IRM prévue.

- Surveillance neurologique rapprochée d'autant que l'accouchement a été provoqué par un contexte infectieux.

- Les parents reposent la question du rapprochement du domicile. Je leur dis que pour l'instant il n'est pas question de transfert, tant que la surveillance neurologique est aussi rapprochée, afin de ne pas changer d'équipe prenant en charge les parents. Le papa et la maman se demandent comment ils prendront en charge les jumelles, « ce sera du travail ».

***J16.** Dossier infirmier : Les parents sont venus, ont pris Camille dans les bras, lui ont fait des soins (T° et change) et la maman l'a massé avec de l'huile.*

***J18.** Micros cavitations diagnostiquées à J 14. L'ETF montre une leucomalacie bilatérale cavitaire. ETF à J18, résultats identiques.*

***J20.** Dossier infirmier : Camille a passé une bonne nuit. Bonne tolérance digestive. Parents vus par E. [médecin-référent] cet après-midi. Sont restés très peu de temps auprès des jumelles.*

Dossier médical, « informations données aux parents » : Les parents ont été informés de nos inquiétudes concernant Camille. Confirmation des lésions à l'ETF.

J21. *Staff du matin, assis :*

- Chef de clinique de garde : Leucomalacie extensive cavitaire. IRM réalisée ce jour.

- Médecin-référent (voix presque basse) : J'ai parlé aux parents hier, ils étaient effondrés, ils ont voulu rester seuls dans le bureau avant de pouvoir sortir, c'est …

12 h, dans le couloir : *Le médecin senior reçoit l'IRM. Elle la regarde avec un chef de clinique.*

Le chef de clinique m'explique : « Il y a bien des lésions, mais le problème, c'est qu'elles font entre 1,5 et 2 mm. Alors qu'en fait, à partir de 2 mm on sait que ça va être très mauvais, que l'enfant pourra être très handicapé. Le pronostic est sévère, mais pas catastrophique. Là, on est vraiment dans une situation … c'est la situation la pire ».

Dossier infirmier (plus médical du tout) : Maman a fait les soins et l'a prise dans ses bras. La maman avait l'air contente et le papa très triste.

13h, staff exceptionnel.

Les cas d'enfants ayant présenté un tableau neurologique similaire sont commentés, les images IRM à l'appui.

- Médecin senior 1 : C'est le cas d'un enfant âgé de 5 ans. Ne marche pas, reste à domicile. Commence à avoir des contractures musculaires, il va falloir l'opérer.

- Chef de service : Il est intelligent ?

- Médecin senior 1 : Il est intelligent, mais il est très dépressif. C'est un enfant très triste. On a un contre-exemple. Un petit garçon de 3 ans qui marchait, avec des difficultés, mais il marchait. Il est mort à l'âge de 3 ans, d'une crise cardiaque.

Le médecin senior 2 présente aussi un cas :

- Handicapée bilatérale des jambes, elle a aussi beaucoup de mal à saisir les objets. Elle y arrive, mais c'est grossièrement, avec des difficultés.

Au fur et à mesure des cas, l'ensemble des médecins, internes, infirmières chefs et psychologues se lèvent pour mieux regarder les images IRM.

- Chef de service : Bon... D'après l'IRM, on a un enfant avec des lésions cavitaires, on n'en sait pas plus sur le pronostic. Et puis on a aussi l'autre jumelle qui risque d'avoir de petits problèmes. Moi, je ne peux pas m'empêcher de penser qu'il y a une autre jumelle et donc ça me paraît difficile qu'ils aient à leur charge deux enfants handicapés dont une très lourdement. Je ne sais pas, quelle est votre opinion ?

- Médecin senior 2 : Oui, moi je ferais le même raisonnement pour le bien d'une jumelle, il faut en prendre une pour sacrifier l'autre... Et puis surtout il y a le problème de l'école qui bien souvent rejette ces enfants-là. Il suffit qu'ils aient une prothèse ou quoi, on les refuse en prétextant que c'est pour des raisons d'assurance.

- Médecin senior 1 : Oui l'assurance, c'est un prétexte.

- Chef de service : Oui, enfin, il va quand même falloir prendre une décision. Je pense que ce cas souligne la part d'incertitude qu'il y a dans notre travail. On ne peut pas toujours facilement trancher, il peut y avoir des parts d'incertitude et je pense qu'il faut qu'on l'assume, qu'on prenne nos responsabilités. Si je me place sur un plan éthique et médical et que je prends en compte l'autre jumelle, je pense que pour ce couple, car beaucoup de couples ont du mal à résister face à cela, je pense qu'il ne faut pas que cette petite fille survive. Qu'est-ce que tu as dit aux parents ?

- Chef de clinique : Ce qu'on avait convenu ici entre nous ; qu'on était inquiet parce qu'il y avait des anomalies qui se confirmaient et qui augmentaient et que c'est pour ça qu'on a lancé l'IRM. Donc je leur ai dit que, soit ça se stabilisait et à ce moment-là, faudrait juste faire de la kiné, soit ça augmentait et là, c'était le pronostic vital qui était en jeu.

- Chef de service : Tu as pu avoir leur point de vue sur le handicap, est-ce qu'ils t'ont dit quelque chose ?

- Chef de clinique : Non... Je ne vois pas... Enfin si une fois la maman m'a dit « mais est-ce qu'elle sera intelligente ? ».

- Chef de service : Oui, c'est normal, c'est des ingénieurs, c'est ça qui est important pour eux.

- Médecin senior 1 : Oui, c'est un peu le problème. Vu comment on présente les choses aux parents... Les interroger sur le handicap ce n'est pas facile...

- Chef de service : Bon, est-ce qu'il y a d'autres opinions, vous n'êtes pas obligés de tous répondre, certains peuvent ne pas avoir d'opinion.

- Médecin senior 1 : Je ne suis pas opposée.

Les chefs de clinique font signe que « oui », de la tête.

- Médecin senior 2 : C'est vrai que c'est une décision difficile. C'est une décision sur la qualité de vie. Ce n'est pas comme pour Florian où on était sûr qu'il serait mis en institution. Là, c'est la qualité de vie, c'est plus au niveau subjectif.

- Chef de service : Oui, c'est vrai que si on vivait dans une société plus aidante, on serait moins gêné, mais là ... Il faut choisir la meilleure solution pour tous.

Le critère médical strict qui définit implicitement que la vie doit être arrêtée quand les lésions sont supérieures à 2 mm, n'est pas opérationnel car la lésion est ici inférieure. Face au pronostic neurologique qui reste somme toute sombre, ce sont des éléments sociaux qui permettent de dénouer la situation : l'existence de la jumelle susceptible elle aussi de garder des séquelles de sa prématurité.

Ce sont des trajectoires plus complexes, moins « claires », qui sont donc discutées dans des instances de « mises en scène de la décision ». Si nous les avons qualifiées par ce terme, c'est parce que ces réunions prennent certes l'apparence d'une discussion, mais n'ouvrent pas véritablement sur un débat entre les professionnels. Le médecin qui a suivi le plus près l'enfant présente la situation. Il rappelle le contexte anténatal et post-natal et relate l'évolution de l'enfant dans le service au niveau respiratoire, infectieux, hémodynamique et neurologique. Arrivé à ce dernier point, le médecin présente alors les résultats des différents examens neurologiques, des ETF, des EEG, et des IRM. Les réanimateurs commentent alors les imageries. Le chef de service oriente la discussion et prend la décision. Les arguments sont essentiellement médicaux, puisés dans la littérature, l'expérience des médecins ou les résultats des examens. Seuls les éléments sociaux, ce que l'on pense être le mieux pour la famille ou le rejet de la société française à l'égard des handicapés, sont introduits en cas de litige, comme pour le cas de la petite Morgane, prématurée née à 29 semaines, qui développe à 15 jours de vie une leucomalacie :

- *Donc l'EEG mis entre parenthèses, on a l'IRM qui confirme ce qu'on avait vu à l'ETF, des lésions de plus de 2 cm, dont on sait de par la littérature et de par notre expérience que c'est grave. Donc de toute façon, la survie de cet enfant ne pourra se faire qu'au prix d'un handicap très sévère. C'est des parents jeunes qui sont agriculteurs. Donc on va voir si on a des éléments suffisants pour interrompre la vie de cet enfant (chef de service).*

La condition sociale des parents est mentionnée et apparaît secondairement dans les données du problème. Dans le fil de la réunion, autour de ce même cas, un des médecins dirigeants apporte l'argument suivant :

- *C'est sûr que ce sont des parents qui vivent dans un trou pas possible avec une maman qui est un tout petit peu limitée donc tout cela alourdit la prise en charge (médecin sénior).*

Dans ce service A, la décision d'arrêt de vie est prise d'abord sur des critères médicaux. Quand il est clairement établi que le pronostic neurologique est catastrophique, ces critères suffisent à expliquer la décision à prendre. En revanche, quand les résultats sont moins « tranchés », le pronostic plus incertain, l'introduction d'éléments sociaux ou familiaux permettent de faire pencher l'incertitude en faveur d'une décision d'arrêt de vie.

C'est le chef de service qui orchestre la réunion. Après que les différents éléments aient été rapportés, il propose la décision à prendre. Le reste des participants acquiesce et n'émet que très rarement des objections. C'est enfin le chef de service qui conclut sur un ton solennel, comme s'il assumait pleinement la décision d'arrêt de vie.

Le choix entre les différentes instances

Nous avons découpé les différents espaces de discussions en deux types d'instances que nous avons nommées les « staffs exceptionnels » et les « mises en scène de la décision ». Dans les « staffs exceptionnels », la décision d'arrêt de vie semble aller de soi pour les médecins, ils ne s'interrogent pas sur l'attitude thérapeutique à adopter, mais relatent l'histoire de l'enfant et ce qui aurait pu être fait pour éviter un tel drame. Dans les « mises en scène » de la décision, les pédiatres produisent toute une rhétorique de justification des arrêts de vie.

Les trajectoires incertaines ne se dénouent pas dans les mêmes instances de décision et il est possible de repérer une congruence entre la longueur de la trajectoire et l'instance de décision. La décision se discute dans un « staff exceptionnel » pour une trajectoire courte et dans une « mise en scène » de la décision, pour une trajectoire plus longue. Tout se passe comme si les enfants qui réussissent à passer un premier filtre entrent ensuite dans un cycle de temps supplémentaire dont l'interruption nécessite une justification plus ample, d'autant qu'à l'issue de ce nouveau cycle de temps, nombre d'enfants sont devenus autonomes sur le plan respiratoire.

Les enfants devenus autonomes sur le plan respiratoire, n'ont jusqu'ici fait l'objet d'aucune distinction particulière. En fait, le service a pris le parti de ne pas faire intervenir le critère de l'autonomie respiratoire dans la prise de décision d'arrêt de vie :

> - *Pourquoi un enfant qui est devenu autonome [sur le plan respiratoire] serait traité différemment, de son voisin de chambre alors que les séquelles sont aussi graves ? Certains auraient eu la malchance entre guillemets de se mettre à respirer plus vite, c'est tout. Donc non, nous on refuse de faire cette distinction. Un enfant qui est extubable, on l'extube pour son confort, mais on se laisse encore la possibilité de décider » (PH du service A).*

Le service A, fidèle à ces principes peut effectivement extuber un enfant alors même qu'une décision d'arrêt de vie est envisagée, parce que le pronostic neurologique est grave. Son cas sera ensuite traité comme n'importe quel autre enfant intubé. Ainsi, pour le cas de la petite Camille, il n'est pas rappelé au cours de la discussion que la petite fille est complètement autonome sur le plan respiratoire. Elle est installée dans une couveuse au secteur des « convolo », un des secteurs les moins médicalisés du service.

Reste qu'il est moralement difficile de passer outre le principe de sacralité de la vie, comme le dit une infirmière « *un enfant qui respire seul, c'est un enfant qui respire la vie* » ; il n'a plus besoin de la médecine pour entretenir son souffle. Et se pose alors encore plus cruellement la question de la légitimité à provoquer la mort. Aussi, le cas des enfants devenus autonomes sur le plan respiratoire se discute dans les instances de « mise en scène de la décision » où il est possible d'exposer clairement le problème et de justifier la décision concernant un enfant bien connu du service.

En résumé, ce qui détermine l'adressage d'une trajectoire dans l'une ou l'autre des instances de décision, c'est le degré de justification à apporter : plus la décision est difficile à justifier sur un plan moral, juridique et éthique, plus l'argumentaire devra être développé. Mais que la trajectoire se discute à l'intérieur d'un « staff exceptionnel » ou d'une « mise en scène de la décision », les acteurs semblent entériner la décision sans véritablement délibérer. Tous les interlocuteurs présents lors de la réunion ne donnent pas leur point de vue. Seuls ceux qui sont à la tête du service apportent différents arguments, sans pour autant que ces échanges prennent la forme de débats : aucun n'essaie d'entraîner l'autre pour orienter le cours de la décision vers ce qui est jugé le mieux. Il n'existe ni litiges ni incertitudes. Sur 15 trajectoires suivies, seules deux ont vu la décision ajournée. Tout se passe comme si la décision était déjà prise en amont de la réunion.

2. LES MECANISMES QUI SOUS-TENDENT LA DECISION

Les trajectoires se distinguent par les instances dans lesquelles sont discutées les décisions ; mais invariablement la décision paraît comme naturelle, le processus décisionnel se déroule sans heurt, gommé de tout dilemme éthique. Nous tenterons dans cette partie d'en comprendre les raisons.

Les critères médicaux ou la construction d'une jurisprudence

Il est frappant de constater qu'alors même qu'un pronostic neurologique comporte bien souvent une part d'interrogation, celle-ci, que ce soit lors des réunions ou au détour d'un couloir, n'apparaît jamais. Les professionnels ont réussi à élaborer des critères stricts pour décider d'un arrêt de vie. Quand par exemple, une lésion est supérieure à 2 mm ou quand la dilatation atteint le 4ème ventricule, la référence à ces critères suffit pour signifier que la réanimation doit être arrêtée.

Des outils performants permettent de repérer en finesse ces anomalies et de construire des critères médicaux. Des échographies sont réalisées très régulièrement pour suivre au mieux l'évolution neurologique de l'enfant. Très rapidement, le service s'est doté d'un accès à l'IRM et une personne s'y est particulièrement formée jusqu'à devenir experte dans l'interprétation de cet examen. Cette attention portée à l'IRM est encore originale dans le monde de la néonatalogie, elle est le résultat d'une préoccupation constante portée au bon développement neurologique des petits patients. L'IRM permet effectivement d'affiner, par exemple, un diagnostic de leucomalacie[1]. Si ce service s'est doté d'outils performants, c'est qu'il cherche à repérer le plus minutieusement possible les enfants qui sortent de la normalité.

En corollaire, le service refuse de recourir à certaines thérapeutiques jugeant que celles-ci ne sont pas suffisamment efficaces. Ainsi, une des pathologies que développe fréquemment un grand prématuré est la dilatation des ventricules cérébraux. Il est possible à l'aide d'un système de dérivation de ponctionner le sang qui s'y loge pour éviter la nécrose et la détérioration irrémédiable qu'elle entraîne sur le cerveau. Mais les médecins du service A refusent de recourir à cette technique :

> *- Ici, on ne se sert pas de la technique des dérivations. Les risques infectieux sont très importants et les résultats sont peu probants. On se retrouve avec des enfants dont la dilatation ne se réduit pas toujours, ou se développe trois mois après, qui sont plus malades qu'avant, donc clairement ici, on a choisi de ne pas recourir à cette technique (médecin senior).*

Le service A sélectionne les différentes options thérapeutiques : il se refuse à adopter une attitude jusqu'au-boutiste. La plupart du temps, quand une réunion se tient, la décision est entérinée. Dans de rares cas, la décision est reportée faute d'éléments suffisants, comme le montre l'exemple du petit Fabien. Né à seulement 25 semaines, le

---

[1] S. Murgo et al., « Leucomalacie périventriculaire du prématuré : rôle pronostique de l'échographie et de l'IRM », *Journal de Radiologie*, 80, p. 715-20.

tableau neurologique est rapidement inquiétant, sans qu'aucun élément ne permette à 10 jours de vie de prendre la décision d'arrêter la prise en charge :

- *Chef de service : Bon, qu'est-ce qu'on peut faire sur le plan technique ?*

- *Chef de clinique : Raisonnablement rien.*

- *Chef de service : Donc on attend.*

- *Chef de clinique : Oui, mais moi, je m'interroge sur les conséquences d'une telle dilatation. C'est vrai que le cerveau est élastique, mais enfin quand même, il y a des limites.*

- *Chef de service : De toute façon, ce n'est pas aujourd'hui qu'on va décider. On attend de voir si ça se dilate plus ou pas et on en rediscute la semaine prochaine.*

L'arrêt de la réanimation ne fait pas consensus. Le chef de service se refuse à prendre une telle décision : pour lui, la situation n'est pas stable et il lui semble difficile d'évaluer pour le moment l'ampleur des séquelles de Fabien. La prise de décision est éconduite, mais le chef de service fixe les critères au-delà desquels une décision d'arrêt de réanimation sera prise « *si ça se dilate ou pas* ». Trois jours plus tard, lors d'un staff quotidien :

Le médecin senior 1 montre les échographies au chef de service.

- *Médecin senior 1 : On ne peut pas laisser ça comme ça.*

- *Chef de service [en regardant l'échographie] : Oh ! Ah ! Oui ! Là, ce n'est même plus la peine de mesurer. Donc si on suit l'attitude qu'on a définie mardi, il faut arrêter.*

Le service a mis en place un dispositif efficace de sélection. Un certain nombre d'indicateurs alarmistes sont définis. Quand l'un d'eux apparaît, les mécanismes décisionnels se mettent en place. Les critères médicaux retenus font sens et sont acceptés de tous. Dans certains cas, si les critères médicaux ne suffisent pas, des éléments sociaux sont introduits, comme dans la discussion autour de la petite Camille, pour orienter la décision vers un arrêt de vie. La décision est alors facilement entérinée. Mais si tout dilemme éthique est gommé, c'est aussi parce que la décision s'accompagne d'un fort système de justifications.

Les principes défendus par le service

Le système de justifications qui se développe autour de la décision d'arrêt de vie se structure en deux axes : d'abord l'éviction des parents de la décision, ensuite l'aversion pour le risque dans la mission exercée.

Alors que tous les membres du service s'accordent à reconnaître la place centrale de la famille, on ne peut que souligner son absence relative dans le déroulement du processus décisionnel. La famille n'est pas présente lors des discussions et son opinion sur la décision à prendre n'est pas rapportée, ni même recueillie ; elle n'est jamais interrogée sur sa tolérance au handicap ou sur sa position quant à l'euthanasie. La famille est surtout prise en compte dans sa manière de vivre et réagir face à la situation dramatique. Les discussions concernant les parents visent surtout à construire le déroulement de l'accompagnement en fonction de leurs besoins.

En fait, pour les pédiatres et infirmières du service A, la responsabilité de la décision d'arrêt de vie doit appartenir à l'équipe médicale :

- *La famille ne doit pas être impliquée directement dans la décision, comme quand on leur dit : « Madame votre bébé est dans cette situation, moi le technicien de la médecine, je peux continuer à le réanimer, mais si vous me dites ne plus le réanimer, je l'arrête, prenez la décision ». C'est ça qu'on refuse (chef de service A).*

Cette exclusion des parents est assumée. Le chef de service est intimement convaincu qu'il s'agit de la meilleure façon d'encadrer, d'accompagner les parents dans une expérience aussi douloureuse :

- *Le consentement suppose une décision parentale lucide, définitive et prise de façon conjointe. Mais peut-on estimer lucides des parents dans un tel contexte d'émotion et de stress ? Peut-on penser qu'ils aient acquis en quelques instants les connaissances médicales nécessaires ? Ont-ils véritablement une réelle liberté de leur choix ? Prétendre le contraire c'est méconnaître chez les parents l'état de choc et d'incompétence qui en résulte (chef de service).*

De plus, limiter la participation des parents permet de « *ne pas faire porter le poids de la culpabilité* » de la décision.

Enfin, pour les membres du service A, le système de justifications commun s'articule également autour de l'évitement du handicap ; le risque dans la mission exercée est clairement formulé :

- *Il est vrai que chez nous, on considère que c'est beaucoup plus risqué pour une famille de vivre avec un enfant gravement handicapé, que de ... On préfère la mort à un handicap profond, c'est sûr (chef de service).*

Quand on écoute les justifications *a posteriori* des médecins pour une décision d'arrêt de vie, tous dépeignent un tableau particulièrement pessimiste concernant la vie future de l'enfant handicapé et de sa famille, quel que soit le pronostic :

- *Il y a des équipes qui n'arrêteraient pas un enfant dans cette même situation et je crois que c'est en faire des infirmes majeurs. Il est vrai qu'au début de la réa, il y en a qu'on a gardés comme ça. Mais quand tu fais ça, tu demandes à un enfant de supporter des choses difficiles. Ça veut dire quoi, pour l'enfant ? On ne sait pas comment il aurait été sur le plan psychique, ça veut dire une socialisation pas vraiment possible... Parfois quand ils sont grands, il y a besoin d'un recours à la chirurgie parce qu'ils sont tellement contractés sur le plan musculaire que ça leur fait mal. Donc une douleur, plus la douleur psychique des parents pour un enfant qui n'est pas normal. Ça veut dire que l'un des deux parents, en général la mère, arrête de travailler. Plus des gastrotomies, parce qu'ils ne peuvent pas manger. C'est une horreur (chef de clinique au sujet d'un enfant présentant une HIV de grade IV).*

Les médecins, qu'ils soient seniors ou juniors, estiment devoir rester à cette conception et arrêter la réanimation dès que le handicap est estimé lourd. Les infirmières sont aussi d'accord avec le principe pris par le service de ne pas laisser sortir des enfants gravement handicapés. Revoir dix ans après un enfant du service qui est polyhandicapé, est pour cette infirmière synonyme d'échec : « *Le handicap, c'est vraiment l'échec de ce qu'on fait. Réanimer un enfant pour en faire ça ...* » (infirmière jour). Même si les infirmières soulignent la difficulté et la forte émotion engendrée par une décision d'arrêt de vie, elles l'acceptent d'un point de vue moral :

- *Souvent, quand on sort du staff, on a les yeux rouges. Quand la décision est prise lors d'un staff, je sais que.... Pour Benjamin, pour Dimitri, pour Nils, j'ai pleuré quoi. C'est sous le coup de l'émotion parce qu'après, c'est sûr qu'on réfléchit, on fait notre cheminement. De quel droit on pourrait donner à des parents un enfant qu'on ne pourra nourrir que par des gavages, qui ne pourra pas marcher, qui n'ira pas bien dans sa tête ou des choses comme ça (infirmière depuis 8 ans dans le service) ?*

Si tous les membres du service développent une argumentation en faveur d'une limitation du handicap, les internes et les jeunes chefs de clinique sont parfois choqués de la pratique des arrêts de vie et notamment sur des enfants autonomes : « *Moi je suis catholique et si jamais ils prennent une décision d'arrêt, ça me choque.* » Mais la socialisation aux valeurs et la confrontation régulière aux processus décisionnels finissent bien souvent par réduire l'écart avec le reste du groupe, ainsi cette même interne à la fin de son stage remarque : « *Il est vrai que moi ça me choque, en même temps, ce sont des situations très difficiles. Ici, ce qui me rassure, c'est qu'ils prennent bien tout en compte.* »

Les éléments de justifications vont toujours en faveur d'une décision d'arrêt de vie au nom de l'évitement du handicap. Les membres du service A défendent une politique qui pourrait être qualifiée de restrictive[1] : la poursuite de la réanimation doit sans cesse être interrogée et suspendue dès que le pronostic de l'enfant est trop catastrophique.

Un modèle sur lequel peuvent se reposer les acteurs

Le service A a mis en place un modèle décisionnel relativement formalisé. La jurisprudence permet la construction de certitude, et la formalisation des règles rend possible le maintien de cette certitude. Des éléments de justifications sont proposés aux acteurs, qui leur permettent d'accepter une décision si douloureuse, « *on fait notre cheminement* ». Les instances de décision sont avant tout des instances de communication entre les professionnels qui permettent une explication des pratiques : elles ont le mérite de rendre objectivement disponibles les raisons pour lesquelles un arrêt de vie a été décidé. Elles permettent également de définir collectivement l'accompagnement à mettre en place autour des parents, pour que

[1] pour reprendre les termes de R. Anspach, 1993, op. cité.

celui-ci se déroule le « mieux » possible, le plus en lien avec les besoins des parents.

Ce modèle décisionnel se présente comme l'aboutissement d'une longue réflexion empruntant aujourd'hui sa forme la plus aboutie. Ainsi le chef de service raconte l'histoire des décisions d'arrêt de vie auprès de nouveaux internes :

- *Avant, c'étaient les obstétriciens qui jugeaient de réanimer ou pas. Et si les nouveau-nés n'avaient pas une bonne tête ils finissaient sur des paillasses ou dans des lavabos ou même carrément dans la poubelle. Pour moi, ce n'était pas possible, c'était du délit de faciès. Des fois on nous appelait deux heures après en nous disant : « Finalement là, il pleure, il est tout rose, il faut que vous veniez ». Seulement au bout de deux heures, il y avait eu une anoxie cérébrale et le mal était fait, donc ça nous mettait dans des situations pas pensables. Quand on s'est rendu compte des séquelles, on s'est dit qu'il fallait qu'on fasse des arrêts pour certains. Et du coup, je m'en souviens, à ce moment-là, je faisais encore des gardes, c'était affreux. On enlevait les enfants de leur machine et ça pouvait durer des heures, c'était… Moi, je me suis dit qu'on ne pouvait pas continuer ainsi. Et c'est à partir de ce moment-là qu'on a commencé à donner des sédatifs en même temps qu'on arrêtait la réanimation. Et à partir de là, on a dit, alors pourquoi pas ceux qui ne sont pas sous machine aussi?*

Si ce modèle décisionnel a acquis sa légitimité au fil des années, l'équipe dirigeante travaille à son maintien. Régulièrement, les règles sont rappelées. Ainsi pour Benoît qui a fait un arrêt cardiaque à quelques minutes de vie, une réunion se tient au cours de laquelle un chef de clinique s'inquiète de la réaction des parents :

- *Chef de clinique : Olivier [le médecin-référent] avait des questions à poser sur la famille !*

- *Chef de service : On n'en est pas là. La règle, c'est d'établir un pronostic et ensuite on aboutit à une décision.*

Toute remise en question des règles décisionnelles apparaît comme non naturelle. Ainsi à l'interne qui se montre quelque peu choquée par une décision d'arrêt de vie concernant la petite Camille :

- *Interne : Oui, mais un décès, c'est dur pour les parents et ce sera dur pour la petite sœur aussi.*

- Chef de service [qui la regarde sérieusement, droit dans les yeux] : On essaie de choisir la solution la moins mauvaise pour ces parents et cette petite fille. Mais c'est évident qu'un décès est difficile pour tous. C'est d'accord ?

L'interne hoche la tête.

Le modèle décisionnel est un construit pérenne qui peut traverser le temps par-delà la mobilité des professionnels.

CHAPITRE 3

UN ENCADREMENT ENGLOBANT ET REPOSANT POUR LES PARENTS

Dans ce chapitre, nous focaliserons notre regard sur les parents. Nous saisirons la place qui leur est laissée et comment les parents parviennent effectivement à l'occuper. Puis, nous étudierons plus particulièrement la structuration du système d'interaction autour de la décision d'arrêt de vie.

1. CADRER LES PARENTS OU LA COOPTATION A L'UNIVERS DE LA REANIMATION

Situé au 4ème étage, le service de réanimation néonatale est séparé des services de maternité obstétrique construits au rez-de-chaussée. Les parents doivent prendre l'ascenseur pour monter dans le service, ce qui renforce leur éloignement avec leur enfant[1]. L'entrée dans le service de réanimation néonatale est signalée par une pancarte au-dessus de deux portes battantes qui s'ouvrent sur un sas. Les parents ne peuvent rendre visite à leur enfant qu'à partir de 13h30. L''accès à la famille et aux amis est interdit, ils peuvent néanmoins voir l'enfant en empruntant les coursives en verre qui longent le service. Les parents doivent annoncer leur arrivée par l'intermédiaire de l'interphone situé à droite de la porte et attendre l'autorisation d'entrer.

Quand ils ne sont encore jamais venus, un médecin les accueille dans un petit bureau vitré et sans confort, attenant au sas. Là, il leur transmet les premières nouvelles et leur explique les règles du service, récapitulées dans le petit livret d'accueil qui leur est remis. Le

[1] Dans une réorganisation prochaine de l'hôpital, il est prévu que le service de réanimation néonatale soit transféré au rez-de-chaussée pour plus de proximité avec l'obstétrique et la maternité.

discours est rarement rassurant ; les pédiatres insistent sur le fait qu'il faudra plusieurs jours afin de se prononcer sur la survie de l'enfant :

Le papa et la maman d'une petite fille prématurée âgée de 25 semaines entrent pour la première fois dans le service. Le chef de clinique les invite à s'asseoir et leur explique :

- Pédiatre : Votre petite fille va bien, c'est-à-dire que ses besoins en oxygène se sont stabilisés. Pour le moment, elle est oxygénée correctement et le reste suit. Mais bon, on ne vous cache pas qu'on est vraiment dans les limites de la prise en charge. Donc il faut vraiment attendre 48 heures pour pouvoir être sûr que l'évolution sera favorable.

Les parents restent muets. Le père pose sa main sur le bras de sa femme qui éclate en sanglots.

- Pédiatre : Pour le moment, ça va, elle a bien réagi, mais il va falloir attendre de voir comment elle progresse. Bon je vais vous emmener la voir.

Si l'enfant est un grand prématuré ou s'il présente d'emblée des inquiétudes neurologiques, les pédiatres les informent systématiquement, dès les premiers entretiens, des risques neurologiques :

- Interne : Il faut savoir aussi que comme c'est un prématuré, tout est jeune chez lui et le cerveau aussi. Donc ce qu'on fait, c'est qu'on pratique régulièrement des examens pour être sûr que son cerveau mature bien.

- Père : Ah oui, d'accord.

L'information donnée tient en deux lignes, mais elle revêt toute son importance : les parents savent désormais que des risques neurologiques sont envisageables, que l'enfant pourra garder des séquelles et qu'une partie du travail des médecins sera de les détecter.

Une fois la présentation faite, les parents sont conduits par le médecin ou plus généralement par l'infirmière vers les vestiaires. Là, on leur explique les gestes à réaliser et dans quel ordre : déposer sacs et manteaux, enfiler une blouse verte en fibres plastiques, des surchaussures bleues et se laver longuement les mains avec de la Bétadine. Ainsi vêtus, ils sont accompagnés vers la chambre de leur enfant. Généralement, c'est l'infirmière qui se charge de leur traduire en termes profanes un univers médical qui leur est complètement étranger : elle présente les machines, explique les réglages, montre les signes cliniques qui renseignent sur l'état de l'enfant. Théo est un enfant prématuré né à 29 semaines. La mère entre pour la première fois dans le service :

- *Infirmière : Bonjour, vous êtes la maman de Théo.*

La mère hoche la tête.

- *Infirmière : Le médecin vous a expliqué un peu tout ce qu'il a ?*

- *Mère : Non.*

- *Infirmière : Bon alors, je vais vous montrer. Déjà le petit tuyau que vous voyez qui entre par la bouche, descend jusqu'au poumon et c'est la machine qui est à côté qui lui envoie de l'oxygène. Ce qu'il a autour du poignet avec une petite lumière rouge, c'est pour prendre sa tension, ça ne lui fait pas mal, il ne sent rien. Ensuite ici, il a une petite aiguille à son pied, c'est une perfusion, c'est pour lui faire passer tous ces médicaments…*

L'infirmière continue ses explications sous l'air abasourdi de la mère qui semble n'écouter que de très loin.

- *Infirmière : Bon voilà, de toutes façons, on vous réexpliquera tout ça, ne vous inquiétez pas. Vous avez des questions ?*

La mère fait non de la tête, avec le revers de sa manche elle essuie ses yeux, elle reste encore quelques minutes en regardant la couveuse sans s'en approcher, puis s'en va.

La première entrevue avec l'enfant n'est pas laissée à l'initiative individuelle. Les parents sont accompagnés de près par un professionnel qui ne se retire qu'après s'être assuré qu'aucune question ne reste en suspens. Dans la majorité des cas, nous le verrons plus loin, les parents sont trop abasourdis, trop choqués pour entendre et, qui plus est, comprendre ce qui se dit. Les médecins et les infirmières sont très conscients que les parents ne sont pas en mesure de mémoriser toutes ces informations et pourtant l'entrée des parents se déroule invariablement de la même manière. Les professionnels cherchent en fait à encadrer le mieux possible les parents. Ils ne veulent en aucun cas les laisser seuls avec leurs inquiétudes et leur tristesse. Ils estiment également que le contact avec l'enfant ne peut réellement s'établir qu'une fois que les parents se sont familiarisés avec l'univers particulier de la réanimation néonatale, c'est-à-dire quand ils ont repéré les machines, leurs bruits, les tuyaux et prothèses entourant l'enfant.

Un système de communication très élaboré est également mis en place pour entourer le mieux possible les parents. Chaque après-midi, le pédiatre de garde fait le tour du service pour répondre aux questions et interrogations des parents ou leur donner des informations sur l'état de santé de leur enfant. Les médecins sont ainsi disponibles pour répondre aux angoisses. Ici, l'infirmière est allée chercher l'interne car les parents après avoir aperçu leur enfant derrière la fenêtre étaient très inquiets et voulaient des informations :

- *Père : J'étais inquiet parce que j'ai vu des appareils en plus.*

- *Interne : Il n'a pas plus d'appareils qu'hier. Qu'est-ce que vous avez vu en plus ?*

- *Père : Je ne sais pas, déjà il y a une lampe au-dessus.*

- *Interne : Oui, c'est à cause de l'ictère du nourrisson. Vous savez les bébés quand ils naissent, ils peuvent faire ce qu'on appelle une jaunisse. Chez les prématurés, c'est classique. C'est quasiment systématique.*

- *Père : Oui, et puis il avait un truc noir sur son ventre.*

- *Interne : Ça, c'est pour mesurer le CO 2. On vous a sûrement dit que ses poumons étaient un peu jeunes. Donc ... Vous faites quoi monsieur dans la vie ?*

- *Père : Je suis comptable, je n'y connais rien du tout. Mais sinon, il va bien ?*

- *Interne : Ça suit son cours.*

Dans le prolongement de cette attention portée aux familles, au bout de 2-3 jours passés dans le service, les parents se voient attribuer un médecin-référent qui sera chargé de rencontrer la famille afin de faire régulièrement le point sur la situation. L'attribution d'un médecin-référent permet de cadrer les interactions entre la famille et les professionnels ; il est l'intermédiaire entre les parents et le corps médical, ce qui limite le nombre d'interlocuteurs et permet de tenir un discours cohérent qui évolue avec le déroulement de l'hospitalisation.

De leur côté, les infirmières continuent de présenter l'environnement de l'enfant aux parents, sans jamais y montrer un signe de lassitude et, dès leur arrivée, leur donnent les dernières informations médicales. Le système de communication entre professionnels et parents est donc très fortement structuré : l'information doit être transmise de façon systématique, les interactions ne se produisent jamais au hasard et elles sont organisées selon des règles formelles. La qualité du mode de transmission des informations est ainsi assurée. Mais regardons plus en détail ce qui se dit lors de ces échanges.

Un discours médical travaillé

Pour les médecins, s'il est important que les parents soient informés de façon systématique, le contenu de l'information ne doit pas nécessairement être entièrement exhaustif :

- *Il n'est pas nécessaire de donner toutes les informations aux familles. Ça ne sert à rien d'aller dire aux parents qu'on a augmenté la dose d'insuline, quand la seule chose qu'ils veulent savoir c'est si l'enfant va survivre ou pas. Donc on essaie d'évaluer le niveau d'information que veulent les parents, le degré de détails qu'ils demandent et puis on fait avec (médecin senior).*

Les extraits de discussions rapportés ici entre un médecin-référent et les parents d'un enfant né très prématurément à 25 semaines sont en ce sens très révélateurs. Les pédiatres sont fortement inquiétés par son état, d'autant plus qu'il présente déjà une HIV (hémorragie intra-ventriculaire) à trois jours de vie. Le médecin-référent reçoit pour la première fois les parents et doit leur faire part de ses inquiétudes :

- *Médecin-référent : Alors votre petit bonhomme, il est vraiment tout petit. Et donc pour des tout-petits comme ça, tout n'est pas encore bien formé.*

- *Maman : Oui, les poumons.*

- *Médecin-référent : Oui, les poumons, donc c'est la chose la plus classique chez des préma comme lui. C'est-à-dire qu'on a des petites alvéoles dans les poumons et comme elles n'étaient pas tout à fait formées, les alvéoles se sont mises à saigner, mais je dirai, c'est assez classique. Sinon, au niveau du tube digestif, ça se passe bien, on lui donne une alimentation adaptée bien sûr. Au niveau de la tête on vous a peut-être informé que l'on surveillait ?*

- Maman : Oui, des radios ?

- Médecin-référent : Oui, enfin, c'est des échographies. C'est très facile de voir le cerveau chez des petits comme ça parce que les os de la tête ne sont pas encore tout à fait fermés. Là on a vu que ça avait un peu saigné au niveau local. Donc si vous voulez, si ça reste comme ça, ça ne pose pas de problèmes parce que c'est très local. Mais si ça s'étend à ce qu'on pourrait appeler les parties nobles du cerveau, là, ça risque d'être très, très embêtant. Donc il va falloir qu'on surveille ça. Vous sortez quand ?

- Maman : Ce soir j'espère. Je ne sers à rien ici de toute façon. Je me dis que plus vite je serai sortie, plus vite je pourrai être près de lui et plus vite il sortira. Là déjà, il est né le vendredi, donc ça fait quatre jours et ça m'a paru long.

- Médecin-référent : Vous comptez venir souvent ?

- Maman&Papa : Tous les jours.

[Silence]

- Maman : On m'a dit que c'était possible d'amener un objet.

- Médecin-référent : Oui, vous pouvez amener une peluche ou un foulard. C'est bien d'avoir un objet.

- Papa : Est-ce qu'il entend les voix ?

- Médecin-référent : Oui, ils reconnaissent les voix assez rapidement.

Silence, le père fait mine de se lever. L'entretien est terminé.

Au cours de ce premier entretien, le médecin-référent veut mettre au courant les parents des risques neurologiques possibles et les préparer à une éventuelle aggravation. L'information transmise est succincte mais claire. Les parents pourtant ne la relèvent pas, ils n'essaient pas d'avoir de plus amples détails sur le pronostic et posent des questions uniquement sur leur rapport avec leur enfant : « *Est-ce qu'il entend des voix ?* ».

Regardons trois semaines après, l'évolution de l'interaction entre les parents et le pédiatre, alors que l'évolution est tout à fait favorable, mais que l'enfant nécessite toujours des soins lourds :

- Médecin-référent : Alors, vous avez des questions ?

- Maman : Oui, où en est notre fils ?

- *Médecin-référent : Ah, c'est une question très générale.*

- *Maman : On voudrait connaître les séquelles.*

- *Médecin-référent : C'est-à-dire ?*

- *Maman : Oui, une question qu'ils nous posent dans notre famille, c'est s'il y aura des séquelles de tout ça.*

- *Médecin-référent : Oui, c'est une question importante, sur le plan neurologique. Bon, je vous avais dit qu'il avait un peu saigné dans sa tête.*

- *Maman : Ah oui, vous nous aviez dit ça.*

- *Médecin-référent : Maintenant, c'est en train de se résorber un peu, mais ensuite, et bien comme tout est prématuré chez votre bébé, il faut qu'on regarde aussi s'il se développe bien au niveau de son cerveau. Pour ça, on va faire différents examens, des échographies etc. Je dirais que maintenant, les grosses séquelles, on peut les détecter avec les moyens qu'on a. Chez les anciens prématurés, on a plus de grosses séquelles graves et celle-là, on les repère, on peut prévenir les parents. C'est vrai qu'ensuite, les prématurés ont une acquisition qui peut se faire en retard par rapport aux autres enfants. Ils peuvent apprendre à marcher un peu plus tardivement, ils ont besoin d'être plus entourés, mais ça s'arrête là. Les séquelles graves, on peut les détecter ici, avec les moyens qu'on a. Quand il sera un peu plus grand, proche du terme et qu'il sera débarrassé de tous ses tuyaux, on fera aussi une IRM, c'est pour affiner le diagnostic, mais bon, on n'en est pas encore là. Mais déjà, pour le moment, on sait d'après les examens qu'il n'y a pas de… de lésions, on n'a pas trouvé de problèmes.*

- *Maman : Bon, ben c'est déjà ça, c'est important ça.*

Les parents sont donc reçus individuellement et entament une relation de face à face avec le médecin-référent qui peut presque leur sembler égalitaire. Ils peuvent poser toutes les questions qu'ils souhaitent, aussi graves soient-elles. Cependant derrière cette apparence de transparence les médecins ne livrent pas aux parents toute l'information médicale qu'ils ont en leur possession, ils la sélectionnent. Ce travail de sélection de l'information peut d'ailleurs être réalisé en amont de l'entretien, avec le reste de l'équipe médicale :

Lors d'un staff pendant lequel il a été décidé d'une IRM pour un enfant présentant des anomalies à l'échographie cérébrale :

- Médecin-référent : Je dois voir les parents cet après-midi, qu'est-ce que je fais ? Je dis quoi pour l'IRM ?

- PH : Tu vois en fonction de ce qu'ils te demandent. Mais bon, ce que tu peux dire, c'est que c'est une IRM que l'on fait systématiquement dans le cadre de la prématurité.

Les plus grandes tendances de l'évolution médicale sont donc transmises et explicitées aux parents, mais le contenu de l'information n'est pas forcément exhaustif. Ce qui est privilégié, c'est la cohérence de l'information : les parents doivent recevoir des informations concises et non pas le résultat de tous les examens au fur et à mesure avec les aléas et incertitudes qu'ils comportent. Le but est que le médecin-référent puisse transmettre un discours clair et fiable qui permette de gagner la confiance et d'accompagner le mieux possible les parents :

- On les [les parents] informe de façon la plus compréhensible sur la situation, mais on ne va pas dans les détails. Les parents n'ont d'ailleurs pas besoin des détails, ça risquerait au contraire de troubler l'adhésion qu'on cherche à avoir pour ensuite accompagner l'enfant dans les meilleures conditions (chef de service).

L'infirmière comme tuteur de la parentalité

L'infirmière transmet des informations beaucoup plus restreintes aux parents, elles sont surtout d'ordre paramédical : si l'enfant n'a pas été trop agité, s'il a bien digéré, etc. Mais il n'en reste pas moins qu'elle joue un rôle prépondérant dans l'encadrement. Il incombe à l'infirmière de présenter l'enfant à ses parents et par la suite elle est témoin de la construction de la relation entre parents et enfants. Après la première étape de familiarisation, l'infirmière repère les parents qui s'estiment prêts ou qui sont demandeurs pour participer aux soins de nursing. Un travail en duo s'organise :

- Pour faire les soins, ils nous voient faire et ensuite, s'ils se sentent capables de changer la couche par exemple, ils le font. Des fois, il faut les mettre un peu en confiance, leur dire qu'ils sont capables de le faire, mais on ne les force jamais (une jeune infirmière).

Par cette attention portée à la relation parents-enfants, l'infirmière s'impose comme *tuteur de la parentalité* : elle est l'acteur incontournable qui sert de « guide », ce qui lui vaut comme nous le verrons plus loin la reconnaissance des parents.

Parents : personnes dépendantes à soutenir

Par-delà les tensions qui peuvent exister dans le stress du quotidien entre les groupes professionnels, médecins et infirmières œuvrent chacun à leur manière autour d'une même ligne directrice en vers les parents. Chacun possède une connaissance différente des familles. Les pédiatres disposent d'informations médicales et aussi d'informations sur la famille, surtout lorsqu'ils sont les référents de celle-ci. Les infirmières connaissent bien les parents et les rapports qu'ils tissent avec leur enfant. Quand elles le jugent nécessaire, elles répercutent leurs informations soit auprès des médecins en leur signalant « *la maman veut te voir* » ou « *le papa ne vient plus* », soit auprès de la psychologue, « *cette maman, je la trouve vraiment très stressée, il faudrait peut-être que tu la voies* ». Enfin la psychologue, présente trois jours par semaine, prend régulièrement des nouvelles auprès des infirmières et se présente à tous les parents pour leur proposer une aide ou discuter quelques minutes avec eux.

L'ensemble de ces informations est centralisé lors d'un staff psychosocial qui regroupe les pédiatres, la psychologue, l'assistante sociale et les surveillantes. Le chef de service qui ne participe pas aux activités quotidiennes, joue plus un rôle de supervision. Cependant, sa présence témoigne de sa vigilance à la qualité de l'encadrement mis en place. Le pédiatre qui a été le plus présent dans le service au cours de la semaine reprend la liste de tous les enfants.

***Julien** [salle de réanimation]*

- Médecin : Son papa est venu hier pour la première fois. Ça va, il a eu un bon contact avec lui. Apparemment, il avait appris deux jours plutôt que sa femme était enceinte. Donc je pense que pour lui, c'était vraiment… Enfin, il était venu avec un ami ou son frère, je ne sais pas. Cela s'est plutôt bien passé.

***Kévin** [salle de réanimation]*

- Médecin : J'ai vu le papa, il est vraiment très très inquiet, c'est impressionnant.

- Psychologue : Oui, j'ai discuté avec lui. C'est vrai qu'il est vraiment dans l'angoisse. J'ai un peu discuté de leur histoire. Apparemment il aurait eu un enfant en bas âge qui serait décédé, mais avec sa première femme, mais je n'ai pas très bien compris.

***Salem** [soins intensifs]*

- Médecin : Les parents habitent le 93.

- Psychologue : Faudrait voir s'ils peuvent se déplacer parce que ça fait drôlement loin par transport en commun.

- Médecin : Oui, puis là, on ne peut pas envisager un transfert tout de suite.

Aucun problème médical n'est évoqué ici, les informations concernent la famille qui est analysée sous toutes ses facettes, dans son rapport à l'enfant, dans sa vie quotidienne, dans sa vie de couple. Il est implicitement défini que les parents doivent être régulièrement présents, arriver à entrer en contact avec l'enfant, chercher à s'en occuper en participant aux soins de nursing de base. Les professionnels ne se contentent pas de définir les obligations des parents, ils repèrent ceux qu'ils estiment « déviants », à savoir trop angoissés ou trop désengagés. Les extraits de la réunion en témoignent et cet exemple l'illustre bien :

Il s'agit de Benoît, enfant né à terme qui a fait un arrêt cardiaque à la naissance – dont nous avons déjà évoqué le cas plus haut. Sur le plan neurologique, il est très inquiétant.

Parallèlement, médecins, infirmières et psychologues s'interrogent sur le comportement des parents à J4.

***10h30**, discussion avec l'infirmière en charge de l'enfant.*

- Infirmière : Moi je trouve que la maman ne va pas bien du tout. J'en ai d'ailleurs discuté avec Y. [chef de clinique], il était d'accord avec moi. On trouve que la maman est très agressive, elle ne s'investit pas du tout, elle refuse de participer aux soins. Et puis au niveau du couple, c'est vrai qu'on peut se demander comment ça allait déjà avant, mais là en tout cas, c'est sûr que ça ne va pas fort.

12h, *staff psychosocial.*

- *Médecin-référent : Il y a vraiment des parents qui posent problème. C'est vrai qu'on a peut-être été trop pessimiste dès le début. Elle a un discours complètement inadapté, hier, quand je suis rentré dans la chambre, elle disait à son fils : « Alors tu es un légume ? Une carotte ou un poireau ? ». C'est assez surprenant.*

- *Psychologue : J'ai parlé avec la maman hier. Elle a dit que si cette histoire se finissait mal, elle quitterait la région et irait s'installer chez ses parents. Je pensais que c'était important d'avoir cette information.*

Plusieurs moyens sont ensuite disponibles pour répondre aux inquiétudes ou attentes des parents en détresse. Le médecin leur rend visite, les infirmières leur demandent si tout va bien, la secrétaire ne leur demande plus de remplir les formalités administratives, la psychologue va à leur rencontre. Tout est pensé et organisé pour que les parents soient encadrés et accompagnés le mieux possible dans cette douloureuse expérience.

La place que doivent occuper les parents dans le service est formellement définie. Ils doivent être présents et impliqués. En même temps, le rôle des parents possède aussi ses limites. Leur investissement ne peut pas conduire à une implication dans les orientations médicales. Si les parents sont presque élevés sur un pied d'égalité avec les professionnels en discutant de la pathologie de leur enfant, en participant de manière étroite aux soins de nursing, leur implication a des limites. Une série de mesures restrictives dans la participation à la prise en charge sont ainsi observables. Le dossier médical de l'enfant est rangé dans une pièce interdite d'accès au public. Les parents ne sont autorisés à rentrer dans le service que l'après-midi et toujours sous-condition de l'accord préalable du personnel. Si les parents sont trop exigeants, ils se voient rappelés à l'ordre par la surveillante ou sont vus en entretien par le médecin-référent.

Avant de regarder comment les parents réagissent à cet encadrement, intéressons-nous quand même à la place de l'enfant. En fait s'il est au cœur de toute cette histoire, il en est fait peu mention.

Dans les comptes rendus très formalisés des réunions des médecins, aucune rubrique ne laisse de place au comportement clinique de l'enfant. Au quotidien, peu de discussions ont trait à son confort. Même les infirmières font preuve de peu de préoccupations à l'égard de l'environnement médical de l'enfant en comparaison à son univers familial. L'enfant est appréhendé à la fois à travers sa pathologie, à travers son réseau familial, mais rarement à travers ses caractéristiques individuelles.

2. COMMENT LES PARENTS VIVENT CETTE EXPERIENCE OU FONT CORPS AVEC LE MONDE MEDICAL ?

Après s'être intéressé à la politique d'encadrement mise en place par le service, observons comment les parents réagissent, se familiarisent avec cet univers qui leur est complètement étranger. Les premiers pas des parents dans le service sont des moments particulièrement dramatiques. Racontant ces premiers instants, peu d'entre eux ont réussi à retenir leurs larmes. Ils sont impressionnés par le contexte médico-technique dans lequel ils doivent établir les premiers contacts avec leur enfant et parviennent difficilement à faire abstraction de cet univers médical, d'autant que le bruit des alarmes retentit sans cesse :

- Pour moi, ce n'était pas un bébé, je ne le voyais même pas mon fils. Quand j'y allais, ce que je ressortais de tout ça, c'était les machines, la couveuse, le monde qu'il y avait autour, les bips bips. Mon fils, en tant que personne, j'avais du mal à le voir (C1.9).

Les parents sont également très marqués par l'aspect physique de leur enfant :

- Et c'est vrai que là, quand je l'ai vu [souffle], ça ne ressemblait pas à un bébé. Elle avait des tas de tuyaux, on voyait à travers, elle n'avait pas de muscles, il n'y avait rien, rien, rien (pleurs). D'ailleurs à un moment, j'ai eu envie de tout débrancher (D6.7).

Il est vrai qu'une partie des parents a pu être préparée au transfert de l'enfant en réanimation néonatale. Les mères qui sont hospitalisées dans les services de « grossesses à hauts risques » reçoivent généralement la visite d'un pédiatre qui leur explique dans quelles conditions doit se dérouler la naissance. Certains parents ont même eu l'occasion de visiter le service. Cependant aucune distinction n'a été opérée entre ces parents tellement l'expérience demeure, de toutes façons, exceptionnelle. Ainsi le premier enfant de cette maman a été hospitalisé dans le service de réanimation néonatale du service A. Trois ans après elle donne naissance à un autre enfant qui sera lui aussi hospitalisé dans ce service :

> - *C'est toujours un choc. C'est quand même très dur. On n'imagine jamais un bébé comme ça. Il faut se rendre à l'évidence. Je ne sais pas ce qu'en pensent les autres parents, mais c'est lourd quand on voit un bébé qui a un truc dans le nez, un truc dans le bras. Il est perfusé de partout, avec des bips, bips, partout. Même dans le pire des cauchemars, ce n'est pas ce qu'on imagine. Donc c'est toujours un choc de toute façon. C'est toujours un choc je dirais de voir cet environnement de réanimation, alors en plus sur votre bébé, je dirais que ça fait beaucoup de choses quoi (D7.4).*

La préparation à l'hospitalisation de l'enfant n'est pas structurante pour l'expérience des parents. L'angoisse prédomine à un degré tel que les parents ne s'en défont pas véritablement. Quand l'état de l'enfant n'inspire plus d'inquiétude, même quand il est sorti du service, les parents se souviennent douloureusement de cette période, comme pour cette maman qui se rappelle deux ans après :

> - *J'ai toutes les images. C'est pour ça quand je vous raconte tout ça, je ferme les yeux, je revois, j'ai encore ces images. C'est terrible (S2.3).*

Dans ce contexte anxiogène regardons comment les parents parviennent à s'adapter et faire face à l'hospitalisation parfois prolongée de leur enfant.

Des repères médicaux

En même temps que les médecins informent les parents des complications possibles, ils leur donnent des repères en détaillant les étapes de la réanimation :

> - *On nous a parlé du risque d'hémorragie cérébrale vraiment très très élevé, sachant que la difficulté, c'est qu'ils évitaient au maximum les manipulations parce qu'ils nous avaient expliqué que toute manipulation pouvait causer des dégâts, donc c'était un petit peu*

délicat. Ensuite, ils nous ont expliqué les étapes. Les 24 premières heures, ils observent un petit peu ce qui se passe. Après, c'est les 24-48 heures, les 5 premiers jours. Ils ont un peu visiblement des barèmes d'observations. Et… donc on avait des repères à ce niveau-là (D1.9).

Un certain nombre de familles sollicite très régulièrement le médecin de garde pour avoir le maximum d'informations récentes. Le médecin-référent attribué à chaque couple de parents devient l'expert médical en même temps qu'un guide pendant toute la durée de l'hospitalisation, notamment quand des tensions apparaissent avec le personnel hospitalier, comme le montre l'exemple ci-dessous :

- Maman : Je voulais savoir quand est-ce que je pourrais prendre ma fille dans les bras. On m'a dit qu'il fallait qu'on attende qu'elle soit stable sur le plan respiratoire. Mais ça veut dire quoi ?

- Médecin-référent : Cela veut dire qu'il ne faut pas qu'elle désature tout le temps. Mais s'il y a une infirmière qui a du temps et avec qui vous voyez qu'il y a un bon contact relationnel, vous pouvez lui demander.

- Maman : Mais je demande tous les jours ! Surtout que là, elle ne bradycarde plus. Il faut forcément qu'elle soit extubée pour que je puisse la prendre dans mes bras ?

- Médecin-référent : Non, non. Surtout qu'en général, ils aiment bien.

- Maman : Mais c'est pour ça que je demande ! C'est pour elle. Parce que je me doute bien. A chaque fois je demande et personne ne veut me la donner.

- Médecin-référent : Personne ne se sent assez sûr pour vous la mettre dans vos bras. Pour faire ça, il faut que ça aille dans les deux sens. Il faut que l'infirmière soit en confiance et que vous aussi, ce jour-là, vous soyez prête parce que sinon, ça ne peut pas marcher.

- Maman : Mais moi, je me sens capable là. Au début non, parce qu'elle était tellement petite et tout. Mais maintenant, cela ne me fait plus peur.

- Médecin-référent : Oui, on peut éventuellement en parler, voir ce qu'on peut faire.

[Silence]

- Papa : Bon, sinon, il n'y a pas de problèmes particuliers. Elle prend du poids ?

- Médecin-référent : Oui oui.

- *Papa : Sinon, il y a eu un encéphalogramme le 19/06 ?*

- *Médecin-référent : Normal.*

- *Papa : Et, elle a eu une écho le 26, non ? Ce n'était pas elle ?*

- *Médecin-référent : Elle a eu une écho le lundi… Ah oui ! Lundi, c'était le 26. Elle était normale. Donc il n'y a pas de problème. Ça va.*

- *Maman : Bon sinon, on a eu un petit incident le week-end dernier.*

- *Médecin-référent : Oui, on m'en a touché deux mots, mais dites-moi ce qui s'est passé.*

- *Papa : L'infirmière, on aurait dit une infirmière des années 50. Elle s'est comportée comme si elle avait eu affaire à un morceau de viande. Elle ne savait pas son prénom. Elle croyait que c'était un garçon.*

- *Maman : Oui, puis vraiment, elle n'était pas douce. Léa était complètement stressée. Elle n'arrêtait pas de faire des bradycardies.*

- *Papa : Et puis à un moment, elle était toute grise. Alors on lui dit « mais ça ne va pas là, elle est toute grise, qu'est-ce qui se passe ! ». Finalement, elle s'aperçoit que c'est le tuyau d'oxygène qui avait été débranché. Nous, on a toujours eu confiance en vous. On a toujours trouvé que ce que vous faisiez, c'était super. On n'a vraiment jamais eu de problème. Mais bon là, cette infirmière, vraiment, ça nous a fait du mal !*

Cet entretien montre bien la bonne adaptation des parents. Ils sont très investis, abordent tour à tour les différents registres médicaux et semblent à l'aise avec les terminologies, ils cherchent véritablement à contrôler le déroulement de la prise en charge. Dans ce contexte, le médecin-référent est le guide, l'expert, le juge. Celui-ci communique avec les parents sur ce même registre médico-technique, en essayant de combler leurs inquiétudes, sans chercher à les évincer du domaine médical. Enfin, le médecin-référent désamorce les tensions et tente de recréer un climat de confiance avec les parents qui ont été particulièrement déstabilisés par l'intervention d'une infirmière.

Toutes les familles n'accordent pas une égale importance aux informations qui peuvent être transmises par les médecins. Certaines se contentent des nouvelles données au jour le jour par les infirmières. Cependant, les parents choisissent unanimement de se réfugier dans une bulle – l'unité de réanimation – où seuls quelques intimes sont autorisés occasionnellement à y pénétrer. Pour faire face à la situation d'incertitude, les parents préfèrent se replier sur le service, s'investir dans la prise en charge sans être perturbés par des éléments extérieurs. Même à l'intérieur du service, les contacts entre parents sont très limités :

> - *Ils ont aménagé une salle pour les parents. Mais vous savez, vous vous retrouvez là-dedans avec d'autres parents, vous n'avez pas envie de boire le thé. Chacun est dans son coin en train de réfléchir à ce qui est en train de se passer. Vous avez des parents qui pleurent, d'autres qui sont un peu plus détendus, vous n'échangez pas sur les enfants et puis les pathologies des enfants ne sont pas forcément celles des vôtres (D5.6).*

Adaptation à l'univers technique

A l'intérieur de cette bulle qui les rapproche du monde de la réanimation, les parents ne se contentent pas de recevoir des informations médicales, ils cherchent dans l'univers immédiat les éléments qui pourraient les renseigner sur la bonne évolution de leur enfant :

> - *Je regarde tout dans les feuilles, dans l'ordre, d'abord le poids et l'alimentation, si ça augmente en quantité ou pas et puis surtout les bradycardies. Comment il réagit par rapport à ses diminutions du rythme cardiaque ? Savoir s'il a bien supporté tout. La respiration, la digestion, parce que ça peut être dû à ça. Et puis je regarde aussi s'il y a des médicaments, des petites choses comme ça aussi. La dernière fois j'ai vu qu'il y avait un antibiotique, mais les infirmières l'expliquent très bien aussi. Les feuilles sont déposées. Ce n'est pas du tout quelque chose qui est caché bien au contraire (C7.7).*

Les parents possèdent tous une relativement bonne connaissance du fonctionnement des machines : « *A force de les voir fonctionner, il y a des choses qu'on finit par comprendre* ». Et cela d'autant plus que les infirmières n'hésitent pas à réitérer les explications. Les parents acquièrent ainsi une certaine marge d'autonomie et sont capables de décrypter certains changements. Ils peuvent alors confronter les informations transmises avec ce qu'ils observent et demander éventuellement des précisions en fonction :

- Maman : Il y en a qui doivent fonctionner différemment, qui ne regardent pas les feuilles et les prescriptions, nous on regarde tout.

- Papa : il y a ce qu'on entend et il y a ce qu'on voit ou ce qu'on essaie de voir. Ça nous permet de voir concrètement son évolution, en dehors de ce qu'on peut nous dire. Voir que son apport en oxygène est passé de 100 % à 21 %, c'est une bonne évolution. Et puis si le lendemain, on voit qu'elle est au-dessus de 21 %, on va demander pourquoi. On va se poser la question (D4.6).

La confrontation de ces deux réseaux d'informations donne une parfaite visibilité de la situation. Cooptés et fortement socialisés au service, les parents bénéficient tous d'une certaine autonomie dans leur récolte d'information.

Un encadrement coercitif : ressource ou contrainte pour les parents ?

Il arrive qu'à force de temps passé dans le service, les parents ne se contentent plus seulement de suivre les évolutions médicales, mais cherchent à superviser la qualité de la prise en charge de l'enfant et en signalent les dysfonctionnements :

- C'est vrai qu'à la fin, parce qu'ils sont restés très longtemps avec des machines, je dirais même que c'était presque un peu, je vais dire gênant, mais on savait tellement bien comment fonctionnaient les machines que dès qu'y avait un petit truc qui n'allait pas, on finissait par le signaler aux infirmiers. C'était gênant parce qu'à la fin, il y avait inévitablement des tensions, quand ça fait ¼ d'heure que le taux de saturation n'est pas bon, même si on essaie de se retenir, on est obligé de le signaler. Et puis quand vous le faites et qu'on ne vous écoute pas, la tension augmente. La dernière fois, j'ai vraiment failli me fâcher (D1.15).

De même à force de manipuler les informations médicales, les parents deviennent à l'aise dans ce domaine et posent des questions plus précises. Nous avions relaté plus haut l'exemple d'un entretien entre les parents et le médecin-référent au début de l'hospitalisation puis à quelques semaines. Alors qu'au départ les questions portaient sur l'enfant et son bien-être, nous pouvons remarquer qu'elles deviennent par la suite plus précises et plus médicales, ce que confirme la maman dans un entretien ultérieur :

- *Au bout d'un moment, quand on la voyait [médecin-référent], on ne posait plus les mêmes questions. On a su ce qu'on voulait savoir, où est-ce qu'en était notre fils, est-ce qu'il évoluait bien, s'il y avait des choses qui se répandaient dans le crâne, si les poumons grandissaient bien, s'il avait besoin d'un traitement spécial. Et non, franchement, ce n'était pas le même dialogue. Heureusement, depuis le temps quand même.*

- *Vous posiez d'autres types de questions ?*

- *D'autres questions inquiétantes je dirais... Profondes, parce qu'on voulait savoir où est-ce qu'en était notre fils exactement (D9.11).*

Les parents peuvent aussi élaborer différents stratagèmes pour lever les limitations des informations transmises :

- *Ce que je préfère, c'est qu'elle [l'infirmière] me raconte ce qui s'est passé le matin et depuis quelques jours. Avant il fallait que j'aille chercher l'infirmière pour qu'elle me dise si ça allait. Maintenant, j'attends qu'elle vienne et je veux qu'elle me raconte ce qui s'est passé la nuit. Parce qu'en fait, comme ça on en sait plus, on apprend plus de choses. Parce que quand il n'avait plus qu'un tuyau dans la narine, je ne savais pas que c'était parce que de temps en temps son cœur s'arrêtait de battre. On n'y pense pas. Moi, je ne sais pas quoi poser comme questions (D2.19).*

En laissant les professionnels parler, les parents acquièrent une importante quantité d'informations qui leur permet de mieux cerner les risques et ensuite orienter les questions à poser.

Les parents sont cooptés à un univers médical et l'acquisition de cette expertise profane est à double tranchant : en même temps qu'elle assure l'intégration des parents, elle fait naître chez eux une assurance dans la prise en charge qui peut contraindre les professionnels. C'est à ce moment-là que des tensions, même si elles restent limitées, apparaissent entre les parents et l'équipe de réanimation et un jeu de négociations s'installe. Nous avons déjà esquissé les moyens dont disposent les professionnels pour maintenir les parents dans leur rôle prescrit. Les parents savent que leur implication dans la prise en charge a des limites, la division du travail leur est rappelée :

- J'étais allée voir Arthur et il y avait quelque chose que je ne comprenais pas et donc j'avais été voir une infirmière. Et elle m'avait dit : « laissez ces feuilles. Occupez-vous de votre bébé ! ». C'est dit gentiment, ce n'était pas un ton péremptoire. Non, c'est très gentil, mais ça veut tout dire (D7.7).

Il est vrai qu'outre les moyens coercitifs du service, les parents se sentent de toute façon obligés de se maintenir à leur rôle prescrit ; ainsi en même temps qu'ils apprécient la qualité de l'encadrement, ils soulignent son caractère coercitif :

- J'étais un peu déçue qu'ils ne m'écoutent pas quand je leur signalais des choses. C'est vrai que je n'ai jamais voulu me fâcher avec le personnel, enfin les infirmières, parce que je suis là une partie de la journée et je n'avais pas envie que ça se répercute sur les enfants, qu'elle s'en occupe moins bien (D1.8).

Freinés dans leur marge d'action, les parents ne gardent pas pour autant de rancune à l'égard du service. Ils comprennent et acceptent ces frictions et préfèrent dresser une analyse de la situation empreinte de tolérance et de reconnaissance, comme l'illustrent les réflexions de cette maman dont les enfants sont hospitalisés depuis 4 mois dans le service :

- On admirait énormément tout ce qui était fait par le personnel, mais plus le temps passe et plus on voit les choses différemment, on s'aperçoit que tout n'est pas parfait... Au début, ça peut donner l'impression d'être la perfection ce service. Peut-être aussi, on attendait vraiment tellement d'eux et on voyait que ça marchait et puis on voyait que c'était spectaculaire tout ce qu'ils avaient fait avec les bébés. On était un peu admiratif devant tout ce qu'ils faisaient. Et puis finalement, on s'aperçoit que... Il est toujours possible d'améliorer les choses, y compris dans ce service où on avait l'impression que tout était très bien. Peut-être qu'avec le temps on devient un peu plus exigeant et je pense aussi que les infirmiers au début sont différents avec les parents. Peut-être parce que les enfants étaient très mal au début (D1.16).

Les tensions qui apparaissent ne sont pas générées par un désaccord entre professionnels et familles, mais par un trop grand investissement des familles dans leur rôle. Un engagement est une obligation socialisante. Dans ce service les parents s'engagent, font corps avec l'univers hospitalier et malgré les heurts, leur expérience est très positive.

La qualité de cet encadrement est appréciée, louée par l'ensemble des parents. Les propos de cette maman traduisent bien le fait que la confiance dans le service n'est pas uniquement liée aux échanges fréquents autour des dernières évolutions médicales de l'enfant, mais plus la conséquence de l'attitude des professionnels :

- Chaque fois qu'il se passe quelque chose, d'abord on est tenu au courant 24h/24 par l'équipe de néonat, dès qu'on arrive et puis les feuilles sont exposées donc ça c'est super. Et puis dès que vous arrivez, il y a une infirmière qui vient pour vous dire comment va le bébé, il y a une présence tout de suite. Il y a une prise en charge des parents. Autant des parents que du bébé. Moi en tout cas, en ce qui me concerne, j'avais une entière confiance (D8.13).

Plus que leurs qualités professionnelles, ce sont les qualités humaines du personnel qui sont systématiquement soulignées au cours des entretiens :

- Ça pouvait être très informel. Je ne sais pas. Je vais vous donner un exemple. Au moment où sur le plan respiratoire ça allait au plus mal, il y a eu un jour où c'était Christophe l'infirmier qui s'occupait de Nils, il l'a aspiré et il s'est mis à désaturer, il est devenu gris Nils. Je suis partie. J'ai dit « je ne peux pas voir ça ». Je n'avais pas le courage de voir ça quoi. Tout de suite, Laurence qui s'occupait de lui la journée, qui était peut-être à la limite sur le point de partir, elle a eu des mots réconfortants. Elle ne pouvait pas me dire des choses qui n'étaient pas vraies et elle ne pouvait pas me dire « mais si ça va ». Parce que ce n'était pas vrai, ça n'allait pas. Je ne pourrais même pas dire les mots qu'elle m'a dits, mais bon, ça m'a réconfortée (C1.23).

Il est vrai que le mode d'accueil des parents contribue à augmenter le stress : le discours n'est pas rassurant, il est impossible de faire abstraction de l'univers médico-technique. Les parents rencontrent parfois beaucoup de difficultés à établir des relations avec l'enfant qu'ils connaissent à peine. Dans ce contexte, les infirmières, en raison de leur attention constante portée à la relation parents-enfants, ont droit indubitablement à une très grande reconnaissance :

- C'est vrai que l'infirmière permet de faire en sorte qu'il y ait des échanges un peu plus entre nous, du relationnel avec notre fille. Elle nous incite à parler, parce qu'il y a des gens qui pourraient se dire « parler avec une couveuse ... ». Vous voyez, un peu stupide quoi. Mais elle insiste vraiment au dialogue avec le bébé pour installer une relation parent-enfant, elle nous dit « il faut attendre qu'il reconnaisse votre voix » (D8.16).

Si le passage de leur enfant en réanimation néonatale est une expérience profondément marquante et douloureuse, celle-ci est atténuée par le soutien dont les parents ont bénéficié. Ils gardent une profonde estime des médecins et infirmières qui les ont entourés durant cette épreuve. Intéressons-nous à ce qu'il advient lorsque malheureusement la trajectoire de l'enfant se complique et prend une tournure tragique.

3. PREPARER A L'INELUCTABILITE DE LA MORT

Si les parents n'interviennent pas directement dans le processus décisionnel, il est possible que certaines de leurs attitudes ou réactions en affectent le déroulement. En étudiant les relations particulières qui se nouent entre médecins, infirmières et parents dans cette période critique, nous verrons successivement (1) comment les professionnels préparent les parents à l'inéluctabilité de la mort (2) comment ils en viennent à annoncer le décès à venir de l'enfant et (3) comment les parents réagissent à cette annonce.

Construction d'un contexte de non-choix

Quand l'enfant s'installe dans une situation critique, les professionnels doivent dans un premier temps réajuster les attentes des parents. Ici, les médecins sont très pessimistes pour Mohamed, enfant né à terme présentant une souffrance fœtale aiguë ; ils annoncent d'emblée aux parents qu'ils sont très inquiets pour la vie du bébé :

Les parents entrent pour la première fois dans la chambre de leur enfant. D'origine africaine, ils parlent le français avec difficulté et sont d'un faible niveau social. Infirmières et médecins leurs transmettent les informations de manière très didactique :

- Infirmière : Je vais un peu vous dire ce qu'il a sur lui. Sur le poignet, il a un brassard pour prendre sa tension. Dans son nez, il a un petit tuyau qui descend dans ses poumons.

- Père : Mais il respire alors ?

- Infirmière : Oui, il respire ! Vous voyez bien (elle montre le thorax qui se soulève). Il a une sonde rectale, il a des électrodes sur la tête, c'est pour regarder l'activité de son cerveau et c'est enregistré dans cette machine. Cela ne lui fait pas mal, ce sont des électrodes comme il a sur le corps. Il a les pieds et les mains attachés afin qu'il n'arrache pas tout. Et puis, il a une sonde gastrique, un tuyau qui va dans son estomac, ça permet de le nourrir.

- Père : Il prend du lait ?

- Infirmière : Oui, on lui donne un peu de lait.

- Le chef de clinique arrive.

- Chef de clinique : Voilà, c'est un peu ce que je vous disais tout à l'heure. Là, il est assez stable au niveau de sa respiration et de sa tension.

- Père : Il peut survivre alors ?

- Chef de clinique : Il faut voir. Là il ne peut pas manger, il ne peut pas respirer parce que c'est son cerveau qui est abîmé. Un cerveau, c'est une structure importante. Cela ne se reconstruit pas. Et là, il fait des mouvements anormaux, vous voyez comment il bouge ? Ce n'est pas normal ça. Normalement il ne devrait pas bouger aussi vite.

- Père : Oui, mais nous, on garde espoir.

- Chef de clinique : Je vous dis, on est très pessimiste. On verra. Bon, on vous laisse un peu seuls.

Les parents sont informés dès le départ de la forte probabilité que l'enfant a de ne pas survivre. Son comportement paraît pathologique, même pour le plus profane d'entre nous : il est très pâle, amorphe, a perdu le réflexe de succion. Les parents qui découvrent leur enfant sous ses tubes ne veulent pas croire en la fatalité de la situation. Ils s'accrochent à quelques éléments pour se rassurer : l'enfant reçoit du lait, son thorax se soulève. Alors que le chef de clinique insiste sur les dommages irrémédiables causés au cerveau, ils semblent ne pas saisir ce que cela implique et par delà cette mécompréhension, le pédiatre continue de fermer les options possibles.

Pour les pédiatres, le compromis à réaliser est délicat : ils doivent élaborer un contexte dramatique préparant au décès, tout en rendant néanmoins possible l'attachement des parents à l'enfant ou tout du moins en évitant la fuite ou la démission de ces derniers. Nous avons plus haut rapporté l'exemple de la maman de Benoît dont les médecins considéraient que ses propos n'étaient pas appropriés à la situation parce qu'elle traitait son enfant de légume. Dans un entretien à part, le médecin-référent commente la situation :

- Dès le départ, on a été très pessimiste. Les parents ont dit : « mais pourquoi vous attendez ». Alors que si on leur avait dit : « on n'est pas encore sûr, on attend de voir », les parents n'auraient pas eu ce mur noir fermé devant eux. Je dis ça pour expliquer les réactions négatives de la mère. Le fait qu'elle prenne son bébé dans les bras en disant que c'est un légume. C'était une attitude provocatrice, mais en disant ça, elle se faisait du mal à elle-même et elle se reprochera peut-être de l'avoir dit. Ma conviction, c'est que tout se passe mieux quand les parents ont l'impression d'avoir tout fait pour lui. Le point important, c'est que les parents n'aient pas de sentiment de culpabilité.

Il est important que les parents parviennent à « faire le deuil » et cela passe par un investissement préalable auprès de l'enfant. Aussi, quand la trajectoire d'un enfant est étiquetée comme inquiétante, l'encadrement se resserre pour accompagner et soutenir les parents.

Deux modèles d'annonce qui verrouillent la décision

Au fur et à mesure que la situation se précise, le médecin-référent peut par petite touche fermer de plus en plus d'issues possibles en révélant les « mauvais » résultats des examens, le plus souvent en citant l'IRM pathologique qui est l'examen clé du pronostic, ou encore en insistant sur l'inquiétude générale de l'équipe médicale. Après s'être réunis dans les instances de décision identifiées, sans en informer les parents, le médecin-référent annonce l'issue fatale tant redoutée par les parents.

Cette annonce, nous l'avons classée en deux catégories, celles de la « mort naturelle » et celle du « modèle de l'accompagnement ». En poursuivant le modèle de la « mort naturelle », les médecins annoncent aux parents que les séquelles de l'enfant sont telles qu'il ne pourra pas survivre et qu'il va décéder prochainement. Ainsi Benoît, enfant né à terme qui a fait un arrêt cardiaque à quelques minutes :

- On a fait une première IRM le mercredi. On voyait des choses, mais l'IRM n'était pas de bonne qualité, donc on en a refait une le vendredi et les parents souffraient énormément. Hier on a vu avec l'IRM qu'il y avait des problèmes au niveau des fonctions vitales, donc on leur a dit qu'il y aurait des séquelles très graves, avec des problèmes moteurs et qu'en fonction du diagnostic clinique, on pouvait penser qu'il y aurait des problèmes au niveau du quotient intellectuel. Donc je leur ai dit qu'on avait pris la décision de faire l'accompagnement. Ils m'ont demandé comment on faisait et je leur ai dit que s'il faisait des crises, on ne ferait rien.

Les pédiatres cachent le fait qu'un acte médical entraînera le décès ; ils laissent entendre que les crises, jusqu'ici absentes, ou encore l'état précaire de l'enfant provoqueront « naturellement » le décès.

Selon le modèle de « l'accompagnement », les pédiatres annoncent qu'ils sont au bout du traitement, que les résultats des examens montrent que les problèmes neurologiques sont tels qu'il n'y a plus rien à faire et qu'il vaut mieux « laisser l'enfant partir » ou le « laisser s'endormir » :

- Je leur ai dit qu'en fonction des résultats de l'IRM, on verrait. Je leur ai dit que la vie de leur enfant serait pauvre, qu'il n'y aurait probablement pas de retour à la maison possible, que de toute façon il mourrait dans les prochains mois ou années et qu'il était resté en vie grâce à une réanimation très active et que cette réanimation, on se devait aussi de la suspendre.

- Les parents à ce moment-là m'ont demandé si on allait lui donner des médicaments ou lui faire une perfusion. J'ai dit oui. C'est dur, ils pleurent souvent.

Dans ce type d'annonce, même si les mots ne sont pas explicites, le processus décisionnel à moitié dévoilé, les parents ont connaissance du recours à l'acte médical.

Nous avons opéré une distinction entre ces deux types d'annonces parce qu'ils n'offrent pas la même transparence sur la mort à venir de l'enfant. Dans le modèle de la « mort naturelle », le médecin ne dit pas qu'un acte médical entraînera la mort, alors que cela est précisé dans le « modèle de l'accompagnement », même si c'est à mot couvert. Les médecins n'établissent pas eux-mêmes cette distinction formelle que nous avons introduite entre deux modes d'annonces, mais ils reconnaissent différentes manières d'informer, de dire la vérité :

> - *Pendant longtemps, on se cachait derrière les malaises. C'est le discours classique qu'il faut continuer à donner quand on n'est pas à l'aise, quand on est jeune chef de clinique par exemple. Moi, je ne me sens plus de mentir. Je leur dis qu'on va lui donner un médicament qui va accélérer son vieillissement. J'essaie de trouver des mots qui ne sont pas violents, mais explicites (médecin senior).*

Cependant ces deux modèles se caractérisent par une sélection de l'information : le médecin ne dit pas aux parents que l'on pourrait encore prolonger le traitement et ne présente pas de manière détaillée les séquelles futures. Avec l'émergence de la notion de consentement éclairé, l'annonce sur le modèle de l'accompagnement est valorisée car l'information transmise est plus exhaustive – mais loin d'être totale. Ce sont le plus souvent les médecins les plus expérimentés qui suivent le « modèle de l'accompagnement ». En tant que médecin, annoncer à des parents la mort à venir de leur enfant est tellement difficile, que les moins expérimentés préfèrent suivre le type d'annonce qui suscite peu de questions et garantit une bonne coopération. Le choix de ces deux modèles d'annonces dépend aussi de l'attitude des parents. Quand les parents veulent que l'enfant vive à tout prix, les médecins utilisent le modèle de la mort naturelle, ils s'assurent ainsi de l'adhésion des parents et des éventuels recours juridiques après le décès.

Mais quel que soit le modèle emprunté, l'annonce de la mort à venir est formulée de façon univoque par les médecins, pour ne pas susciter de remise en cause. Le médecin-référent doit toujours rester maître de la situation, il ne doit jamais se laisser déborder par la situation :

- Je pense que T et moi [le PH et le PU-PH], on est peut-être un peu plus posé. On sait davantage mettre les limites quand il y a des débordements de l'angoisse parentale. C'est peut-être lié à notre expérience ou est-ce que c'est le caractère, je n'en sais rien. De toute façon, c'est le système qui veut que chacun se partage le travail. On ne peut pas toujours demander aux vieux de faire ce travail. Ça fait partie du travail du médecin de faire face à ces situations difficiles.

- Que voulez-vous dire par « gérer les débordements d'angoisses parentales » ?

- Je ne sais pas. Ce n'est pas toujours... Non, ce que je voulais dire, c'est que de temps en temps, les parents ont des questions, un comportement qui a tendance à aller un peu dans tous les sens. Le fait d'essayer de tout recadrer, de tout recentrer, d'expliquer calmement, ça permet de recadrer plus (médecin senior).

Aussi bien dans le quotidien de l'interaction que face à une situation de crise, l'encadrement est construit et structuré.

Cheminement d'une longue expérience ou bien volonté de garder le contrôle sur l'ensemble des trajectoires ? Toujours est-il que rares sont les parents qui n'ont pas voulu consentir à la décision. Néanmoins, il en est certains qui refusent l'idée d'arrêter la vie ou qui demandent à ce que le médecin « fasse tout » pour sauver l'enfant. Dans ces situations de désaccord, les pédiatres du service choisissent d'imposer leur décision, quitte à employer des moyens détournés :

Le petit Youssouf, prématuré de 30 semaines, présente d'importantes complications neurologiques ; à J6 se tient une réunion pour décider de la conduite à adopter.

- Médecin senior : Il a une HIV grade IV plus un infarctus. Donc pour nous, le pronostic, c'est catastrophique. Donc en théorie, on aboutit à un arrêt de vie dans ces situations classiques. Le problème, c'est que les parents sont Pakistanais et ils sont sur une autre planète. Ils ne sont pas prêts à admettre qu'on baisse les bras, et font une demande un peu délirante qui est de l'envoyer aux USA, de lui faire un lavage.

A l'issue de la réunion il est alors décidé d'un arrêt de réanimation et l'annonce aux parents se fera sur le modèle de la mort naturelle :

- Chef de service : Le problème c'est que là, on ne peut pas tenir

l'attitude d'aller vers plus de transparence et d'expliquer les médicaments de fin de vie.

- Interne (Tunisienne, musulmane) : Je pense que ce n'est pas parce qu'ils sont croyants qu'ils réagissent comme ça, mais c'est parce qu'ils sont ignorants. Et si on leur dit ce qui va se passer, ils vont avoir l'impression de prendre la décision. Excusez-moi, je suis un peu émue là.

Le chef de service lui prend le bras et lui dit de continuer.

- Si l'équipe soignante a le courage d'arrêter la vie, il faut aller jusqu'au bout.

- Médecin senior : Je suis d'accord avec la position d'Elisa parce que c'est vrai qu'il faut un accord tacite. On va en France vers un accord tacite qui sera de faire signer par les parents, ce qui va beaucoup changer la relation médecin-malade. Mais si l'équipe évolue comme ça, je crois qu'il faut plus réfléchir sur les modalités du décès, plutôt que de se torturer l'esprit. Au fond, notre ancien modèle paternaliste avait du bon.

- Chef de service : Oui, je pense que d'essayer de les convaincre, c'est plus leur faire du mal qu'autre chose.

- Médecin senior : Donc vous êtes d'accord pour augmenter les sédatifs et qu'on ne prolonge pas l'agonie de cet enfant ?

Après la réunion, un des chefs de clinique ira discuter avec la famille. Il montre les imageries médicales et explique en quoi elles sont catastrophiques. Le père accuse le coup, prend conscience de la gravité des séquelles neurologiques et accepte l'idée d'un décès.

Adopter le modèle de la « mort naturelle », revoir plusieurs fois les parents pour leur parler et les convaincre, sont de puissants moyens de s'assurer de leur adhésion à la décision.

Le consentement à la décision ou le retrait du processus décisionnel

Regardons comment l'annonce est perçue chez les parents en fonction de ces deux modèles. Dans l'annonce selon le modèle « de la mort naturelle », le discours des médecins n'appelle bien entendu à aucune réaction des parents, puisqu'on leur annonce que l'état de l'enfant est désespéré et qu'il va décéder de ses séquelles. Un an plus tard, j'ai retrouvé la maman de Camille et sa sœur jumelle, elle raconte ses souvenirs :

- *Ils nous ont appelés pour nous dire que ça n'allait pas, qu'elle avait eu des gros malaises pendant la nuit et que là, c'était la fin. Alors on est arrivé aussitôt et puis effectivement, elle était en train de partir (C8.18).*

La mère de Camille n'éprouve aucun doute sur le fait que le décès de sa fille est lié à une mort naturelle. A la question de savoir si elle aurait pu envisager une décision d'arrêt de vie, elle répond :

- *Je ne crois pas non. Je crois que même si elle avait été lourdement handicapée, je crois que je l'aurais gardée avec moi, il aurait fallu s'arranger, mais elle serait restée ici, avec sa sœur [dit-elle en promenant ses yeux tout autour de la pièce].*

En revanche, certains parents informés par ce même modèle de la « mort naturelle » se posent des questions. S'ils n'ont pas abordé le sujet avec le médecin, les parents ont repensé à ce qui s'était passé dans le service ; ils ont réinterprété les mots des médecins, recoupé leurs informations avec leurs conjoints et remettent en cause ce qui leur a été dit. Le doute au sujet d'un éventuel arrêt de réanimation sans avoir été consultés laisse aux parents une réaction amère. Ici la maman encore sous sédatif à la suite de l'accouchement n'a pas pu participer aux discussions avec les médecins concernant l'arrêt de réanimation, elle en garde un vif regret :

- *Ils se sont adressés à mon mari et pas à moi alors que je suis concernée ! Un enfant, on le fait à deux. On est un couple. C'est sûr, j'étais sous le choc et tout ça, mais moi, j'aurais voulu la voir, avant qu'elle s'éteigne, lui montrer que j'étais là. Parce que pour moi, c'est ça que je n'arrive pas à digérer (C3.16).*

Ce que cette maman reproche aux médecins, ce n'est pas d'avoir arrêté la réanimation de sa fille, mais de ne pas lui avoir permis de suivre le processus décisionnel et d'accompagner sa fille jusqu'au dernier instant. Deux ans après, elle a beaucoup de mal à accepter ce qui s'est passé « *je n'arrive pas à digérer* ». Parce que des doutes se font jour suite à ce modèle d'annonce, deux couples de parents interrogés ont vraiment eu l'impression d'avoir été écartés de la décision et le vivent très mal.

Dans le modèle de « l'accompagnement », les parents ont le sentiment d'avoir été bien informés, de manière claire et suffisamment exhaustive. Et finalement l'annonce suscite peu de réactions et critiques. Nous avions relaté plus haut le cas de Victor, un grand prématuré dont l'état ne se stabilisait pas, sa maman raconte :

> - *On nous a dit qu'il n'y avait rien à faire, qu'il n'y avait pas d'espoir. Que ça ne servait à rien de continuer. Le discours a été assez clair. C'était assez précis, il ne laissait pas de part au doute (C5.14).*

Il est rare que les parents profitent de cette brèche dans le discours des médecins pour participer à la décision. Seuls deux couples de parents et en particulier les parents du petit Nils ont vraiment souhaité s'impliquer dans la décision d'arrêt de vie, une fois que les médecins les avaient avertis des séquelles :

> - *Le médecin-référent nous a expliqué. Il nous a ré-expliqué ce qui c'était passé, ce qu'ils avaient fait pour lui. Donc qu'ils l'avaient réintubé, qu'ils avaient été obligés de lui réinjecter beaucoup de drogues pour que son cœur puisse repartir, etc. Au bout d'un moment, j'ai un petit peu coupé la conversation en lui disant voilà « quel a été le retentissement sur le plan neurologique ? ». Il me dit « c'est un état très préoccupant ». Je lui ai dit « de toute façon, je le vois, je vois bien qu'il est flasque ». On discutait autour de la couveuse et je voyais que depuis que j'étais là, il n'avait pas bougé, que… alors qu'il n'était pas sédaté, qu'il n'était pas endormi, rien. Donc je voyais bien qu'il y avait quelque chose qui se passait. Je veux dire, il avait bien les yeux ouverts. Bon il aurait pu dormir, mais je voyais bien qu'il y avait quelque chose. Donc je lui ai dit « bon ben maintenant, je crois qu'il va falloir prendre une décision. Et de-là, il m'a dit « non, ce n'est pas vous qui allez la prendre la décision, c'est moi » (C1.20).*

Mais, indépendamment du modèle d'annonce, les parents adoptent majoritairement une attitude passive et confiante ; ils reçoivent un maximum d'informations et en même temps une seule leur importe, savoir si l'enfant pourra survivre. Plus encore que pour le déroulement d'une trajectoire médicale « normale », ici les parents cherchent à faire corps avec l'univers de la réanimation pour mieux être épaulés par lui. Aussi, l'information transmise ne sert que très rarement à une implication directe dans la décision médicale.

Les parents insistent énormément sur cette relation de confiance qui s'est nouée au fil des entretiens et interactions avec les professionnels, en même temps que la situation de l'enfant devenait de plus en plus critique. C'est cette confiance qui ensuite permet de comprendre, d'accepter la décision d'arrêt de vie, comme pour les parents d'Emma :

- On avait entièrement confiance en eux, c'est peut-être en raison de leur professionnalisme. Ils font tous extrêmement sérieux, les infirmières ont vraiment des gestes très très doux avec les bébés. Vraiment très doux. C'est tout un ensemble de choses, c'est aussi leur discours factuel. Tout ça, pour moi, ça je les trouvais très professionnels. Et puis il fallait bien que je trouve quelque chose de positif. Si en plus je remettais en cause la compétence des médecins, alors là ! Je ne sais pas ce que j'aurais fait. Non, mais il n'y avait pas eu besoin. Ils donnent vraiment une image très très professionnelle, ils donnent une image de savoir ce qu'ils font également. Donc ...(C4.4)

Un accompagnement pour accepter la fin de la vie

Que le modèle d'annonce ait été celui de la « mort naturelle » ou de « l'accompagnement », cette différence structure peu l'accompagnement mis en place : les parents sont informés que l'enfant « va partir ». Cette période intermédiaire est l'occasion d'accompagner, de faire prendre conscience par les mots, mais aussi par des signes extérieurs de la mort à venir. En effet, les séquelles neurologiques ne sont pas forcément perceptibles par les parents, ils voient un enfant qui certes n'est pas très dynamique, mais qui est bien formé, ouvre les yeux et gigote :

- Pour moi, normalement, quand il y a des lésions cérébrales, vous voyez votre enfant régresser. Parce que bon, c'était très difficile à admettre parce que l'enfant avait les mêmes réflexes qu'un autre, il faisait des sourires, il ouvrait les yeux et moi je n'arrivais pas à comprendre que dans sa tête il y avait une telle tempête (C2.9).

Aussi la sédation de l'enfant commence parfois quelques jours avant l'arrêt de réanimation, non seulement pour son confort, mais aussi pour montrer aux parents que l'enfant s'en va peu à peu :

- Des fois ils posent des questions. Donc on dit qu'il a un cœur fragile. Comme en général on enlève la caféine et qu'on met du valium, on leur dit qu'il fait des ralentissements cardiaques. On joue sur ce qui est visuel. Comme en plus en général les parents ont les yeux rivés sur le scoop ...(infirmière depuis 5 ans dans le service).

Quand les professionnels estiment que les parents sont « prêts », c'est-à-dire qu'ils ne posent plus de questions médicales, mais commencent à parler de « l'après », la décision est mise en acte. Il est intéressant de noter que cette échéance est fixée par le médecin-référent et non par l'équipe médicale, comme si seule l'interaction avec les parents, avec ce qu'elle a de plus intime, permettait de choisir « le bon moment ».

Que le modèle d'annonce soit celui de la mort naturelle ou de l'accompagnement, les médecins demandent aux parents s'ils veulent être présents et les informent de manière détournée du jour soit en les appelant quelques heures avant soit en empruntant une formule qui prend généralement la forme suivante « il faudra que vous soyez là demain matin, je pense qu'il ne pourra pas tenir plus longtemps ». Techniquement l'arrêt de vie se déroule toujours de la même manière et a d'ailleurs été formalisé dans un écrit du chef de service :

- Afin d'éviter que le nouveau-né privé de son ventilateur et de son oxygénothérapie ne soit asphyxique pendant parfois de longues périodes, il apparaît inévitable à la plupart des réanimateurs d'abréger activement un processus de survie qui n'a plus rien d'humain. En pratique, ceci implique que, lorsque la mort est acceptée comme un ultime recours, il faudra savoir recourir à des drogues sédatives puissantes.

Que l'enfant soit un grand prématuré qui n'a vécu que 48 heures ou un enfant à terme, la mort est provoquée médicalement, en augmentant les sédatifs.

Certains parents ne souhaitent pas être présents au moment du décès, mais cela représente toujours pour eux un choix difficile. La maman d'Emma raconte :

- Ils nous avaient demandé si on voulait rester. Ils nous avaient dit elle va partir, ce sera tel jour. Nous on ne voulait pas rester, ils nous avaient dit, de toutes façons, on vous appellera une demi-heure avant. Déjà la

veille, quand on y avait été, elle faisait des convulsions, c'était horrible. J'appelais les infirmières alors qu'elles étaient deux mètres derrière. On est resté jusqu'à dix heures et demie avec elle le soir et puis on est parti. Je me suis demandée si je devais rester avec elle toute la nuit, mais qu'est-ce que ça aurait fait de plus ? Est-ce que vraiment je l'aurais rassurée ? Je me dis c'est vrai que j'ai été un peu lâche de ne pas rester jusqu'à la fin. Mais je n'aurais pas eu le courage de rester jusqu'au bout. On n'a pas tellement parlé de ça après avec les médecins (C4.9).

Le plus souvent, les accompagnements se déroulent le matin, en l'absence des autres parents. Le médecin-référent et l'infirmière, généralement celle qui a le plus suivi l'enfant, sont présents :

- *En général, quand il y a des arrêts de vie dans mon secteur et que je me suis occupée de cet enfant j'aime bien y aller. Je trouve important pour nous, quand on a investi un enfant, qu'on soit là, qu'on aille jusqu'au bout avec les parents (infirmière depuis 7 ans dans le service).*

Ils encadrent les parents et sont attentifs à ce que cela se passe le mieux possible :

- *Souvent, au moment du décès, j'essaie d'être présente. J'essaie de faire ce que je peux pour que l'image des derniers instants soit, je ne dirais pas la plus belle, mais la moins traumatisante. Au terme d'angoisses lancinantes, un certain apaisement préfigure dans cette dernière étape (infirmière depuis 10 ans dans le service).*

Les parents ont parfois ressenti le poids des règles institutionnelles et ont tempéré leurs souhaits, pour rester au maximum en osmose avec le service :

- *Le dernier soir, c'est vrai que c'était un peu dur parce que je savais qu'Emma allait partir et on sent un peu que la famille, les amis qui sont proches de vous, veulent rentrer dans la chambre. Je ne sais pas, il y a peut-être cette petite barrière-là, qu'il faudrait faire sauter. Ils voulaient toucher Emma, parce qu'ils la voyaient toujours derrière la glace et j'ai demandé si ma mère pouvait rentrer. Le médecin m'a dit bien sûr. Et je ne voulais pas lui redemander si la tante d'Emma pouvait aussi venir la voir. Je me suis sentie un peu bête sur ce truc-là. C'est vrai que pour moi, c'est le seul truc que j'ai l'impression d'avoir loupé, le fait que la tante d'Emma n'ait pas pu la toucher (C4.2).*

Le sentiment qui prédomine à l'issue de cette épreuve est celui d'une grande reconnaissance. Les parents qui ont accompagné leur enfant jusqu'au bout sont tous satisfaits de la manière dont cela s'est passé. Ils regardent cette épreuve avec sérénité :

- *Parce qu'en soit, ça c'est très très bien passé, ils étaient ni de trop, ni trop distants, l'infirmière a pleuré, c'était très émouvant. Vraiment ils étaient avec nous, c'est vrai. Mais moi je dis que c'est très difficile et peut-être c'est à eux aussi de juger en fonction des familles et de leurs souhaits (C2.15).*

Et contre toute attente, les parents soulignent souvent que non seulement le décès, mais la rupture avec un univers qu'ils avaient fini par apprivoiser et qui faisait partie de leur vie est difficile :

- *Disons qu'on est revenu une fois. Je ne sais plus combien de temps après, peut-être 15 jours, trois semaines après, je me souviens plus bien, pour les revoir. Juste pour les revoir. Parce que bon, on avait le deuil de Nils, évidemment, mais on avait aussi le deuil de ne plus venir parce que mine de rien, ça faisait aussi partie de notre vie depuis 7 semaines. Venir à la réa, faire le tour, tout ça. Donc quelque part, ça aussi, ça nous manquait… On se disait « qu'est-ce qu'elles font en ce moment ? Elles doivent faire ceci ou cela ». Bon, ce n'était pas tous les jours, pas à toutes les heures non plus, mais c'est vrai que de temps en temps, on pensait à elles, c'était vraiment bizarre (Maman de Victor (C5.18).*

PARTIE II.

MONOGRAPHIE DU SERVICE B

L'hôpital est entièrement neuf, propre, spacieux, doté de grandes baies vitrées et tapissé dans des couleurs qui rendent le cadre plus chaleureux. Le service de néonatalogie est divisé en trois unités : unité de réanimation néonatale, unité de soins intensifs et unité « Arc-en-ciel ». L'unité de soins intensifs accueille les enfants sortis de l'unité de réanimation et dont l'état ne nécessite pas de soins lourds, notamment pas d'assistance respiratoire[1]. L'unité « Arc-en-ciel » accueille soit des enfants venant de l'unité des soins intensifs et dans ce cas, il s'agit de la dernière étape avant la sortie à domicile, soit des enfants venant de l'extérieur, hospitalisés pour une pathologie ne nécessitant pas un niveau de soin important. Le chef de service dirige les trois unités qui ont un fonctionnement relativement autonome. En dehors de quelques incursions dans le service de soins intensifs et le service « Arc-en-ciel », notre étude s'est cantonnée à l'unité de réanimation néonatale que nous appellerons pour plus de commodité le service B. Comme pour la monographie précédente, nous commencerons par identifier la structure organisationnelle du service et son mode de fonctionnement au quotidien (chapitre 4), puis en situation de choix dramatique (chapitre 5), pour enfin nous focaliser sur les parents (chapitre 6).

[1] Les enfants qui ont besoin d'être intubés sont transférés dans le service de réanimation.

CHAPITRE 4

DES AJUSTEMENTS AU JOUR LE JOUR ENTRE PROFESSIONNELS

Le service B surprend par son accessibilité. L'unité de réanimation néonatale est insérée dans un réseau d'unités de soins à proximité (au même étage, à quelques mètres les unes des autres) tournées vers la périnatalité : gynécologie obstétrique, maternité et pédiatrie. Avant d'entrer dans ce service B, un sas fait le lien avec l'extérieur ; il existe un code pour déverrouiller la porte et un interphone pour appeler le personnel, mais la porte n'est fermée que pendant la nuit. Du matin au soir, les parents peuvent entrer et sortir sans avoir besoin de demander l'autorisation. Il existe d'autres entrées, une est réservée au SAMU, l'autre aux professionnels qui disposent de vestiaires. Mais dans la journée, tout le monde passe par ce sas réservé aux parents car il est d'accès très commode : il se transforme en un lieu de passage ; si l'unité est un lieu protégé, la barrière qui la sépare du monde extérieur est peu marquée.

Ce sas de couleur rosé est décoré de photos des enfants ayant fréquenté le service. Des photos sous cadres et accompagnées de mots de remerciements comme ici :

> *C'est un cadre cerné d'une baguette verte. Sur la gauche est glissée une robe écossaise si petite qu'elle fait penser à une robe de poupée ; en dessous est inscrit « sa première robe ». La droite du cadre est illustrée par deux photos. La première montre un enfant entouré de tubes et de machines tellement volumineuses qu'on le distingue à peine et la deuxième représente un enfant assis qui sourit dans un jardin. A la main les parents ont écrit : « Emma, née à 25 semaines, 680 g. Merci d'avoir fait qu'aujourd'hui elle respire ».*

On ne se lasse pas de regarder ces photos comme des bribes de vie qui traduisent à la fois la souffrance des parents et des enfants, mais aussi les prodiges, sources d'espoir, réalisés par les hommes et les femmes qui travaillent dans ce service. A côté de ces photos sont aussi accrochés des messages très didactiques sur les usages à suivre pour entrer dans le service ou encore les adresses à contacter en cas de difficultés. A l'intérieur de ce sas, les parents peuvent laver leurs mains, enfiler la blouse qui est à leur disposition dans des petits casiers en bois et déposer leurs manteaux dans des armoires métalliques. La procédure pour entrer dans le service est assez légère, les parents n'ont pas besoin de revêtir des masques et des charlottes, ils ne portent pas de sur-chaussures. Le visiteur quant à lui ne revêt pas de blouse, il a juste obligation de se laver les mains.

Une fois le sas passé, la porte d'entrée s'ouvre sur le guichet de l'hôtesse qui accueille inconditionnellement les parents, les professionnels ou autres visiteurs. Après être passé par l'accueil, on se dirige vers les chambres qui dans leur grande majorité sont individuelles, à l'exception d'une chambre collective. De couleur pastel et ornées d'une frise représentant des petits animaux, ces chambres donnent d'emblée l'image d'un univers à haut niveau technique qui a su s'adapter à ses jeunes patients. Les parents sont autorisés à s'approprier cet espace en apportant des peluches, des dessins et même un appareil à musique. Ils peuvent par ailleurs rentrer dans le service avec leurs autres enfants, leurs parents ou même leurs amis, ce qui donne un côté familial et jovial à cet univers médical et l'on aperçoit de temps en temps dans le couloir une petite tête blonde, le corps drapé d'une longue blouse blanche.

En dehors des urgences inévitables de tout service de réanimation, le service ne semble jamais débordé, il ne cherche d'ailleurs pas à porter son activité au maximum. L'ambiance se démarque par son calme et sa sérénité. Ici, il est rare de voir le personnel courir d'un air affolé ou d'entendre un déchaînement d'alarmes.

Les professionnels sont en plus très vigilants au confort de l'enfant. Les lumières des chambres sont souvent éteintes et dans la chambre collective, les couveuses sont recouvertes d'un matelassé coloré pour protéger l'enfant de la lumière et du bruit. Le médecin ou l'infirmière qui laisse un objet sur le dessus de la couveuse est systématiquement rappelé à l'ordre par ses collègues, car les vibrations provoquées résonnent très fortement à l'intérieur de la couveuse. L'unité de réanimation se présente comme un univers calme et feutré qui veut concilier les exigences d'une structure hyper médicalisée avec celles des parents et des enfants.

A la tête du service de néonatalogie, le professeur en titre, parce qu'il dirige les trois unités, ne participe que de très loin à la vie du service de réanimation néonatale :

- *Par tempérament, moi, je ne délègue pas facilement, mais je me suis trouvé dans une situation telle que si je ne déléguais pas, ce serait le foutoir. Donc j'ai décidé de ne pas intervenir en première ligne parce que je suis convaincu que dans une unité de réanimation, il faut un chef. Et actuellement il y a 30 infirmières en réanimation, 3 médecins à temps plein et 3 internes. Il faut qu'il y ait un chef qui s'exprime. Si le chef n'est pas celui qui est sur le terrain au jour le jour, ça n'a pas de sens (chef de service B).*

Le chef de service surveille de loin l'activité de la réanimation néonatale, intervient lors de conflits ou tensions, donne son avis sur les orientations et la politique du service, mais c'est le chef d'unité qui est chargé d'encadrer le personnel médical et soignant dans leurs activités quotidiennes avec à ses côtés un PH. Tous deux référents de l'unité, même s'ils se consacrent à bien d'autres activités parallèles, ils participent étroitement à la vie du service, organisent des réunions avec les médecins et les infirmières, connaissent tous les enfants et assument plusieurs gardes.

En dessous des médecins seniors se trouvent deux chefs de clinique. Une semaine sur deux, un chef de clinique est responsable de l'activité du service : il doit faire face aux urgences et aux problèmes quotidiens ; décider de mobiliser ou non les médecins seniors, prendre rendez-vous avec des spécialistes ; informer les parents et guider les internes. Ces derniers sont au nombre de trois et entretiennent de bons rapports avec les pédiatres et les infirmières.

Trente-cinq infirmières se relaient jour et nuit autour des enfants. Elles sont cinq par tranche horaire et s'occupent de trois enfants chacune. Après avoir rapidement décrit les groupes d'acteurs qui entrent en scène, regardons comment ils interagissent au cours d'une journée de travail.

1. Une journee dependant des evenements quotidiens

Ce qui frappe tout d'abord l'observateur qui entre dans ce service, c'est cette impression de grande « liberté » des acteurs. Une réunion a lieu tous les matins. Elle se déroule debout, en présence des médecins seniors, des chefs de clinique, ainsi que des internes. La surveillante suit également attentivement la réunion et note sur un cahier les différents examens à faire pour la journée, pour transmettre ensuite ces informations aux infirmières. Elle est néanmoins très souvent dérangée au cours de cette réunion et confie alors le cahier à une infirmière ou à un interne.

La manière de récolter et de présenter les données lors des staffs n'est pas formalisée. Pour chaque enfant, le groupe entre dans la chambre. Personne n'est désigné formellement pour la présentation, celui qui connaît le mieux la situation, un interne le plus souvent, prend spontanément la parole. Le pédiatre ou l'interne de garde complète éventuellement par les derniers événements de la nuit quand l'enfant est très instable :

Le groupe se déplace dans la chambre de Manon.

- Chef d'unité : Manon, qui raconte ?

L'interne de garde se détache du groupe.

- Interne : Alors ... [Petite pause, comme s'il essayait de se remémorer les derniers événements, puis croise les mains dans son dos et raconte en regardant la couveuse] Enfant né à terme, hospitalisé à J1 pour apnées d'origine centrale et trouble de la déglutition. Au niveau neurologique, c'est un enfant très hypotonique, peu de mobilité de la tête, des réflexes, mais qui sont très atténués. Face aux nombreuses apnées, il a été intubé hier.

- Le chef d'unité : Les parents sont au courant de la gravité du tableau ?

- Chef de clinique de garde : Oui, oui, on les a vus plusieurs fois.

- Le chef d'unité : Bon.

Le groupe sort de la chambre.

Lors de cette réunion, il n'est pas rappelé le contexte obstétrical et l'ensemble de la trajectoire de l'enfant. Ce qui intéresse les professionnels ici, c'est surtout de connaître les dernières évolutions médicales et de savoir si l'attitude choisie est bien adaptée aux besoins de l'enfant. Il est ensuite discuté des nouvelles orientations médicales à prendre, suite à l'aggravation ou à l'absence d'amélioration de l'enfant, tel qu'augmenter l'insuline ou avoir recours à la chirurgie :

- *Enfant de 26 semaines, depuis 1 jour dans le service.*

- *Chef d'unité : On devrait lui faire de l'insuline.*

- *Chef de clinique de garde : Oui, mais il a pas mal de morphine.*

- *Chef d'unité : Ah oui, c'est un problème.*

- *PH : Je vais appeler P. (pharmacien), peut-être qu'il sait.*

- *Chef d'unité : Remarque, on peut peut-être continuer la morphine sur un temps et puis commencer à faire passer l'insuline en discontinu.*

Ensemble, les médecins négocient les options thérapeutiques. Les médecins juniors n'hésitent pas à ce moment-là à demander de plus amples explications. Il arrive alors que le chef d'unité prenne de longs moments pour expliquer certains phénomènes physiologiques ou citer la littérature sur des sujets précis. La réunion se transforme alors en un cours magistral où tout le monde se tait pour écouter attentivement. Les discussions tournent peu autour de l'élaboration possible de nouveaux protocoles. Les protocoles en vigueur sont rarement rappelés, ils sont considérés comme allant de soi, alors que le chef d'unité admet que tous les intervenants ne les maîtrisent pas forcément :

- *Effectivement, je me rends compte qu'il y a des médecins qui ne sont pas encore au courant qu'il y a des protocoles, mais on est nombreux dans le service. Globalement, normalement, tout est protocolé, mais c'est vrai que l'équipe médicale est importante, il y a des médecins notamment les médecins de garde qui viennent de l'extérieur [autres services de pédiatrie] et donc ils ne peuvent pas être au courant de tout ce qui se passe. C'est là aussi que le bât blesse (chef d'unité).*

Si des protocoles sont élaborés, tout le monde n'y est pas sensibilisé et certains s'écartent alors de la prise en charge standard.

Pour chaque enfant le groupe entre dans la chambre, la réunion s'insère dans l'univers médical de la réanimation. Le chef d'unité peut faire une mise au point sur le mode de fonctionnement des machines ou bien souhaiter se rendre compte lui-même du diagnostic avancé par d'autres médecins en palpant par exemple le ventre d'un enfant qui est ballonné. Les internes peuvent réinstaller un bébé qu'ils jugent mal positionné ou bien calmer un enfant agité pendant que la réunion se tient dans sa chambre. Si le chef d'unité constate en entrant dans la chambre que l'enfant dort, alors il fait demi-tour et le groupe discute dans le couloir. Il est surprenant, presque touchant de voir ce groupe d'une dizaine de personnes vêtues de blouses blanches et prononçant des mots savants, faire tout d'un coup volte-face, la bouche close pour regagner le couloir. Cette attention commune portée au confort de l'enfant atténue la différenciation entre les groupes professionnels.

Le staff du matin dure environ une heure. Ensuite, les médecins et les cadres infirmiers se déplacent vers une salle de réunion à l'extérieur de la réanimation. Cette réunion est présidée par le chef de service et le personnel médical de l'ensemble des services de néonatalogie s'y regroupe. Lors de cette réunion, les chefs de clinique de chaque unité annoncent le nombre de sorties, de transferts et d'entrées de la journée, puis les internes les détaillent un par un. Tout le monde se disperse ensuite dans leurs unités respectives.

La transmission d'informations est essentiellement orale ; durant les staffs, les médecins ne prennent pas de notes. Seuls les internes et le pédiatre de garde récapitulent, de mémoire, une fois la réunion terminée les grandes lignes de ce qui s'est décidé. Ils se regroupent alors dans la petite salle de travail du service, les médecins seniors restant à proximité pour éventuellement les conseiller. Le pédiatre de garde récapitule sur un tableau blanc, pour chaque enfant, les examens à prévoir, les traitements à mettre en place. Les internes, assis autour de la table qui jouxte le tableau, aident le chef de semaine à se rappeler ce qui a été décidé pendant la réunion et font d'autres propositions.

- Chef de clinique de garde : Donc pour Marianne on a dit une écho-cœur, il faut aussi organiser une réunion pour discuter du dossier [inscrit sur le tableau blanc].

- *Interne : On pourrait peut-être aussi augmenter la sédation parce qu'au moment des soins, les infirmières me disaient qu'elle n'avait vraiment pas l'air bien.*

- *Chef de clinique : Oui, on peut augmenter les doses [inscrit sur le tableau blanc].*

Une fois la réunion terminée, les internes établissent leurs prescriptions auprès des enfants. Le pédiatre de garde supervise le travail et les médecins seniors retournent à leur bureau.

De leur côté les infirmières qui sont cinq par tranche horaire, se répartissent elles-mêmes les enfants en fonction des pathologies et de leurs affinités personnelles.

La journée de travail commence pour ces infirmières qui se retrouvent dans la salle de détente, le planning est sur la table et prêt à discussion.

- *Infirmière 1 : Tu veux que je prenne Stéphane ? Ça fait longtemps que tu l'as.*

- *Infirmière 2 : Non, ça va aller. Pourquoi, t'as qui sinon ?*

- *Infirmière 1 : J'ai Chloé, Arthur et Jason, c'est plutôt tranquille.*

- *Infirmière 2 : Oui, alors ce qu'on peut faire, c'est qu'on s'en occupe à deux, c'est le mieux.*

- *Infirmière 1 : Ok, ça marche.*

Les arrangements entre les infirmières sont de mise. D'ailleurs, si des accrochages, les infirmières forment une équipe soudée :

- *Ici, globalement, on s'entend bien. On s'aide. Par exemple, on ne fait jamais nos pauses toutes seules. Avant de prendre notre pause, on va aider la copine à finir et puis comme ça, on s'arrête ensemble (infirmière depuis 3 ans dans le service).*

Les infirmières commencent par soigner et laver les enfants puis se regroupent de nouveau vers 10h30 dans la salle de détente autour de la surveillante qui rapporte ce qui a été dit lors du staff médical pour chaque patient[1] :

- Pour Lylian, les examens d'hier ont révélé qu'il a bien une sténose du pylore. Donc il va falloir l'opérer et avec la tension artérielle qu'il a, ce n'est pas sans risque. Ils ont essayé de voir si on pouvait l'anesthésier localement, mais en fait l'intervention est trop haute au niveau du thorax, donc il faut obligatoirement une anesthésie générale. C'est vraiment grave, il faut vraiment être conscient qu'il y a un risque vital » (surveillante unité de réanimation).

Les infirmières, regroupées en rangs serrés, certaines sont assises à deux sur une seule chaise, écoutent attentivement, le nez au-dessus de leur chocolat chaud, ce que dit la surveillante. Le petit garçon est déjà depuis 6 mois dans le service, l'angoisse peut se lire sur les visages, mais cela n'appelle aucun commentaire. Seules les infirmières en charge de l'enfant, se renseignent pour savoir quand les parents seront informés.

Après la réunion, le groupe se disperse et vaque de nouveau à ses occupations. Certains parents sont présents le matin dans le service ; ils peuvent assister et participer à la toilette de leur enfant. Dans ce cas, l'infirmière consacre spécialement du temps aux parents.

A l'heure du déjeuner, les infirmières du matin passent le relais aux infirmières de l'après-midi en se transmettant par oral les dernières informations relatives à chaque situation. Les écrits sont réduits au strict minimum[2] : les infirmières ne rapportent que de manière très aléatoire les derniers événements concernant un enfant.

Du côté de la sphère médicale, à l'heure du déjeuner, aucune règle formelle ne détermine qui doit rester dans le service. Internes et chefs de clinique se désignent à tour de rôle, en fonction de la charge de travail. L'après-midi, l'interne de garde et le pédiatre continuent à travailler ensemble, d'autant que l'activité du service n'est pas

---

[1] Dans le service A, les infirmières peuvent assister aux staffs des médecins, mais le manque de temps les limite. Aucune réunion n'est organisée pour leur expliquer la pathologie de chaque enfant.

[2] La loi du 22 mars 2002 donne obligation de noter pour les médecins et les infirmières notamment les informations transmises aux familles.

forcément réduite. En effet, le service B a choisi d'échelonner le travail sur l'ensemble de la journée et de la nuit et de ne pas concentrer toutes les activités sur la matinée. De temps en temps, le chef d'unité ou le PH, alors qu'ils ne sont pas de garde, peuvent sortir de leur bureau ou de leur laboratoire pour aider face à un surcroît d'activité.

2. La construction de l'informel par les cadres dirigeants, effets sur les pratiques

Les cadres dirigeants se veulent peu directifs et tolèrent les différences interindividuelles :

- C'est marrant, quand on parle de ces sujets-là, il y a tout un tas de mythes. Il y a le mythe de l'équipe soudée. Mon œil, ce n'est pas vrai. Il plaît au chef de service de penser qu'il dirige une équipe élégante, harmonieuse et soudée. Ce n'est pas vrai, c'est de la blague. Dans mon service il y a des Musulmans qui font le ramadan, des Gaulois qui n'ont absolument pas de convictions religieuses, d'autres molles et d'autres qui ont de fortes convictions. Croire que tous ces gens pensent de la même façon, ce n'est pas vrai (chef de service).

Partant du constat de ces différences, les cadres dirigeants, chef de service et chef d'unité, ne semblent pas vouloir donner de cohérence à cet ensemble d'acteurs qui viennent d'horizons différents ; ils ne définissent pas de stratégie explicite pour que « tout le monde aille dans le même sens ». Ils peuvent néanmoins, orienter leur type de recrutement. A cet égard, les responsables du service préfèrent explicitement employer des jeunes infirmières et être sûrs qu'elles ne restent pas trop d'années dans le service :

- Je fonctionne d'après les principes qu'un ancien chef de service m'a donnés au tout début. Il m'a dit : « tes infirmières, ne les garde pas trop longtemps parce que dans ces services, soit elles ne se sentent pas bien et donc il faut qu'elles partent, soit elles aiment ça et il y a un problème » (chef de service).

Ce principe est clairement mis en pratique dans le service. D'abord la politique d'emploi en faveur d'un turn-over des infirmières est clairement affichée :

- C'est vrai qu'il y a beaucoup de mouvements chez les infirmières. Heureusement parce que celles qui sont ici depuis dix ans ... Ce n'est pas toujours ça ! (médecin senior)

L'infirmière sait qu'elle ne gagne aucune reconnaissance à rester dans le service. Au bout de quelques années, elle partira chercher ailleurs une nouvelle reconnaissance de ses capacités professionnelles.

Par ailleurs, la socialisation des nouveaux est faible. S'ils bénéficient de quelques jours de familiarisation aux techniques du service, cette petite formation n'est pas organisée en vue d'une préparation à l'intégration dans le service :

- Non, pour les chefs de clinique ou les internes, on n'organise pas de journée où on parle de la vie du service, ou des arrêts, des choses comme ça. Ils découvrent tout ça au fur et à mesure (médecin senior).

Les responsables de l'encadrement n'entendent font confiance aux capacités de cooptation par les anciens :

- Quand elles arrivent, je leur présente le service. Elles ont une grille des choses à faire et puis elles sont prises en charge par une marraine et c'est elle qui va guider, c'est leur marraine en fait (surveillante générale).

Cette politique d'emploi confirme le fait que le leadership n'entende pas construire un ensemble d'acteurs véritablement cohérent. Tout porte à croire que l'absence de normalisation des pratiques est voulue et construite par le service. L'effectif des infirmières se renouvelle sans relâche et assure au service l'arrivée de nouvelles infirmières ouvertes au changement et prêtes à s'adapter aux arrangements constants, mécanismes de bases du modèle organisationnel.

Le chef d'unité se montre très disponible pour les infirmières. Tous les quinze jours est organisée par une psychologue qui dépend d'un autre service, une réunion pour que les infirmières puissent discuter de leurs difficultés rencontrées au cours de leur travail. Ici ils en viennent à parler d'une affaire qui vient de profondément marquer la vie du service : un enfant très instable sur le plan respiratoire (et sans réelle perspective d'amélioration) est décédé au moment où l'infirmière réalisait un soin, sans qu'il ait été véritablement établi un lien de cause à effet. Chacune des deux parties s'explique sans sous-entendus et faux-semblants :

- Chef d'unité : Je pense que les jeunes infirmières ne doivent pas prendre en charge des cas trop lourds.

- Infirmière 1 : Oui, mais quand tu as dit ça, Audrey l'a pris pour elle.

- Chef d'unité : Non, mais ce n'est pas du tout contre elle que ça s'adressait, au contraire, c'était plus pour la défendre. Ce n'est pas de sa faute à elle.

- Infirmière 2 : Il y a aussi le fait qu'elle est enceinte et je pense que pour elle, c'est très difficile à gérer toute cette histoire.

La surveillante spécifiquement engagée dans l'encadrement du personnel infirmier parie aussi sur le développement de relations interpersonnelles fortes pour désamorcer certaines tensions. Relativement jeune, elle est très à l'écoute des problèmes :

- Moi je me dis, si on ne parle pas avec les gens, c'est l'horreur. Ça monte. Donc il faut discuter, ça apaise. Et puis sinon, quand il y a un problème avec une infirmière, si par exemple, il y a un enfant qui s'est extubé, je la convoque, j'analyse la situation, j'essaie de trouver une solution (surveillante).

Dans ce service, les cadres dirigeants utilisent la négociation pour encadrer les acteurs. Les méthodes de travail sont élaborées sur la base d'une attitude essentiellement pragmatique. C'est l'informel et les ajustements au jour le jour qui permettent de faire face aux difficultés rencontrées par l'organisation.

De leur côté, les médecins indépendamment de leur expérience et de leur qualification discutent et s'écoutent entre eux. La participation aux staffs du matin a permis d'objectiver les relations très ouvertes entre médecins seniors et juniors : lors de ces réunions, les internes donnent souvent leur avis concernant un examen, même s'ils ne sont pas forcément entendus ; les médecins juniors n'hésitent pas à poser des questions aux médecins seniors quitte à signifier leur manque d'expérience dans certains domaines. Certes, les médecins dirigeants du service détiennent indéniablement le pouvoir décisionnel. Les orientations thérapeutiques, les décisions d'intervention et de suspension des traitements sont toujours prises en dernier lieu par eux. Néanmoins, chacun peut discuter et donner son avis :

- *Ici, ce qui est bien, c'est que tu peux parler. Quand il y a quelque chose avec laquelle tu n'es pas d'accord ou qui te semble bizarre, tu peux le dire. Ce sont des gens ouverts. Maintenant, qu'on t'écoute, là c'est autre chose ! (interne)*

L'entraide et la communication prévalent sur toute forme de concurrence qui n'aurait pas lieu d'être ; chacun accepte la marge d'autonomie qui lui est dévolue, l'élargir constituerait un coût trop important pour un bénéfice à court terme. Les médecins forment un groupe homogène avec des relations positives en son sein.

D'une manière générale, la frontière entre les groupes professionnels est peu marquée. Les médecins n'hésitent pas à participer à certaines activités qui normalement incombent à l'infirmière. Lors de réunions exceptionnelles au sujet d'enfant dans un état critique, alors que les infirmières sont toujours invitées, elles n'y assistent pas systématiquement et préfèrent, quand elles s'y rendent, s'installer sur une petite chaise à l'écart. Les infirmières ne revendiquent pas une plus grande implication dans la prise en charge. Elles cherchent avant tout à bénéficier d'une bonne coopération et d'un soutien auprès des médecins :

- *Par rapport aux autres services dans lesquels j'ai fait mes stages, ce qui est bien, c'est qu'on est plus entouré. C'est quand même des situations vitales donc il faut toujours qu'ils [les médecins] gardent un œil sur nous (une jeune infirmière).*

Incapables de revendiquer une marge d'autonomie pour une expertise qu'elles ne possèdent pas, les infirmières sont demandeuses d'informations et de conseils. Les médecins assument cette situation d'interdépendance, l'entente entre les groupes est bonne et satisfait les infirmières.

CHAPITRE 5

DES DECISIONS NON CONSENSUELLES

Après avoir mis en évidence le modèle organisationnel du service B, et la manière dont les acteurs y participent, nous allons nous centrer sur les décisions d'arrêt de vie en proposant d'abord un découpage séquentiel de ces processus décisionnels puis en analysant plus finement le mode de participation des acteurs.

1. UNE PRISE DE DECISION HESITANTE

Au quotidien, curieusement, l'attention des professionnels n'est pas focalisée sur le suivi neurologique. Lors du tour des médecins, le résultat de ces examens n'est jamais rapporté de manière exhaustive ; le chef de clinique ou l'interne donne uniquement un bref résumé de la tendance.

Lors de la présentation d'un prématuré de 30 semaines :

- Interne : Quelques petites difficultés au niveau digestif qui sont rentrées dans l'ordre dans la soirée. Au niveau neurologique ça va.

Ou bien, pour un enfant de 26 semaines :

- Chef de clinique : Au niveau neurologique, Mme D. a dit qu'il fallait re-contrôler parce les images n'étaient pas très belles.

Les résultats ne sont pas donnés de manière détaillée et sont dépourvus de termes médicaux permettant d'accéder à une connaissance fine du tableau neurologique de chaque enfant. Certes cette approximation des résultats peut être lue comme une conséquence de l'absence de formalisation des pratiques, puisque aucune norme n'oblige à détailler point par point la situation. Mais elle est aussi à mettre en relation avec l'usage du service qui veut qu'un résumé du tableau neurologique suffit à estimer le bon déroulement de la trajectoire.

Ensuite, les résultats ne sont jamais accompagnés de commentaires subjectifs ou d'adjectifs servant à qualifier les évolutions. Bien au contraire, les discussions doivent se limiter aux faits médicaux, sans être accompagnées de jugement. Ainsi cette interne qui est très préoccupée par l'état d'un grand prématuré ne peut s'empêcher d'agrémenter sa présentation de l'enfant par cette phrase « *ses poumons, c'est une catastrophe* ». Elle sera alors immédiatement reprise par les médecins seniors :

> *- Je crois que tu ne peux pas dire ça. Tu sais, des études ont montré que lorsque les équipes médicales considéraient que les chances de l'enfant étaient très faibles, ces enfants avaient beaucoup moins de chance de s'en sortir que d'autres, parce qu'en fait, tout le monde baisse les bras. Je pense qu'on ne peut pas dire ça, ce n'est pas lui rendre service que de dire ça (chef d'unité).*

Ces propos traduisent ce que doit être l'esprit bien pensant du service : croire en ce qu'on fait, aller jusqu'au bout de l'efficacité des thérapeutiques. Le principe défendu par le service est de construire au jour le jour la prise en charge, sans jamais se décourager.

En corollaire, les experts neurologiques sont extérieurs au service. Quotidiennement, ce sont des médecins rattachés à d'autres unités qui réalisent les échographies. Quand l'état d'un enfant suscite des inquiétudes, ils sont les seuls à pouvoir réaliser l'échographie et à en donner une interprétation. Il est alors intéressant de remarquer que les médecins du service ne se saisissent pas de cette possible zone de pouvoir qui permettrait d'orienter la décision. Ils préfèrent la céder à des experts extérieurs. Comme les discussions se tiennent au jour le jour au chevet de l'enfant, sans dresser de bilan neurologique détaillé, le cas problématique peut facilement être évincé :

> *Louis est né à 30 semaines. A 15 jours de vie, les médecins sont tous très inquiets au sujet de cet enfant. A J2 son EEG est anormal. A J 3 la situation se stabilise. A J6, l'enfant est très hypotonique et toujours très dépendant de sa machine. A J9, les experts ont un doute sur le cervelet, mais l'IRM ne montre pas d'anomalie. Son comportement clinique est pathologique et au fil des semaines, il n'a toujours pas acquis une autonomie respiratoire. Son avenir est incertain. Cependant, lors des staffs du matin, l'enfant ne fait l'objet d'aucune discussion particulière.*

Les pédiatres se contentent de rapporter les constantes respiratoires de l'enfant. Le chef d'unité, pourtant le seul habilité à le faire, ne propose pas d'organiser une réunion pour discuter de l'enfant.

La poursuite de la réanimation n'est remise en cause qu'à l'apparition d'un faisceau de critères certains et incontournables. Dans les parties suivantes, nous allons revenir sur les mécanismes de repérage et de dénouement de ces trajectoires critiques.

Les trajectoires pour lesquelles un consensus médical est rapidement établi

Certains enfants suscitent dès leur arrivée beaucoup d'inquiétudes chez les médecins. Les investigations nécessaires pour établir le pronostic neurologique sont lancées, mais elles ont plus un statut formel qu'une véritable valeur heuristique tellement les médecins sont assurés de la gravité du pronostic neurologique. Une fois les résultats des examens récupérés, une réunion médicale est programmée le matin pour le jour même, en fonction de la disponibilité des médecins. Dans une petite salle à part, les médecins, la surveillante et parfois l'infirmière en charge de l'enfant se réunissent. L'interne commence par raconter la situation. Il s'agit de Fantine, une petite fille née à terme présentant une malformation neurologique :

Maman de 25 ans, P1G1[1] *et papa de 25 ans. Hospitalisation pour menace d'accouchement prématuré à 29 semaines. Accouchement à 36+6 par césarienne pour trouble du RCF [rythme cardiaque fœtal].Transfert en réanimation néonatale. Crises convulsives.*

J5. *Réunion de l'équipe médicale.*

- Interne : EEG normal les premières 48 heures, montre des crises sur les 3 derniers. Un doute sur une rétinopathie pigmentaire.

- Médecin senior : Jean-Luc est passé. Pour lui, d'après l'examen clinique, le pronostic est sombre avec des troubles relationnels majeurs à prévoir et notamment une enfant psychotique. Il y a en plus le fait qu'elle est toujours très réanimatoire, avec une paralysie des cordes vocales.

---

[1] Primipar, primigeste.

- *Expert 1 : Il faudrait peut-être faire une biopsie musculaire.*

- *Expert 2 : De toute façon, le pronostic est mauvais, mais il faut faire le tour des questions pour dans le cas d'une autre grossesse, savoir ce qu'on dit aux parents.*

- *Médecin unité : Oui, on a deux problèmes, un pronostic neurologique pas bon et pour cette raison, il n'est pas légitime de poursuivre la réanimation et le second problème, c'est l'origine de tout ça, sachant qu'on n'est pas sûr de trouver la cause.*

S'ensuit alors une discussion autour des différents examens possibles. L'objet de la réunion n'est pas ici de décider de la conduite à adopter à l'égard de l'enfant. Il va de soi que la réanimation doit être arrêtée. Cette réunion permet avant tout un ajustement entre les professionnels et la décision est formulée par le chef d'unité. L'opinion des familles éventuellement recueillie n'est pas même mentionnée lors de ces staffs, tant il paraît clair que la réanimation doit être arrêtée. D'ailleurs si la famille voulait continuer, les médecins s'y opposeraient :

- *Si nous on estime, par exemple pour un enfant qui est réanimatoire, qui est branché sous Ecmo, sous monoxyde d'azote, c'est-à-dire avec un support vital qui nous paraît tellement énorme par rapport à la gravité de la situation médicale, on ne va pas continuer à faire des choses absurdes qui paraissent injustifiées, seulement parce que les parents nous l'ont demandé (PU/PH).*

Quand il existe un consensus médical, l'avis de la famille n'est pas pris en compte. La décision d'arrêt de vie est prise dans le cas où l'enfant est intubé. Aussi, il arrive que des médecins décident de ne pas extuber l'enfant, de ne pas tester les fonctions d'autonomie respiratoire pour se laisser la latitude du choix d'arrêter la vie. Ici, la petite Léa née à terme présente de sérieux problèmes neurologiques, les médecins sont unanimes sur un arrêt de réanimation, mais attendent 3 jours pour s'assurer de la stabilité de la situation. Au moment d'arrêter la réanimation, les médecins constatant que la petite fille pourrait respirer d'elle-même, augmentent alors la sédation.

Des trajectoires situées en zone grise

Dans la majorité des cas, cependant, l'élaboration d'un pronostic est sujet à discussion et la prise de décision difficile. Comme dans le cas de figure précédent, quand la trajectoire d'un enfant est critique, une réunion se tient selon les mêmes modalités : sa programmation est fixée peu de temps à l'avance, sur un même lieu, avec les mêmes participants. Le pédiatre de semaine commence par présenter la situation de l'enfant, mais la parole est ensuite donnée aux experts qui doivent apporter une réponse claire et nette sur le pronostic. Prenons l'exemple de la petite Sahra née à 25 semaines et pesant 500 g.

Résumé de la trajectoire médicale : Grossesse spontanée, Accouchement à 26+4 par césarienne pour indication fœtale. RCIU (retard de croissance intra utérin).

***J5.** ETF : HIV + sang dans le V3. Dilatation ventriculaire. EEG : tracé pauvre.*

***J6.** Réunion exceptionnelle.*

- Interne : Défaillance multiviscérale, défaillance cardiaque. Et cliniquement, elle a des mouvements anormaux.

- Chef d'unité : Moi, j'avais le sentiment qu'au niveau clinique, elle avait eu des mouvements anormaux à J3, mais que maintenant, ça allait mieux. Et au niveau des échographies ?

- Expert 1 : Au départ, elle n'a pas saigné, ça c'est sûr. Mais je suis étonnée qu'elle soit à 26 semaines parce que je la trouve vraiment très immature, elle a un cerveau tout lisse. Je trouve qu'elle fait plutôt 24-25 semaines. Il faudrait savoir parce qu'à ces âges-là, c'est quand même très important les semaines.

- Interne : Oui, il faut que je demande à la mère ses premières échographies.

- Chef d'unité : Dans ce cas là, elle n'aurait pas de RCIU, elle serait dans la normale.

- Expert 1 : Oui, enfin il faut faire attention à ces courbes, elles sont faites à partir de 6 gamins, ce n'est quand même pas évident. Mais ce qui est sûr, c'est qu'au départ elle n'a pas saigné et que maintenant, il y a du sang dans le V3 et à gauche. Donc bon, c'est quand même mauvais.

- Expert 2 : Elle est en ventilation spontanée ?

- Chef d'unité : Elle se retape. On va commencer à dépasser le cap vital. Et son pronostic ?

- Expert 1 : Elle va se dilater, ça c'est sûr. Elle ne dilate pas parce qu'elle n'est pas très hydratée, mais dès qu'elle va prendre un peu de poids, elle va dilater, là, c'est sûr.

- Expert 3 : Peut-être que si on faisait une IRM, on en saurait un peu plus ?

- Chef d'unité : La question aujourd'hui, c'est : est-ce qu'on a assez d'éléments pour pouvoir décider ?

- Expert 1 : Elle cumule quand même beaucoup de choses. Mais c'est vrai que d'un autre côté, je ne suis pas très satisfaite des images que j'ai.

- Expert 3 : Un EEG, ce serait peut-être intéressant ?

- Expert 2 : Oui, c'est vrai on pourrait voir déjà s'il y a des PPR et à ce moment-là, ce serait un argument en plus.

- Expert 1 : Mais là, elle est encore sous fentanyl. Il faudrait le baisser.

- Interne : Cela fait déjà 5 jours qu'elle en a, donc c'était un peu difficile à arrêter. On a arrêté une heure tout à l'heure, mais comme on l'a bien embêtée, elle était déchaînée, donc on a été obligé de lui remettre.

- Chef d'unité : On arrête à ce moment-là. Je pense que ça ira.

- Expert 2 : Et puis ça pourrait peut-être nous aider à nous renseigner sur le terme.

- Chef d'unité : Je trouve qu'elle fait assez mature au niveau morphologique, au niveau de sa peau. On n'a pas eu de problèmes de peau avec elle.

- Expert 1 : Quand même la première fois que je l'ai examinée, elle avait les yeux fermés.

- Chef d'unité : Oui, mais elle a dû vite les ouvrir parce qu'ensuite on a été obligé de les lui fermer avec du strepsil.

- Expert 1 : Ah bon !

- Chef d'unité : Oui. Mais elle avait beaucoup d'œdème, donc elle avait peut-être du mal aussi à rétracter ses paupières. Et les parents ?

- Chef de clinique : Je les ai vus hier, ils étaient plutôt dans l'optique... Ils pensaient que comme on leur avait dit qu'il fallait attendre les 48 premières heures et qu'elle les avait passées, ils étaient plus trop inquiets et donc ils sont un peu tombés de haut quand je leur ai annoncé ça. La mère a pleuré. Puis elle a dit qu'elle ne se sentait pas capable d'assumer un enfant handicapé et puis que ce ne serait pas une vie pour elle non plus. Enfin ça, c'était la première réaction après que je leur ai annoncé. Le papa, n'a rien dit.

- Expert 1 : En tout cas, si on met des valves à des petits de cet âge-là, on n'est pas sorti.

- Chef d'unité : Oui, enfin les derniers, bon, sur les 3, s'il y en a un pour lequel on ne s'en sortait pas et puis les autres ça s'est pas mal passé. Donc on fait les derniers examens et on se réunit une fois qu'on a les éléments. En plus ça permettra de revoir les parents.

Le chef d'unité invite les experts à se prononcer clairement et fermement sur le pronostic de l'enfant et donner un avis sur l'attitude à prendre. Les experts à travers leur présentation du cas semblent en faveur d'un arrêt des soins « *elle cumule quand même beaucoup de choses* », mais en même temps ne se prononcent pas avec conviction « *je suis pas très satisfaite des images* ». Un débat s'engage alors entre les membres de l'équipe médicale autour des différents examens possibles permettant d'affiner le pronostic. Ainsi un des experts propose de faire passer l'examen des potentiels évoqués du tronc cérébral (P.E.T), qui consiste à envoyer des signaux lumineux et acoustiques pour évaluer les capacités visuelles et auditives de l'enfant. Il est intéressant de noter que les éléments servant à construire le pronostic neurologique ne viennent pas seulement du résultat des imageries médicales, mais aussi de données comportementales.

Mais face à la masse d'informations ainsi récoltée, bien souvent aucune ne s'avère décisive. Les critères tirés du registre scientifique sont constamment (ré) interrogés au moment de la décision. D'autres examens peuvent être envisagés, mais le poids des nouvelles informations pour dénouer la situation serait de toute façon très relatif compte tenu du terme très précoce de l'enfant. Aucun acteur n'impose avec force ce qui lui semble juste de faire. Le chef d'unité cependant oriente toujours les discussions en faveur d'une poursuite de la vie. Ici encore :

Caroline, petite fille née prématurément à 26 semaines, atteinte de gros problèmes hémodynamiques qui empêchent toute survie sans l'aide de machines très performantes. Depuis trois mois dans le service, aucun traitement n'a permis de juguler l'hypertension artérielle qui risque de provoquer un arrêt cardiaque à tout moment. Les médecins se réunissent pour discuter de l'attitude à adopter :

- Chef de clinique : Au point où on en est, qu'est-ce qu'on pourrait faire de plus ?

- Chef de service : On pourrait essayer le loxène même si ce n'est pas validé dans la littérature, c'est quand même validé expérimentalement. C'est vrai aussi que le NO permet de baisser la tension et donc de diminuer les risques, même si l'hyper tension artérielle est toujours présente. C'est vrai que ça peut se faire. Il y a des gens qui se baladent avec une petite bouteille qui diffuse du NO en permanence. Nous, on l'a essayé pendant deux mois et ça n'a rien fait. Mais je pense que dans certains cas, c'est important d'essayer toutes les drogues, même celles qui ne sont pas validées par la littérature.

L'attitude adoptée ici pourrait même être qualifiée de jusqu'au-boutiste : tout est mis en œuvre pour poursuivre au maximum la prise en charge, on essaie des thérapeutiques nouvelles qui ne sont pas encore validées par la littérature. Aussi à l'issue de ces discussions collégiales, de nombreuses trajectoires atterrissent dans une « zone grise » où la prise en charge est poursuivie malgré de lourdes incertitudes.

Trajectoires qui stagnent en zone grise et apparition de fortes tensions

Une fois que la poursuite de la réanimation a été mise en question, la situation de l'enfant est étiquetée comme inquiétante et l'information est transmise aux parents. Cependant, la situation peut « stagner » dans cette zone grise. En fait, l'absence de formalisation des pratiques permet d'évincer le dilemme éthique sous-jacent : le staff se déroule comme d'habitude, quand arrive le tour de l'enfant qui a fait l'objet de tant de préoccupations, le pédiatre de garde ou l'interne donne les dernières nouvelles sans y apporter de jugements.

Sur dix trajectoires critiques qui ont fait l'objet d'une première réunion, pour seulement trois d'entre elles, un arrêt de réanimation a été décidé d'emblée. Pour les sept autres trajectoires, la réunion a été ajournée. Sur ces sept trajectoires, seules deux ont réellement fait l'objet d'une seconde réunion pour décider d'un arrêt ou d'une limitation de la réanimation, car il était clairement établi que le pronostic était défavorable. Pour les cinq autres trajectoires, la prise en charge médicale s'est de fait poursuivie, sans qu'aucune décision collégiale n'ait été prise.

L'allongement de ces trajectoires critiques s'accompagne parfois de tensions. Deux groupes antagonistes se distinguent quant à l'attitude à adopter. Avec d'un côté le chef d'unité, le médecin senior et les chefs de cliniques, qui souhaitent poursuivre la réanimation tant qu'il n'est pas clairement établi que la situation sera catastrophique. Et de l'autre côté, les experts, les internes et une partie des infirmières, qui sont les plus prompts à vouloir arrêter la réanimation dès lors que des séquelles neurologiques sont inéluctables. Le groupe des experts explique sa position par sa forte expérience du devenir des enfants sortis du service de réanimation :

> - *J'ai l'impression que l'appartenance à ces deux camps dépend de l'expérience de suivi des uns et des autres. Ceux qui avaient plus d'expérience de suivi avaient plus tendance à pencher pour l'arrêt des soins et ceux qui en avaient moins, pour la poursuite.*

De même, il arrive aux infirmières de s'emporter contre une décision, quand elles estiment que les médecins vont trop loin dans la réanimation :

> - *On est souvent d'accord avec la décision, parce que quand une décision est prise, c'est que tout a été fait, quand tout a été regardé et analysé. Mais souvent, quand on n'est pas d'accord, c'est qu'on trouve que c'est de l'acharnement thérapeutique et ensuite les médecins nous expliquent et on comprend. Ils disent « on n'a pas essayé ça, il y a un nouveau médicament à titre expérimental, on va essayer » (infirmière en réanimation depuis 4 ans).*

Les infirmières préféreraient que les critères de prise en charge soient plus limitatifs. Enfin, en contact étroit avec les enfants et nouvellement arrivés dans le métier, les internes ne sont pas favorables à une poursuite sans borne de la réanimation. Dans les réunions, ils argumentent plutôt en faveur d'un arrêt en rapportant différents éléments tels que « je trouve qu'elle a des mouvements anormaux ». Ils s'inquiètent de la qualité de vie présente et à venir. La prise en charge peut devenir difficile et très inconfortable pour ces internes chargés de soigner ces mêmes enfants. L'interne laisse ici éclater sa colère :

- *Moi cette gamine, je ne peux plus m'en occuper. C'est l'horreur. Elle a la tête niquée, elle a les poumons niqués. Qu'est-ce qu'elle va devenir cette gamine, ce n'est pas possible ! (interne)*

Le groupe le plus favorable à une poursuite de la réanimation comprend les cadres dirigeants et les chefs de cliniques. Les cadres dirigeants, le chef d'unité et le PH se veulent respectueux du système de valeur qu'ils ont mis en place et pour chaque décision, ils défendent une acceptation relativement large de la poursuite de la réanimation :

- *Les décisions se basent essentiellement sur le mauvais pronostic neurologique avec une survie qu'on considère comme inacceptable. C'est-à-dire avec un handicap tel qu'il ne pourrait pas être autonome plus tard. Il ne pourrait pas acquérir une autonomie suffisante, de vie relationnelle acceptable. Autonomie, c'est-à-dire ne pas dépendre d'une institution, de sa famille ou de quelqu'un (chef d'unité).*

Formulé autrement, la réanimation doit être poursuivie tant qu'elle ne bascule pas dans l'acharnement thérapeutique. De leur côté, les chefs de clinique s'impliquent peu dans le processus décisionnel, ce qui revient en pratique à entériner le point de vue du chef d'unité. Ainsi, dans l'exemple de la discussion autour de la petite Sahra, chaque groupe apporte ses arguments. Les experts sont pessimistes et tentent de restreindre le recours à certaines thérapeutiques. Le chef d'unité lui se veut plus optimiste. Le chef de clinique de garde cette semaine-là, n'intervient que pour rapporter l'opinion des parents, sans aucun commentaire personnel. Et pourtant, il a son avis sur la question, qu'il confie dans un entretien à part :

- *Je pensais que pour elle, comme pour sa famille, il valait mieux arrêter les soins. Parce que cliniquement, elle était très inquiétante, elle avait un comportement pas du tout adapté puis il y avait aussi tous les examens para cliniques. C'était certain qu'elle n'allait pas s'en sortir et puis il y avait en plus le problème de la grande prématurité avec une enfant qui risquait d'être oxygéno-dépendante pendant des mois voire des années.*

Bien qu'ayant leur point de vue sur l'attitude à adopter, les chefs de clinique préfèrent ne pas s'engager dans le processus décisionnel, au risque d'entrer en conflit avec le chef d'unité. Des tensions apparaissent sans qu'elles ne soient jamais vraiment formalisées et explicites. Ainsi dans les couloirs, les professionnels qui sont favorables à un arrêt de la réanimation s'inquiètent :

- *Interne : Les neurologues sont passés, ils ont dit que le pronostic n'était pas bon. Ce n'est quand même pas terrible comme situation.*

- *Chef d'unité : Oui, il faut voir comment ça va évoluer les jours prochains.*

Seule la récolte de nouveaux éléments permettra de relancer le processus décisionnel.

Le « dénouement », le recours aux critères conjoncturels

Certains éléments vont permettre de dénouer ces situations problématiques. Nous en avons dénombré trois : l'aggravation de la situation, l'opinion des parents, l'acquisition d'une autonomie respiratoire de l'enfant. Quand la réunion est ajournée, il est décidé de refaire des examens ou d'en pratiquer d'autres pour affiner le diagnostic. Mais la situation n'est pas « reclassée » mécaniquement, cela fait l'objet d'une discussion. Nous reprendrons le cas de la petite Sahra née à 25 semaines. Une première réunion s'était tenue à J6 qui n'avait pas permis de définir l'attitude à adopter. Quatre jours plus tard est organisée une nouvelle réunion :

- *Interne : Le 29 gros plexus, le 30 du sang dans ventricule, défaillance multiviscérale. Mouvements anormaux. EEG montre des PPR*[1] *à gauche.*

- *Expert 1 : Oui, moi j'avais l'impression que c'était du sang, mais c'était assez difficile à localiser, je me demande si un scan ne pourrait pas nous aider.*

- *Chef de clinique 1 : Il a montré une hémorragie dans le vermis.*

- *Chef d'unité : Pourtant, cliniquement, elle va bien, elle va plutôt mieux.*

- *Interne : Ecoute, moi, quand j'étais dans le box tout à l'heure pour l'examiner, j'ai vraiment trouvé qu'elle avait des mouvements très particuliers, très saccadés et brutaux.*

---

[1] L'apparition de pointes positives rolandiques (PPR) sur le tracé de l'électroencéphalogramme contribue au diagnostic de leucomalacie périventriculaire.

- *Chef de clinique 2 : Non, moi je trouve qu'elle a une motricité correcte.*

- *Expert 2 : Mais de toute façon, c'est lié à son terme, c'est difficile de savoir.*

- *Chef d'unité : Elle n'a pas un EEG qui est catastrophique.*

- *Expert 2 : C'est normal, l'EEG prend la réaction du cervelet, or l'atteinte n'est pas au niveau du cervelet.*

- *Chef de clinique 2 : Les neurologues, qu'est-ce qu'ils ont dit ?*

- *Chef de clinique 1 : Que le pronostic n'était pas bon.*

- *Expert 1 : Ceux que j'ai vus, comme ça, c'était catastrophique. Ils sont complètement hypotoniques. C'est catastrophique.*

- *Chef d'unité : Ah bon ! Je ne savais pas tu en as qui sont comme ça. C'est un élément important.*

- *Expert 2 : En plus là, c'est quand même très étendu.*

- *Chef d'unité : Et puis les parents disent qu'ils ne sont pas prêts ?*

- *Chef de clinique 1 : Oui, je les avais vus une première fois où je leur ai annoncé et d'emblée la mère m'avait dit qu'elle ne se sentait pas capable de prendre en charge un enfant handicapé et là, je les ai revus à froid et ils ont tenu le même discours.*

- *Interne : Moi je crois que je n'ai jamais vu la mère.*

- *Chef de clinique 1 : Je crois que si tu l'avais vue, tu t'en serais souvenu.*

- *Chef d'unité : Si on peut résumer la situation, ce n'est pas brillant, ça peut même être catastrophique. Dans ce que disent les parents, il y a quand même une graduation. Ils ont dit qu'ils étaient prêts à prendre en charge un enfant qui ne marche pas, c'est ce qu'ils m'ont dit, mais pas un déficit intellectuel.*

Fidèle à sa position, le chef d'unité oriente la discussion vers une poursuite de la réanimation. Face à lui, les participants avancent toute une série d'arguments en faveur d'un arrêt de la prise en charge. Mais c'est l'introduction par les experts d'un nouvel élément de poids « *ceux que j'ai vus comme ça, c'était catastrophique* » qui, associé à l'accord des parents fait pencher la discussion vers un arrêt de la réanimation.

Le service ne possède pas de critères stricts pour juger des limites de l'acceptable. Seuls la durée de l'hospitalisation sans amélioration significative, l'absence de traitement efficace, l'avis des experts en neurologie ou génétique peuvent orienter les professionnels vers une requalification de la situation considérée initialement inquiétante comme franchement catastrophique, sans que cela soit pourtant verbalisé en dehors des réunions de concertation.

Par ailleurs, quand le processus décisionnel ne fait pas de doute, l'opinion des parents n'est pas recherchée, mais pour des cas plus litigieux les médecins cherchent à la recueillir. Nous avons évoqué plus haut le cas de Louis pour qui la discussion autour d'une poursuite ou d'un arrêt de la réanimation avait été évincée. Lors du staff du matin les médecins font le point sur l'évolution médicale, mais ne discutent pas de son pronostic neurologique qui devient de plus en plus inquiétant. L'équipe médicale est face à un cas atypique. Le type de lésions que présente l'enfant est rare et méconnu. Mais le comportement clinique de l'enfant est péjoratif. Rien n'est décidé et le temps passe. Certains membres de l'équipe commencent à s'inquiéter :

- Cet enfant est vraiment dans un mauvais état, mais on ne fait rien, on attend, je ne sais pas ce qu'on attend, c'est toujours pareil (interne).

A J16 se tient une première réunion avec les neurologues qui jugent le pronostic de l'enfant très alarmant. Mais aucune décision n'est prise. Le chef d'unité conclut :

- Je crois que pour le moment, on n'a pas suffisamment d'éléments pour décider de quoi que ce soit, il faut attendre ».

Arrivés à J26, les parents de l'enfant s'impatientent, ils interrogent le chef d'unité. Le chef d'unité leur fait part alors de ses doutes et inquiétudes. Il raconte :

- En fait, j'avais parlé pendant ma garde du week-end aux parents. Je leur avais dit que c'était grave, qu'il aurait des séquelles neurologiques importantes et que peut-être il décèderait, ce qui était vrai, parce qu'il était fortement ventilé.

- Je leur avais dit qu'on allait se réunir entre médecins le lundi, pour savoir s'il était légitime de poursuivre ou non la réanimation, et qu'eux, il fallait qu'ils réfléchissent de leur côté dans ce sens, même si j'avais précisé qu'ils étaient pas

obligés de prendre une décision et qu'ils pourraient juste nous suivre dans notre décision. Les parents sont revenus le lendemain, le dimanche, avec la famille, en nous disant qu'ils nous suivraient qu'elle que soit notre décision, mais qu'ils n'étaient pas favorables à une poursuite de la prise en charge si l'enfant a des risques de séquelles importantes. On s'est réuni le lundi et puis on a arrêté la réanimation à 15 h le même jour (chef d'unité).

Enfin, quand il n'existe pas de consensus médical, quand l'équipe médicale ne s'oriente véritablement vers aucune décision, alors l'avis des parents est non seulement recueilli, mais entièrement pris en compte :

Mathilde est une petite prématurée de 25 S. A 5 jours de vie, les experts repèrent un hématome cérébral. A 7 jours de vie, le diagnostic est confirmé. A 9 jours de vie se tient une réunion. La décision est ajournée parce que l'enfant est trop petit pour que l'expert puisse nettement distinguer les deux hémisphères du cerveau.

A 11 jours de vie, des tensions naissent dans le service. Un interne refuse de s'occuper de l'enfant parce qu'elle estime que son état est trop catastrophique, c'est « de l'acharnement », dit-elle au détour d'un couloir.

A 12 jours de vie, la mère formule son désir d'une poursuite de la prise en charge malgré la certitude de séquelles neurologiques. Mais du côté d'une certaine partie des médecins, l'inquiétude continue de gagner face à l'état neurologique de l'enfant.

A 16 jours de vie, la mère réitère son désir d'une poursuite de la réanimation. Une réunion est organisée, le chef d'unité est favorable à la poursuite de la réanimation dans le respect du choix formulé par la mère. Les médecins cesseront alors de la remettre en cause.

Enfin, l'acquisition de l'autonomie respiratoire ne modifie pas la décision quand l'équipe médicale est d'accord pour arrêter la réanimation face au pronostic péjoratif. En revanche, en situation de zone « grise », si l'enfant devient autonome sur le plan respiratoire alors aucune décision ne viendra interrompre le cours de sa vie :

Chloé, née à 29 semaines, d'une maman de 24 ans P2 G2.

A 18 jours de vie, elle connaît une complication digestive avec un ballonnement abdominal et épisode de désaturation. Arrêt alimentation et reprise 12h plus tard.

A J21, on diagnostique une entérocolite qui nécessite une réintubation et une illéostomie[1]*. Suite à cet épisode, à 34 jours de vie un EEG montre d'importantes perturbations. Et à 45 jours de vie, l'ETF révèle l'apparition de cavités bilatérales. Une leucomalacie cavitaire est diagnostiquée et le pronostic est très mauvais. Mais personne ne pose la question d'un arrêt de vie. Le chef de clinique explique :*

- Si elle avait été en réanimation, on se serait posé la question, mais là, elle allait bien, elle ne demandait rien à personne. Donc ça aurait été vraiment de l'euthanasie active. Si elle avait fait un gros choc septique et qu'elle n'était vraiment pas bien, on aurait pu se poser la question, mais là ...

L'enfant présente à un mois de vie des lésions neurologiques importantes qui se traduiront indubitablement par de graves séquelles. La poursuite de la réanimation n'est pourtant pas remise en cause, parce que l'enfant ne dépend pas de soins de réanimation. Autrement dit, l'équipe médicale fixe des limites à la transgression de la loi. Ce principe résulte moins de convictions éthiques, que de la difficulté à prendre une décision d'euthanasie active :

- Aujourd'hui, on fait moins d'euthanasie active. Il y a un relatif consensus autour de ça. Je crois quand même que globalement la plupart des médecins qui sont là ont beaucoup de mal avec ça, tout simplement parce que c'est un geste difficile à faire (expert neurologie).

Ainsi, en l'absence de consensus médical, l'autonomie respiratoire lève toute polémique et conduit à la poursuite de la réanimation.

2. DES DECISIONS ET DES HOMMES, LA DIFFICULTE A DECIDER DANS LE SERVICE B

Dans la partie qui suit, nous tenterons de comprendre pourquoi les acteurs parviennent difficilement à trier les trajectoires inquiétantes, suscitant ainsi certaines tensions entre les professionnels.

[1] Ablation complète du gros intestin.

La construction de l'incertitude

Les médecins dirigeants du service B insistent sur l'incertitude relative à tout pronostic neurologique :

- Je crois que quand on dit « il y a telle image, donc mon pronostic, c'est ça », je crois que ce n'est pas correct parce que les images échographiques sont un signe et on élabore un diagnostic à partir d'un ensemble de signes. Autrement dit, je pense qu'avoir des critères diagnostics fiables oblige à ne pas se servir à tort et à travers des symptômes, qui sont d'autant plus séduisants qu'ils ont l'apparence de l'objectivité. Les médecins aiment bien les images, parce que les images, ça se voit, c'est dans le dossier, on peut y retourner. Mais une image, ça n'est qu'une image (chef de service).

Il est vrai que tout pronostic neurologique comporte une part d'incertitude, mais celle-ci est largement mise en avant dans ce service B. Aussi, la prise en charge doit être poursuivie dès lors que les indicateurs ne montrent pas clairement que le pronostic de l'enfant est catastrophique :

- Dans la mesure où nos décisions impliquent une part de probabilité, il n'y a pas de mystère : soit on fait survivre des enfants qui ont des séquelles, soit on envoie au cimetière des enfants qui n'auront pas de séquelles. Moi j'ai choisi la première ... (chef d'unité)

En retour, le handicap est assumé par les professionnels qui le considèrent comme une des conséquences inéluctables de la mission exercée :

- Pour un médecin, est-ce que le polyhandicap justifie un arrêt de soin ? Je ne sais pas ? Je serais plutôt dans l'optique de dire « il faut qu'on accepte le polyhandicap ». Quand j'étais jeune interne, mon chef de service avait dit quelque chose qui m'avait frappé : que si on avait plus du tout de polyhandicapé, ça voudrait dire qu'on aurait fait des arrêts de soins par excès, dans le sens où on n'a pas forcément toujours les certitudes. Mais bon, c'est quelque chose que je garde en mémoire. Je me dis : il faut accepter aussi nos limites (chef de service).

Les cadres dirigeants insistent sur la nécessité de cadrer l'immixtion du corps médical dans le déroulement de la trajectoire de l'enfant :

- Vous êtes contre l'euthanasie active ?

- Pourquoi une petite fille qui fait moins d'un kilo aurait moins d'âme qu'une petite fille qui fait 10 kg et qui a deux ans ou trois ans de plus ? Là, aussi c'est mon sentiment personnel. Cet enfant il a eu besoin d'être ventilé, quand j'ai pris la décision de le ventiler. Est-ce que je savais qu'il présenterait ensuite des risques majeurs ? Non. Je ne vois pas pourquoi, parce que j'ai pris une décision au moment où l'enfant en avait besoin, que j'ai ensuite le droit, six semaines plus tard, de faire un arrêt actif (PH).

Le service ne se donne pas le droit de contrôler entièrement la trajectoire de l'enfant. Alors que l'introduction d'éléments sociaux ou de jugements normatifs pourraient permettre de déjouer l'incertitude, ils ne sont jamais utilisés. Jamais les médecins ne disent par exemple qu'il serait justifié dans le souci de préserver l'avenir des parents, de suspendre la réanimation de l'enfant. Quand l'expert estime, concernant la petite Sahra, qu'« *elle cumule quand même beaucoup de choses* », l'introduction d'arguments relatifs à la qualité de vie future permettrait d'orienter la décision dans un sens ou dans un autre, mais les membres du service ne s'y autorisent pas. Les éléments sociaux ne peuvent être introduits que via l'opinion des parents rapportée lors des réunions.

Les médecins ne se donnent ni le droit, ni la légitimité de définir ce qu'est une vie acceptable. La famille est un acteur qui doit intervenir (indirectement) dans la décision puisque c'est elle qui supportera le poids du handicap. Cette idée de participation des familles à la décision s'est imposée au fil des années comme un principe intangible :

- Je pense qu'on a eu beaucoup de discussions sur jusqu'à quel point il fallait qu'on suive leur choix. Notamment quand il s'agissait de familles très religieuses qui disent clairement qu'elles prendraient en charge leur enfant quelles que soient les séquelles. Je pense que ça pose moins de soucis aujourd'hui. J'ai l'impression qu'il y a globalement un consensus sur le fait que lorsque les parents expliquent clairement qu'ils veulent poursuivre, on les suit, sans aucun état d'âme. Je ne sais pas si c'est ce qu'il faut faire, mais c'est l'attitude qu'on a le plus souvent (expert en neurologie).

Le service fonctionne selon un système de valeurs qui loin de renforcer le pouvoir des professionnels, conduit à un scepticisme : la certitude n'est jamais acquise au niveau des critères décisionnels, aucun dogmatisme n'est possible pour déterminer la vie qui mérite d'être vécue et les médecins sont loin d'être les experts pour décider de l'attitude à adopter. Ce scepticisme se diffuse à l'ensemble des strates professionnelles, des médecins jusqu'aux infirmières :

- Si on est sur un fauteuil, mais que neurologiquement ça va, est-ce que c'est une qualité de vie acceptable ? Moi, je ne sais pas. Ça dépendra toujours de la famille dans laquelle il est accueilli. Et tant que les parents sont là et s'investissent, il n'y a pas de problèmes (infirmière depuis 3 ans dans le service).

Tensions et désengagement des acteurs

Si les entretiens auprès des différents groupes professionnels montrent le partage d'un même argumentaire autour d'une politique permissive de la réanimation, les décisions prises ne font pas toujours l'unanimité et le chef d'unité en est d'ailleurs conscient :

- Chef d'unité : La décision de limitation des soins sera prise uniquement sur une qualité de vie qu'on considérera comme inacceptable, c'est-à-dire l'impossibilité d'obtenir une vie relationnelle, sociale ou une autonomie suffisante. Mais le problème, c'est que la définition d'une survie acceptable varie d'une personne à l'autre et il n'y a pas toujours un consensus pour décider d'un arrêt de soin.

Néanmoins, les tensions ne débouchent jamais sur un conflit ouvert. D'abord la qualité des relations interpersonnelles avec les infirmières permet aux médecins d'expliquer, de justifier la poursuite d'une réanimation jugée disproportionnée :

- Quand il y a une situation qui me pose question, je demande aux médecins. Ils sont très ouverts ici. Ils nous expliquent. Je crois qu'aujourd'hui, je le vis plus facilement parce que j'ose aller demander alors qu'avant, je n'osais pas (infirmière depuis 2 ans dans le service).

Les médecins désamorcent les tensions auprès des infirmières en rappelant combien il est difficile de prendre ce type de décision. Il faut s'assurer de la validité du diagnostic au préalable et être sûr que plus rien ne peut être tenté :

- *Je pense qu'il y a des soucis parfois dans les explications. On pense que parfois c'est de l'acharnement et je pense que des fois on part un peu vite en pensant que c'est de l'acharnement. Surtout au début, quand je suis arrivée, il y en a qui me disaient ça, et moi, je partais direct. Alors que maintenant, je comprends que les choses sont parfois compliquées. Je pense que c'est surtout dû à un manque d'informations. Quand on demande, ils peuvent par exemple dire : « on attend parce qu'il faut avoir trois EEG » (PU/PH).*

Dès que des tensions se font jour autour d'une trajectoire problématique, la parole informelle au cours des activités quotidiennes permet de faire passer le message :

- *Des fois les filles [les infirmières] disent en parlant de certains enfants que c'est de l'acharnement de poursuivre les soins. Dans ces cas-là, il faut qu'on fasse une réunion, qu'on en parle, parce que là, les filles ne sont pas d'accord. Il faut toujours tout de suite apaiser (surveillante).*

Malgré l'idée soutenue et diffusée par les cadres dirigeants selon laquelle chacun est différent et peut exprimer ses divergences, les contestations des infirmières sont cadrées pour, sinon se conformer aux positions dominantes du service, du moins ne pas leur laisser place. Dans le groupe des médecins, si au jour le jour, des tensions se font sentir au moment des délibérations, les opposants restent très effacés. Chacun essaie d'orienter la décision, mais personne n'essaie de changer la position initiale de l'autre. Les chefs de clinique et les internes préfèrent se retirer du jeu et ne prennent pas fermement position lors des discussions. De leur côté, les experts en neurologie possèdent une ressource majeure pour orienter la prise de décision. Ils pourraient se saisir d'une marge d'action très importante : plutôt que de ne pas répondre avec certitude dans le sens qui les intéresse, ils pourraient se montrer bien plus affirmatifs. A cette réflexion, les experts répondent :

- *Le fait d'avoir fait de la réa me place dans une position particulière, car pousser la seringue, c'est difficile. Je pense qu'il faut savoir respecter celui qui va accompagner la famille dans la mort de l'enfant. Je me souviens d'une fois où on se posait des questions et on a eu une conversation dans le couloir avec un des médecins du service. Je lui ai dit « mais là vous continuez ! » et il me répond « si tu n'es pas contente, tu n'as qu'a pousser la seringue ». Et moi j'ai dit « mais t'as qu'à suivre toi ». C'est une anecdote qui m'a fait réfléchir, on ne peut pas réagir comme ça, sinon, ça devient insupportable au niveau de l'équipe. Je pense qu'il faut essayer de voir la position des uns et des autres.*

Les experts préfèrent se désengager du processus décisionnel plutôt que d'être seuls responsables d'un arrêt de vie. Les tensions parfois vives autour de la décision d'arrêt de vie ne font jamais éclater le système décisionnel mis en place.

CHAPITRE 6

UN ENCADREMENT QUI FAIT CONFIANCE AUX CAPACITES D'ADAPTATION PARENTALE

1. UN ACCUEIL POUR DEMYSTIFIER LA SITUATION EXCEPTIONNELLE

Pour entrer dans le service, l'uniforme requis est relativement léger, il se limite à une simple blouse, ce qui évite aux parents d'éprouver le sentiment de rentrer dans un monde à part. L'accès au service est aussi facilité au maximum, il est autorisé à n'importe quelle heure du jour ou de la nuit ; les parents sont libres de venir quand ils le souhaitent. Passé le sas du vestiaire, la porte s'ouvre sur le guichet d'accueil. L'hôtesse sait exactement de cette manière qui est dans le service et peut faire passer les messages de la part des équipes soignantes. Son sourire et ses mots de bienvenue accueillent chaleureusement les parents. C'est ensuite l'hôtesse ou l'infirmière ou encore, si la situation est délicate, un interne ou un chef de clinique qui guident les parents dans leur premier pas dans le service. L'accueil n'est pas formalisé, il s'organise spontanément en fonction des événements et des personnes. Ici les deux parents viennent pour la première fois dans le service, voir leur enfant né à terme, qui présente des troubles de la respiration d'origine inconnue :

L'infirmière entre dans le sas. Elle montre aux parents comment se laver les mains et leur donne une blouse en leur indiquant l'endroit où la ranger ensuite. A la sortie du sas, l'hôtesse salue les parents et leur dit : « Vous viendrez me voir après, pour que je vous remette le livret d'accueil et puis pour toutes les formalités, la déclaration de naissance et tout ». Les parents hochent la tête et suivent l'infirmière qui se dirige vers la chambre. L'enfant est nu, allongé sur une sorte de table molletonnée pour réaliser plus facilement les premiers soins.

- Infirmière : Il n'a pas froid, ne vous inquiétez pas. Il y a un chauffage juste au-dessus et puis il a un petit tube relié à une machine qui lui permet de respirer. On va commencer les examens cet après-midi. Le médecin va venir vous voir pour vous expliquer.

Le temps que le médecin arrive, les deux parents restent assis auprès de l'enfant. Le père se lève et scrute attentivement les machines, puis se rassoit. Les parents échangent ensuite quelques mots à voix basse en regardant leur enfant.

Dans ce service B, les professionnels ne se précipitent pas pour encadrer les parents. Ces derniers peuvent rester seuls dans la chambre de leur enfant pendant un certain laps de temps avant que les premières nouvelles ne leur parviennent. Cette attente n'est en aucun cas le résultat d'une négligence, mais le produit d'une réflexion sur la manière la moins traumatisante de faire rentrer les parents :

> - *On essaie de faire en sorte qu'ils rentrent doucement dans le service. En général, on les laisse un temps auprès de leur enfant. On essaie de ne pas les assaillir d'informations, qu'il n'y ait pas tout un défilé de personnes. Ce qu'on fait, c'est qu'on les emmène dans la chambre de leur enfant, on les laisse seuls pour qu'ils fassent tranquillement connaissance et puis ensuite on revient, on répond à leurs questions, quand ils en ont (chef de clinique).*

Le médecin n'orchestre pas à lui seul cette première arrivée ; il se présente comme un des maillons de la chaîne de la prise en charge de l'enfant, ce qui relativise l'importance de son rôle auprès des parents.

A cette première arrivée de l'enfant dans le service, les professionnels souhaitent donner un ton optimiste et presque joyeux :

> - *En général, c'est le papa qui arrive, complètement effaré. Une fois qu'il arrive ici, on lui explique comment va son bébé. On essaie de le rassurer et de le féliciter pour son bébé, ça c'est important : le féliciter en lui disant que tout va bien (infirmière).*

Après le premier accueil, les parents se déplacent seuls dans le service. Ils entrent dans le sas pour enfiler leur blouse, passent devant l'hôtesse dont le guichet est en face de la porte d'entrée. A l'intérieur du service, l'ensemble du personnel partage un même souci de saluer les parents. Tout est fait pour que les parents ne se sentent en aucun cas écartés du service par des barrières médicales ou symboliques, mais qu'ils se pensent comme légitimes dans cet univers qui leur est étranger. Décrivons successivement le travail des médecins et des infirmières autour de la famille.

Dédramatisation et démédicalisation de la part de l'équipe médicale

La rencontre entre médecins et parents n'est pas régulière et systématique ; elle s'organise au cas par cas, en fonction des derniers événements. Le plus souvent, l'infirmière est la première qui recueille les inquiétudes et les questions des parents. En fonction, elle peut choisir soit d'y répondre, soit d'aiguiller vers le médecin. Aucun médecin n'est spécifiquement attribué aux parents. Généralement, les parents rencontrent les deux chefs de clinique, alternativement de garde. Quand l'enfant est malade au point que son état inspire de lourdes inquiétudes, les parents rencontreront également le chef d'unité, notamment pour les annonces déterminantes. En outre, comme le service est ouvert aux parents à toute heure de la journée, ils peuvent être présents quand l'équipe médicale pénètre dans la chambre de l'enfant à l'occasion du staff matinal. Une fois la présentation de l'enfant faite à l'ensemble du groupe, le médecin de garde pour la semaine ou le chef d'unité prend généralement le temps de donner quelques nouvelles succinctes.

La mère est restée auprès de sa petite fille de 25 semaines pendant le tour des médecins. Le groupe dit bonjour à la mère :

- Interne : Elle était montée à 50 % en début de nuit. Là, on a réussi à la déventiler sous 23 %, à 16+4. Par contre, il y a toujours une intolérance glucidique.

- Chef d'unité [en se penchant sur les feuilles]: Et on est à combien au niveau de l'insuline ?

La maman regarde son enfant sans détourner la tête. Une fois que le groupe quitte la pièce, le chef d'unité s'adresse à elle.

- Chef d'unité : Vous avez un peu compris en gros ce qui s'est dit ?

La maman fait la moue.

- Chef d'unité : En gros ça se passe bien. On n'a pas d'inquiétude pour le moment, on est sur la bonne voie.

Il reste un moment penché sur la couveuse à côté de la mère puis se retire.

La transmission d'informations ne repose sur aucune procédure visant à coordonner les interactions. Le service mise sur le développement de relations égalitaires avec les parents pour favoriser chez eux l'émergence d'un sentiment de confiance :

- Ici, il n'y a pas de règles pour entrer et sortir, c'est comme ça. Il faut qu'ils aient le sentiment qu'on ne leur cache rien, que dès le début une relation de confiance se soit établie (médecin senior).

L'encadrement est succinct, dans la mesure où il est peu formalisé et ne cherche ni à englober, ni à coopter les familles. S'agissant du contenu même des entretiens, quand le médecin rencontre pour la première fois les parents, l'information donnée est réduite au minimum, comme le montre ce premier échange autour d'un prématuré de 30 semaines.

Les parents viennent d'entrer dans le service. L'infirmière les a accueillis et conduits dans la chambre. Le médecin arrive, regarde l'enfant dans la couveuse puis se tourne vers les parents.

- Il va bien. Il est à 60 % d'oxygène, mais ça va, il est stable. Pour le moment, il n'y a pas de problème. On va essayer de démarrer l'alimentation demain, on verra.

Le chef de clinique n'entre pas dans le détail de la pathologie de l'enfant ; il n'amène pas les parents à discuter sur un registre médical. De leur côté, les parents ne posent aucune question pour comprendre plus en détail la situation.

D'une façon générale, le chef d'unité souhaite que le ton de l'échange soit le plus optimiste possible :

- Sauf quand l'enfant va mal, on essaie de donner un ton optimiste, parce qu'en fait, statistiquement, il y a beaucoup plus de chances que l'enfant aille bien, que tout se passe bien. Si on regarde les chiffres aujourd'hui, c'est rare que des prématurés ne s'en sortent pas (médecin senior).

Les médecins abordent très succinctement les risques et les complications possibles encourus par l'enfant au cours de son hospitalisation, comme le prévoit la loi du droit des malades de mars 2002. Si l'argument mis en avant pour justifier ce discours rassurant est la protection des parents contre des angoisses qui pourront, dans leur grande majorité, se révéler non fondées, cela est avant tout le résultat d'une politique d'encadrement des familles qui se veut prégnante.

L'infirmière à côté de l'adaptation parentale

Comme la segmentation entre les groupes professionnels est faible et le discours des médecins peu médical, certaines infirmières s'aventurent sur le registre médical :

> - *Quand la maman est arrivée, je lui ai dit qu'on avait fait une échographie et qu'il fallait attendre les résultats. Mais que à priori, tout se passait bien (infirmière depuis 2 ans dans le service).*

Si ce glissement des discours est possible, il reste limité : les infirmières sont peu expérimentées et généralement mal à l'aise pour expliquer la pathologie. Elles orientent invariablement les parents vers les médecins quand les nouvelles à communiquer sont délicates. Mais le comportement s'ajuste toujours à celui des médecins ; elles tentent d'être le plus rassurantes possible :

> - *Au début, on vient éteindre la sonnette et après on s'en va. Ensuite, quand les parents demandent, on leur explique pourquoi. Au fur et à mesure, ils comprennent et ensuite c'est sûr que tu ne peux plus rien leur cacher.*
>
> - *Comment ça ?*
>
> - *Par exemple des fois, on ne dit pas qu'il fait des malaises, on dit que c'est l'électrode qui s'est décollée et que c'est pour ça que ça sonne. Ensuite, tu ne peux plus leur dire ça, parce que ce n'est pas la même sonnerie quand c'est décollé ou quand c'est un malais et ils finissent par reconnaître le bruit de l'alarme (infirmière depuis 3 ans dans le service).*

Le discours de l'infirmière nous apprend beaucoup sur les relations avec les parents. Elle ne donne pas aux parents les repères pour comprendre la situation médicale : « *On vient éteindre la sonnette et après on s'en va* ». L'infirmière va même jusqu'à mentir « *c'est l'électrode qui s'est décollée* », pour maintenir les parents dans le registre de la dédramatisation.

En fait, pas plus que le médecin n'amène la famille à discuter sur le registre médical, les infirmières n'incitent les parents à se repérer eux-mêmes dans l'univers de la réanimation néonatale. Même si elles répondent à leurs interrogations principales, expliquent par exemple que l'enfant va mieux, que le taux d'oxygène a baissé et indiquent à l'appui le taux qui s'affiche sur la machine, elles ne leur donnent pas les clés pour décrypter eux-mêmes les significations du monde médical qui les entoure. Quant à la participation des parents aux soins de base, elle reste très limitée. L'infirmière ne propose pas systématiquement aux parents d'aider aux soins ou à la toilette des enfants :

- En général, quand ils ne touchent pas leur enfant, on leur dit « ce n'est pas grave, vous verrez, vous y viendrez ». En général, on ne les force pas, c'est pour qu'ils ne pensent pas être des parents indignes (jeune infirmière).

Nombre de parents quittent le service sans jamais avoir aidé à changer, laver ou nourrir leur enfant. Les liens entre infirmières et parents ne naissent pas d'une coopération autour des soins prodigués, mais plus du fait de paroles informelles échangées dans des moments de fortes tensions :

- On leur donne les informations et si ça se passe bien, on peut ensuite continuer. Tu peux leur parler de leur enfant, leur dire qu'il est calme, qu'il sourit, qu'aujourd'hui il a regardé son mobile, des choses comme ça. Puis on peut leur parler de leur vie, s'ils ont d'autres enfants, leur travail, donc oui, ça change. On discute plus encore quand les parents sont dans le service depuis un moment (infirmière depuis 2 ans dans le service).

Comme aucune règle n'assigne les infirmières à un secteur ou à une chambre, le développement de relations interpersonnelles est possible. Pendant des semaines voire plusieurs mois de suite, l'infirmière peut s'occuper du même enfant et rencontrer régulièrement les parents.

Dans ce service B, les infirmières ne cherchent pas à s'investir dans la relation parent-enfant pour devenir un acteur incontournable. Elles leur laissent une marge de liberté : pouvoir s'impliquer ou non dans les soins, être entendus dans leurs revendications autour du confort de l'enfant.

Des parents vus comme des électrons libres

Dans ce service, une préoccupation constante est portée au confort de l'enfant. Les professionnels sont très attentifs à son comportement clinique et en discutent aussi bien entre infirmières qu'entre médecins. Les membres du service sont aussi très vigilants à l'environnement sensoriel de l'enfant : ils cessent de parler quand il dort, ils éteignent le plus souvent les lumières, font attention à ne pas faire trop de bruit. Mais l'enfant est rarement envisagé dans son rapport avec ses parents. Les professionnels ne cherchent pas à intervenir sur les liens entre parents et enfants. L'encadrement est relativement lâche et fluctuant. Les médecins ne créent pas d'interactions fortes et systématiques permettant de les guider. Les infirmières n'accompagnent pas de manière très proche les parents dans leurs contacts avec leurs enfants. D'une manière générale, les professionnels ont du mal à penser l'enfant et sa famille sur un même axe. Quand la relation parents-enfants est difficile ou quand le comportement des parents est jugé pathologique, les professionnels sont parfois pris au dépourvu.

Pour cette mère dont le compagnon vient de la quitter, les membres du service sont véritablement inquiets. Lucie est une grande prématurée et son état est très instable, médecins et infirmières viennent souvent à la rencontre de la mère qui pleure et reste prostrée devant la couveuse. Après une recherche dans le dossier médical de l'enfant, ils découvrent que les deux autres enfants de la mère sont placés en institution. Face à cette situation les professionnels sont désemparés : ils ne savent pas comment parler à la mère, se demandent s'ils ne devraient pas contacter l'institution où sont placés les enfants, ils hésitent même à contacter le médecin traitant pour lui demander de mettre en place un soutien psychologique. La situation est complexe, et les professionnels ne savent pas comment réagir ; il n'est pas de leur usage d'aller à la rencontre de la mère pour parler de ses problèmes. C'est la psychologue extérieure au service qui réussira à dénouer la situation comme le montre les prochains extraits.

Une psychologue extérieure au service organise régulièrement une réunion pour que les professionnels puissent discuter de leurs difficultés rencontrées auprès des enfants et de leurs parents. L'orientation donnée à cette réunion mérite d'être soulignée : il ne s'agit pas de discuter du comportement des parents vis-à-vis de leur enfant, mais de discuter des relations que les professionnels établissent avec les parents et les enfants.

Dans la salle de détente, la plupart des infirmières, la surveillante, le chef d'unité, deux chefs de clinique et un interne se sont regroupés autour de la psychologue. La surveillante énonce un par un le nom des enfants et une discussion s'ensuit :

Mathieu

- Infirmière 3 : C'est difficile. Je sais qu'hier, il a fait trois bradycardies profondes.

- Chef d'unité : Oui, c'est sûr qu'on est vraiment très inquiet.

- Psychologue : Et les parents ?

- Infirmière 1 : Les parents sont très présents, mais la mère est très fatiguée. Elle a dû reprendre son travail et elle est vraiment crevée. Hier elle s'est endormie.

- Psychologue : Alors c'est que ça ne va pas trop mal (sourire attendri).

Lucie

- Chef de clinique : On est très inquiet pour la maman. Elle a vraiment quelque chose qui ne va pas et on pense qu'elle aurait besoin d'une prise en charge. Apparemment elle a deux enfants qui sont placés à T. et le père est parti. Nous on se demandait si on ne devait pas les contacter ou le médecin traitant. Qu'est-ce que tu nous conseilles ?

- Psychologue (rires) : C'est une lourde responsabilité ce que tu me demandes ! Non, ce qu'il y a de sûr, c'est que cette maman doit être dans l'échec. Elle a déjà deux enfants dont elle n'a pas réussi à s'occuper et elle en a un troisième qu'elle n'a pas réussi à faire naître dans de bonnes conditions. Elle doit être dans la culpabilité de cette naissance. Mais T. ce n'est pas une institution de placement il me semble. Je crois qu'ils proposent des logements mère-enfant. Donc si c'est ça, il doit y avoir une assistante sociale et des éducateurs. C'est peut-être plus eux qu'il faut contacter.

L'heure tourne, chacun doit reprendre ses activités y compris la psychologue, certaines infirmières ont déjà quitté la salle. La réunion se terminera avant d'avoir pu parler de tous les enfants présents dans le service.

Des informations appartenant à des registres d'ordre médical, professionnel ou social s'échangent. Comme la psychologue est extérieure, elle aide à prendre du recul sur le quotidien ; l'occasion de faire le point sur chaque enfant, de recadrer les situations et de demander des conseils, indépendamment de sa place dans la structure hiérarchique.

Les participants se contentent de rapporter les faits. Les professionnels se refusent à médiatiser les relations interpersonnelles qu'ils ont nouées avec les parents, pas même par écrit d'ailleurs :

- *Enquêteur : Dans les dossiers infirmiers il y a une rubrique « relationnel » ?*

- *Infirmière : Oui, mais on ne la remplit presque jamais, on trouve que c'est trop intime.*

De même, aucun jugement normatif n'est formulé à l'égard des parents. Si le comportement de la mère est ici considéré comme pathologique, le chef de service fait référence à une pathologie psychiatrique. Les professionnels ne cherchent pas à entrer dans l'histoire des parents et à inscrire l'enfant dans sa biographie familiale. Tout se passe comme s'ils travaillaient d'abord avec l'enfant et qu'ensuite il fallait laisser entrer les parents dans cet univers, sans en avoir défini véritablement les modalités. Si les parents sont omniprésents, leur place n'est pas formalisée :

- *C'est vrai qu'ici on a du mal à trouver la place des parents. Il faut avoir du temps pour les faire participer à la toilette et tout. Et puis c'est vrai que même si on a le temps, on n'y pense pas toujours (jeune infirmière).*

Certes, le service a une définition du comportement attendu des parents à l'égard de leur enfant, mais elle reste somme toute très sommaire. Il faut qu'ils rendent visite à leur enfant. Si les parents ne viennent pas, le chef de clinique les appelle pour leur demander des nouvelles. La détresse des parents ne doit pas non plus être trop grande, elle est alors qualifiée de pathologique comme dans le cas de la petite Lucie. Mais on ne s'alertera pas de la mère qui n'arrive pas à toucher son enfant et l'on ne jugera pas des propos que tiennent les parents à l'égard de leur enfant. Des bornes définissent les obligations essentielles du parent, à partir desquelles une palette relativement large de types de comportements individuels est jugée comme acceptable. A l'intérieur de ce cadre, une grande confiance est accordée dans les capacités d'adaptation des parents. Pour le service B, l'enfant est au centre des relations et chacun doit graviter autour à sa manière. C'est aux parents de choisir la place qu'ils souhaitent occuper auprès de leur enfant.

2. DES PARENTS PEU ENGAGES

Dès la naissance, les professionnels font le maximum pour que le lien entre l'enfant et ses parents ne s'interrompe qu'un court laps de temps. Seulement quelques heures après la naissance, la mère peut se rendre en lit dans la chambre de l'enfant et établir un premier contact avec lui :

- Ils m'ont amenée ici [service de néonatalogie] 2 heures après l'accouchement et ça c'est primordial. Ils avaient essayé de me les montrer à l'accouchement, mais comme j'étais sous anesthésie, ce n'était pas évident. C'est presque vital ce premier contact (L5.1).

Il n'est donc pas rare de voir dans le service des mères accompagnées de brancardiers et alitées qui, le visage encore pâle se penchent sur leur enfant. Avant toute explication médicale, les parents sont laissés seuls dans la chambre pour faire connaissance avec leur enfant. Les parents apprécient cette attention :

- Forcément, au début, je ne voulais pas voir l'équipe, la première chose que je voulais, c'était voir ma fille, donc ils ont été discrets et ils ont attendu pour venir nous voir. Parce qu'en plus, Clémentine a été transférée ici et donc déjà, il y avait une certaine distance et donc une fois que je suis venue, une heure ou une demi-heure après, l'équipe s'est présentée et ils étaient là et ils m'ont réconfortée (L1.14).

Il est indéniable que découvrir un enfant très malade ou grand prématuré est toujours un choc pour les parents, mais ces derniers ne gardent pas un souvenir traumatisant de leur arrivée :

- A partir du 2-3ème jour, j'ai commencé à lui faire des caresses et à lui parler. Mais je me disais quand même que c'était un rêve, que j'allais me

réveiller. Le père, c'est pareil, il était choqué. Il m'a fallu, je ne sais pas, 2-3 jours pour pouvoir la caresser. C'est venu à partir de 2-3 jours et puis le fait que quand même les 48 premières heures étaient passées. Au début, j'avais peur de m'attacher. Mais bon, de toute façon, dès que je l'avais vue, ça y est, c'était ma fille (L2.1).

En même temps que cette maman est particulièrement déstabilisée par la situation ressentie comme un cauchemar, « *je me disais que c'était un rêve* », les propos marquent une certaine retenue et ne sont émaillés d'aucun adjectif qualifiant la fragilité de la situation ou l'aspect physique de l'enfant.

Une faible emprise sur le déroulement de la trajectoire de l'enfant

Les parents peuvent rencontrer le médecin comme ils le souhaitent, lui poser toutes les questions qu'ils désirent, sans pour autant que celui-ci ne devienne l'expert incontournable. Ils posent des questions de façon totalement indifférenciée au personnel, sans chercher à rencontrer absolument le médecin :

- *En réa, je demandais des informations à tout le monde, c'était indifférent parce qu'il y avait du monde. En fait, je posais des questions et si on ne savait pas me répondre, on allait chercher le médecin d'office. Voilà, c'est comme ça que ça se passait (L6.2).*

Les parents n'ont pas toujours connaissance du suivi neurologique mis en place. Certains parents sont alors très surpris de découvrir après plusieurs semaines que des échographies sont réalisées :

- *Je sais qu'ils ont fait aussi des échos, parce qu'ils en faisaient quand je suis arrivée. C'est vrai qu'on ne me l'avait pas dit et ça m'a un peu foutu les pétoches. Mais je pense que c'est volontaire s'ils ne nous le disent pas, c'est pour ne pas nous inquiéter (L6.2).*

Parce que les informations médicales sont succinctes, les parents ne possèdent pas les clés pour poser des questions précises permettant d'avoir une bonne visibilité de l'évolution médicale :

- *Disons que mon mari et moi on ne posait pas trop de questions aux médecins. Parce que... Comment expliquer... Déjà, moi, je n'aurais jamais pensé à demander aux médecins s'il avait eu des saignements dans sa tête. On n'aurait pas posé ces questions. On n'osait pas, parce qu'on ne savait pas les termes dans lesquels le dire. Et puis une fois qu'on est ici, on est un peu entre leurs mains. Bien sûr, dès qu'ils nous ont dit qu'il y avait un saignement, on a demandé les conséquences qu'il y aurait. Et donc on nous avait dit que ça allait se résorber et ensuite, à chaque fois on a demandé s'ils avaient fait des radios de contrôle (L8.2).*

En fait, l'adaptation à l'univers technique et la récolte d'informations sont faiblement encouragées par les professionnels. Ceux-ci guident les parents en dehors de la sphère médicale en leur tenant un discours démédicalisé et dédramatisé et les infirmières ne les familiarisent pas systématiquement avec l'univers technique. Les informations sont rassurantes et les parents ne possèdent pas de ressources pour procéder à leur propre recherche d'informations, par conséquent leur participation à la prise en charge médicale est limitée.

La neutralité de l'expérience

Les parents sont forcément inquiets de la situation, mais au final le discours optimiste les rassure efficacement :

- Non, je ne m'inquiète plus. Avant, l'inquiétude me rendait folle. Je ne sais pas, je pense que ça a duré pendant une semaine après à peu près. J'étais rassurée. Je ne sais pas pourquoi, c'était à la façon dont… dont on m'expliquait, me rassurait, me parlait (L8.7).

Comme ils ne possèdent que très peu de repères médicaux, les parents vivent la situation au jour le jour, en fonction des informations transmises. Cet encadrement qui se veut optimiste et rassurant profite à la majorité des parents dont on a l'impression que l'expérience de la réanimation « glisse » sur eux : ils entrent facilement en contact avec leur enfant, ils ne se disent pas fortement angoissés, ils se contentent du discours construit par les professionnels et ne profitent pas des éléments de compréhension disponibles dans l'univers immédiat pour intervenir dans la prise en charge. Les jugements sont relativement neutres :

- Quand voyez-vous les médecins ?

- Ils passent le matin, quand ils regardent le bébé et ils vous expliquent ce qui se passe. Si vous avez une question, ils vous répondent (L1.2).

Par rapport aux infirmières, les parents soulignent leur aide dans la relation avec leur enfant, mais cela ne s'accompagne pas d'un grand sentiment de reconnaissance :

- *L'infirmière propose de prendre l'enfant dans les bras, de faire « du peau à peau », ça c'est pas mal. Il y en a plusieurs qui m'ont proposé de faire ça (L2.1).*

Le travail du personnel infirmier ne fait l'objet d'aucune critique de la part des parents, mais n'est pas non plus valorisé comme le démontre l'absence d'un champ lexical positif à leur égard. La majorité des compliments adressés aux infirmières concerne en fait la qualité de la relation qu'ils nouent avec elles :

- *Les infirmières, elles sont gentilles, elles ont toujours le sourire et bien le bonjour. Elles sont toujours disponibles. Bon si elles sont occupées avec un bébé, elles restent avec lui, mais ensuite, elles viennent nous voir (L2.3).*

En résumé, le discours des parents sur les professionnels est relativement neutre. La reconnaissance de leur travail tient plus à la manière dont ils s'ouvrent aux parents, qu'à leurs qualités humaines ou professionnelles :

- *C'est vrai qu'on voit qu'ici, il y a un souci d'ouverture aux parents. Le fait que le service soit ouvert 24h/24, il n'y a pas de moment où on est indésirable, c'est clair que ce n'est pas la politique de la maison (L4.12).*

Une minorité de parents regrette néanmoins ce discours parfois très lisse tenu par les médecins et les infirmières, qui n'aborde ni les problèmes, ni les difficultés rencontrées par l'enfant :

- *Toujours entendre que tout va bien, à la fin, on se dit… Le mot « tout va bien », on se dit « qu'est-ce qu'il y a encore ?». Moi, le jour où on m'a dit « tout va bien pour votre enfant », je me suis dit « je vais repartir bientôt avec ». Et puis il était arrivé à 41 % d'oxygène. Et là le médecin me dit « tout va bien ». Donc je lui dis : « non, tout va pas bien, il augmente ses besoins. Arrêtez de me dire que tout va bien Je ne suis pas médecin, mais je ne suis pas folle » (L5.6).*

Le témoignage de cette maman montre bien le décalage entre le discours du médecin et ce qu'elle peut observer. Cette maman a passé du temps dans le service, elle a appris à lire les machines et à interpréter l'évolution sur le plan respiratoire de son enfant. Les informations qu'elle a en sa possession ne se recoupent pas avec celles données par le médecin, elle est déstabilisée et perd sa confiance dans le service.

Pour déjouer cette carence d'informations qui résulte de l'absence d'interaction systématique avec les médecins et d'un discours peu détaillé sur les enjeux médicaux, les parents peuvent mettre en place différentes tactiques. Ils assistent au tour des médecins :

- Je les vois quand ils font leur tour, ils passent tous les jours à la même heure. J'aime bien, comme ça, je ne peux pas les louper.

- Et vous comprenez ou c'est un jargon médical ?

- Ah non, ils sont très clairs. Ils disent ce qu'ils vont faire, tout ça et comme ils sont plusieurs, des fois, ils discutent entre eux, ils disent « ah non, moi je ferais ça », donc ce n'est pas mal (L2.4).

Ils demandent des renseignements aux stagiaires fraîchement arrivés qui ont un discours moins rôdé et lisse que les professionnels du service :

- D'ailleurs, je commence à ne plus écouter que les stagiaires, parce que les stagiaires, dans leurs yeux, comme elles ne sont pas rôdées, on sait tout de suite si ça va ou pas. C'est pour ça que maintenant je leur demande. Il y a une stagiaire qui m'a parlé de l'opération et elle m'a un peu… Il y a un truc qui m'a chiffonné, alors qu'avec les autres, je n'aurais jamais su. (L5.3).

Ou bien encore, ils cherchent à rencontrer le médecin et à obtenir un bilan complet sur son état de santé. Cette difficulté d'obtenir des informations médicales laisse une certaine amertume aux parents.

3. La mort a venir de l'enfant, un accompagnement par ajustements

Contexte et disposition des parents

L'arrivée des parents dans le service quand l'enfant est dans une situation critique contraste avec celle observée lorsque celui-ci ne suscite pas d'incertitude particulière ; les parents sont évidemment beaucoup plus marqués par cette première entrée en réanimation néonatale :

- Je pense qu'il y a une détresse tellement forte quand on arrive face à l'enfant. On se demande, on se reproche. On a tendance à se reprocher des choses, bien qu'on n'y soit pour rien (M5.3).

La majorité des parents cherchent à recueillir un maximum d'informations pour cerner au mieux les évolutions médicales de leur enfant. Il faut néanmoins être prudent et se garder de croire que si les parents sont actifs dans la recherche d'informations, ils ont en corollaire une meilleure compréhension de l'enjeu médical. Les parents ont parfois une mauvaise visibilité de la situation médicale alors qu'ils le souhaiteraient :

- *Papa : Ils nous donnaient en fait une information assez évasive.*

- *Maman : Cela a toujours été notre problème en fait ; c'est qu'on n'a jamais réussi à savoir exactement si ça allait, si ça n'allait pas, ou si ça progressait dans le bon sens. Un jour c'était blanc, un autre c'était noir.*

- *Papa : C'est vrai qu'ils auraient pu nous préparer à ce que ce soit long, nous dire cette semaine on fait un examen, mais il risque d'en avoir un autre. Ils auraient pu nous dire dès le début que ça risquait de prendre du temps, ça, on ne l'a jamais entendu.*

- *Maman : Non, sauf pour l'IRM. Peut-être qu'on n'a pas voulu l'entendre. Mais c'est vrai que c'était assez évasif.*

- *Papa : C'était toujours des « quand » : « quand » il va venir, « quand » on saura (M5.13).*

Ce manque de clarté est renforcé par l'absence d'une standardisation des discours concernant l'évolution médicale de l'enfant :

- *Non, moi en fait, ce qui m'a gêné, clairement c'est de ne jamais voir le même médecin et d'avoir une façon d'appréhender nos problèmes qui était toujours différente. Et je pense que c'est pour ça qu'on avait l'impression qu'un jour ça allait bien et qu'un jour ça n'allait pas. Et c'est ça qui nous a démontés (M1.12).*

Les parents reçoivent les informations au gré des résultats des différents examens, sans véritablement savoir vers quelles options thérapeutiques se dirige l'équipe médicale, sans saisir l'évolution générale de la situation médicale. Face à une trajectoire critique, les parents sont donc plus angoissés, cherchent à suivre au plus près les évolutions médicales, mais ne trouvent pas toujours le moyen de satisfaire leurs besoins.

Différents modèles d'annonces par les professionnels qui concourent à l'obtention du consentement

Alors que le plus souvent la transmission des informations se fait au chevet de l'enfant dans l'agitation quotidienne du service, pour des situations tragiques, les médecins discutent plus posément. Ils prennent le temps de s'installer dans un petit salon pour discuter. La préparation aux mauvaises nouvelles est amorcée quand les médecins sont d'accord sur l'attitude à adopter. La succession d'entrevues entre un chef de clinique et les parents de la petite Léa que nous allons décrire illustre particulièrement bien le dispositif de préparation au décès de l'enfant.

Le mode d'annonce pour le cas de la petite Léa est emprunté au modèle dit de la « mort naturelle » : ce sont les malaises qui provoqueront le décès et non pas un acte médical. Nous verrons après le cas de Léa, celui de Fantine qui témoigne de la coexistence d'un autre modèle d'annonce au sein du service, celui de l'accompagnement dans la résolution du dilemme éthique.

L'annonce selon le modèle de « la mort naturelle », le cas de Léa

Premier enfant né à terme de parents âgés de 25 ans. Une grossesse sans particularité, l'accouchement se passe bien, mais à une heure de vie, alors que la petite tétait le sein de sa mère, elle fait une crise de convulsion. Réanimée puis transportée dans le service B, son état demeure inquiétant, les convulsions se perpétuant.

***J1.** Le pédiatre reçoit les parents pour la première fois dans le service.*

- Chef de clinique : Je pense que vous avez déjà eu des nouvelles par le pédiatre. Ce qui se passe, c'est qu'elle n'arrête pas de convulser en fait. Donc on a essayé d'enrayer ces convulsions. On essaie différents médicaments, mais surtout, on essaie de trouver les causes de tout ça. Les résultats des différents examens nous aiguillent un petit peu, mais on n'a pas trouvé encore réellement la cause. C'est surtout ça le problème pour le moment, c'est que les crises se font à répétition et on ne sait pas encore trop pourquoi. On pense que c'est suite à ces crises qu'elle aurait arrêté de respirer et pas vraiment suite à l'arrêt qu'elle aurait fait ces crises. Donc voilà, son problème est uniquement d'ordre neurologique. C'est vrai que pour le moment, son état est assez préoccupant. On est assez inquiet.

La maman souffle et tripote un pan de sa blouse. Bref silence.

- Maman : Mais sinon, bon... est-ce qu'elle peut avoir des séquelles ?

- Chef de clinique : Par rapport à son arrêt c'est très peu probable parce qu'il a été relativement bref.

- Papa&Maman : Oui, ils sont venus tout de suite.

- Chef de clinique : Les examens nous montrent qu'elle n'aurait pas souffert de ça. Il y a tout lieu de penser qu'elle n'aura pas de séquelles dues à ce malaise. Par contre ensuite, pour ce qui est des convulsions, tout dépend du temps pendant lequel elle les a eues. Parce que c'est vrai que pendant les convulsions, le cerveau n'est pas bien oxygéné. C'est pour ça que pour l'instant, on essaie de les faire cesser. On lui a déjà donné des médicaments à fortes doses, mais ça n'a pas été suffisant et il nous faudrait avoir la cause pour pouvoir les traiter efficacement.

- Père : Est-ce qu'elle est consciente ?

- Chef de clinique : Alors, non, elle n'est pas consciente. En fait, on a fait un EEG qui nous a montré qu'elle n'était pas consciente même quand elle ne faisait pas de crises. En fait, soit elle a trop d'activité, c'est pendant les crises, soit elle n'a pas assez d'activité en dehors de ces moments. On est vraiment préoccupé, elle est vraiment dans un état critique, mais ce n'est pas une raison pour ne pas avoir d'espoir.

- Papa : On peut avoir encore de l'espoir ?

- Chef de clinique : Oui, bien sûr.

- Maman [avec un souffle de soulagement] : Encore heureux.

- Chef de clinique : Elle peut arrêter de faire des crises. C'est pour ça qu'il faut se battre. Nous aussi de notre côté, on ne perd pas espoir. On refait des examens pour essayer de trouver la cause de tout ça et faire cesser cette... cette sorte d'orage qu'elle a dans sa tête. Donc, non, il ne faut pas perdre l'espoir. Il faut au moins attendre que son état se stabilise et qu'elle arrête de faire des crises.

- Papa : Moi, quand j'avais appelé, on m'avait dit que son état était stable.

- Chef de clinique : On vous a dit ça. Bon, c'est vrai que de toute façon, au téléphone, on ne donne pas la même information que quand on a les personnes en face de nous. Ça c'est une première chose. Et puis c'est vrai

qu'au téléphone, on parle à un moment donné, mais on ne parle pas de la situation générale comme là. C'est vrai que ce matin, elle allait un peu mieux, elle a fait un peu moins de crises. Ensuite elle a recommencé. L'élément nouveau, c'est l'EEG, on n'avait pas pu encore le faire quand elle est arrivée. Il montre qu'elle fait des convulsions à répétition et comme une crise appelle une crise, on est un peu dans un cercle vicieux.

- Maman : Est-ce que le fait que l'accouchement ait été assez long, ça a pu jouer ? Parce que l'infirmière m'a dit après qu'elle était fatiguée.

- Chef de clinique : Non, ça ne ressemble pas à ça. Si elle avait fait un malaise parce qu'elle était fatiguée, elle l'aurait fait tout de suite ou peu de temps après. On a en fait certaines pistes pour le moment et les examens tendraient à faire penser que c'est les convulsions qui auraient provoqué l'arrêt et ce n'est pas l'arrêt qui aurait provoqué les convulsions. D'après les résultats des examens, c'est plutôt vers la première piste qu'on pencherait. Vous, quand vous étiez enceinte, vous n'avez pas senti des mouvements un peu particuliers de la part du bébé, comme par exemple des coups brutaux dans le ventre ?

- Maman : Non, rien.

- Chef de clinique : Vous avez eu l'impression que le bébé bougeait normalement ?

- Maman : Oui, oui. Enfin, tout s'est très bien passé pendant la grossesse et même pendant l'accouchement. Ensuite, on me l'a mise sur moi pour qu'elle tète. Puis on m'avait dit que quand elle arrêterait, il fallait arrêter et la remettre dans son berceau. Elle a arrêté de téter et à ce moment-là, j'ai senti qu'elle avait les doigts froids et bleus. J'ai vu qu'il y avait un truc qui n'était pas normal et puis je l'ai passée à mon mari pour qu'il la mette dans son berceau et à ce moment-là…

- Papa : Oui, j'ai dit : « je crois qu'il va falloir appeler quelqu'un parce qu'y a un truc qui ne va pas ». On a appelé et ils sont venus tout de suite.

- Maman : Et puis, ça a été l'enchaînement, il y avait plein de monde tout ça.

- Chef de clinique : C'est une chance que vous vous en soyez rendus compte tout de suite et puis qu'ils aient pu venir rapidement. C'est vraiment une chance ça.

Silence.

- Chef de clinique : En tout cas, je sais que les mamans ont parfois l'impression que ce qui arrive est de leur faute, il ne faut pas que vous pensiez ça. Je crois que c'est important de ne pas se sentir responsable de ce qui arrive.

Les parents écoutent en silence.

Lors de ce premier entretien le pédiatre ne prend pas de risques. Il informe les parents de la gravité de la situation, tout en veillant à ce qu'ils gardent espoir. Il détaille peu les examens à faire et le déroulement prévu de la prise en charge. Les parents sont sous le choc, ils cherchent des causes possibles pour expliquer la situation et se contentent de ce que le médecin leur dit.

J2. *Le pédiatre revoit les parents, mais nous ne sommes pas présents dans le service à ce moment-là. Nous nous contenterons du témoignage du pédiatre :*

- Chef de clinique : J'ai dit aux parents que le pronostic vital était en danger et qu'elle pourrait décéder soit de complications, soit des séquelles.

- Enquêteur : Ils ont posé la question de la survie ?

- Chef de clinique : J'ai été beaucoup plus pessimiste que la première fois. On essaie de ne pas être trop pessimiste dès le départ. Je les revois aujourd'hui.

J3. *Les parents ont décidé de baptiser leur enfant. Avant la cérémonie, le pédiatre reçoit de nouveau les parents. Aucune réunion n'a été organisée dans le service au sujet de l'enfant. Avant de rencontrer les parents, le chef de clinique prend alors soin de téléphoner au chef d'unité pour se mettre d'accord sur les informations à transmettre. Deux objectifs lui seront fixés : informer les parents du décès à venir de l'enfant et leur demander leur accord pour une autopsie.*

- Papa : Donc la situation n'a pas bougé ?

- Chef de clinique : Non, au stade où on en est, on peut dire qu'elle ne tient que par les machines.

Pas de réactions des parents.

- Papa : Le dossier est clos ?

- Chef de clinique : On a encore des éléments à recueillir. C'est pour ça qu'on va faire venir les obstétriciens ici, pour qu'on recueille l'ensemble des informations concernant la naissance. Pour ce qui est des prélèvements, on a effectué tous les prélèvements possibles pour tenter de connaître les causes. On a presque tous les résultats, il nous manque les résultats encore de quelques autres qu'on devrait avoir cet après-midi ou demain.

- Papa : Sinon, ma sœur m'a dit hier, je ne sais pas, je vous le dis parce que ça me revient, que son fils avait fait des convulsions à l'âge de 4 mois.

- Chef de clinique : Oui, une fois. Ça c'est normal, c'est que les petits font très souvent des convulsions quand ils ont de la fièvre, ils sont très sensibles à la fièvre. Mais c'est tout à fait normal. Moi j'en ai fait trois fois quand j'étais petit. Si l'enfant a un développement normal, qu'il est scolarisé, c'est tout à fait normal.

- Papa : Il y a aussi, parce qu'on pense à tout ce qui s'est passé, parce que, quand elle est née, tout se passait bien. Moi je l'ai tenue, elle bougeait dans mes bras, il n'y avait pas de problème, donc, forcément on repense à ce qui s'est passé.

- Chef de clinique : Oui, mais vous avez tout à fait raison de poser vos questions.

Silence.

- Papa : Alors s'il n'y a plus rien à faire, on va laisser les machines comme ça ? Parce qu'en fait, il y a encore une partie de ma famille qui doit venir la voir.

- Chef de clinique : Il y a deux possibilités. Soit elle fait une complication et là, elle est en souffrance et elle part, soit elle reste sous le ventilateur, mais nous on juge que compte tenu du pronostic, il serait disproportionné de lui apporter d'autres médicaments pour la faire repartir au cas où elle ferait un malaise. Si ça venait à s'aggraver, on ne lui donnerait pas d'autres médicaments pour faire repartir son cœur. On maintient les soins qui sont déjà mis en place.

- Papa : Oui, c'est juste parce que j'ai de la famille qui aimerait la voir et qui doit arriver là, dans ces jours.

- Maman : Oui, mais le médecin te dit que si ça s'aggrave, on ne pourra rien faire.

- Chef de clinique : On ne peut pas vous dire, si ça ne s'aggrave pas d'ici là.

Silence

- Maman : Et sinon... après... comment ça s'appelle déjà... L'examen pour après... L'autopsie, ça dure combien de temps ?

- Chef de clinique : Ça dure une demi-journée, même pas, deux heures.

- Papa : Parce que je pense qu'on va en accepter une.

- Maman : Et c'est avec cet examen-là qu'on pourra savoir si on pourra avoir d'autres enfants ?

- Chef de clinique : Alors c'est l'examen le plus fiable pour savoir. C'est vrai que là, on n'a pas de causes réelles et c'est un des examens les plus fiables. Mais il faut aussi que vous sachiez que même si ça reste le meilleur examen, il est possible qu'on ne retrouve pas de causes précises.

La maman s'impatiente. Elle a visiblement envie que l'entretien se termine. Les parents se lèvent. Le papa s'adresse au pédiatre :

- Papa : Le baptême c'est maintenant. Est-ce que je peux faire entrer plus de deux personnes ?

- Chef de clinique : Oui, oui, vous pouvez. Enfin vous pouvez en faire rentrer plus. Vous êtes combien ? Vous n'êtes pas trente ?

- Grand-père : Non, non, on est 20.

- Chef de clinique : Bon, pouvez en faire rentrer autant que le box contient.

La famille entre. C'est un défilé de gens en pleurs. La petite salle est remplie et d'autres personnes sont derrière la vitre. Le grand-père, caméra autour du cou filme la cérémonie. La scène est vraiment très émouvante. L'hôtesse prévient les parents des boxes d'à côté qui se demandent ce qui se passe ; elle leur dit qu'il s'agit d'une mesure exceptionnelle en raison d'un baptême.

Ce troisième entretien montre bien le cheminement des parents en l'espace de quelques jours. Ils n'ont plus d'espoir, acceptent la décision, même s'ils continuent de chercher les éventuelles causes du drame. Le père estime que dans ce service hyper-médicalisé, il doit être possible de décider du moment de la mort et sa seule requête est d'attendre quelques jours pour que toute la famille puisse se rendre au chevet de sa fille. Malgré la réponse du pédiatre qui se refuse à entrer dans cette discussion, la demande du père sera entendue et ce n'est que 4 jours après que la prise en charge a été médicalement arrêtée. Les parents ont été informés que « *les séquelles ont entraîné le décès* ».

Le modèle de « l'accompagnement dans la résolution du dilemme éthique », le cas de Fantine

L'annonce selon le modèle précédent de la « mort naturelle » est souvent utilisée par les chefs de cliniques peu familiers de ces situations difficiles. Mais le plus souvent, le chef d'unité se charge lui-même, dès qu'il en a la possibilité, de ce type d'annonce et emprunte alors très souvent un autre modèle, celui de « l'accompagnement dans la résolution du dilemme éthique » qui consiste à dire :

> - *On dit aux parents que la réanimation est disproportionnée par rapport à la qualité de vie de l'enfant. On dit que c'est de l'acharnement thérapeutique et donc qu'on va débrancher les machines (chef d'unité).*

En pratiquant ce mode d'annonce, le degré d'information transmis est supérieur à ce qu'il est prévu par les modèles d'annonces de la « mort naturelle » – ou même à celui de « l'accompagnement » en vigueur dans le service A ; c'est-à-dire que les médecins sortent du cadre formel pour divulguer les dilemmes et incertitudes qui agitent l'équipe médicale. Les parents connaissent alors les tenants et les aboutissants de la décision d'arrêt de vie. Ce cas de figure se présente en certaines circonstances[1]. Nous avions relaté plus haut le cas de la petite Fantine pour lequel un consensus autour de la décision d'arrêt de vie avait facilement été atteint à 5 jours de vie de l'enfant en raison du pronostic neurologique très catastrophique. Voyons comment les parents sont informés de la décision prise :

> *J5. Les médecins se sont réunis. Il va de soi que la réanimation doit être arrêtée. Mais d'autres examens complémentaires doivent être réalisés*

---

[1] La présentation du dilemme éthique aux parents a été observée dans 4 cas sur un ensemble de 15 trajectoires critiques suivies dans le service. Et a été rapporté par 3 couples de parents sur les 7 couples interrogés dont l'enfant était décédé dans le service de réanimation néonatale.

pour mieux cerner l'origine des malformations en prévision notamment d'autres grossesses du couple.

Les médecins annoncent aux parents que le problème serait d'origine malformative. Les parents sont très inquiets, pensaient que ça évoluerait et que tout ne resterait qu'un mauvais souvenir.

J8. Parents vus par le chef de clinique. Celui-ci a dit que l'enfant est dans une situation critique, que ça pourrait bien se passer comme mal évoluer. Le fait qu'elle fasse des convulsions faisait penser que l'évolution serait plutôt défavorable.

J9. Entretien entre le chef d'unité et les parents.

- Chef d'unité : On est dans la situation la plus mauvaise qui soit, comme je l'avais évoqué ce matin avec votre épouse. On a la confirmation de ce qu'on craignait, c'est-à-dire des anomalies cérébrales. Votre bébé a ce qu'on appelle une hypoplasie veineuse. L'IRM nous le confirme et on a eu en plus l'avis d'un neuropédiatre qui est venu tout à l'heure l'examiner. Il confirme aussi que le pronostic est très mauvais, simplement au niveau clinique en dehors de toute imagerie.

- Maman : Ça veut dire quoi un pronostic mauvais ?

- Chef d'unité : Ça veut dire qu'il y aura certainement une déficience intellectuelle, probablement associée à un handicap moteur important, avec en plus la possibilité d'une absence de vie sociale et pas d'autonomie possible. Donc voilà où on en est. Avec tous les examens, tous les EEG qu'on a faits, on sait aujourd'hui que votre bébé aura des séquelles majeures. Il nous reste maintenant à trouver les causes en prévision des éventuelles autres grossesses.

- Papa : C'est génétique ?

- Chef d'unité: Pour le moment, suite aux examens qu'on a fait, il pourrait y avoir une probabilité pour que ce soit d'origine congénitale.

Sidération des parents.

- Chef d'unité : Il est possible que ce soit aussi un accident, mais pour le moment, c'est vrai qu'on a une plus importante probabilité de penser que ce serait d'ordre congénital, génétique.

- Papa : Vous allez faire un caryotype ?

- Chef d'unité : Oui[1]*, ça permet de voir s'il n'y a pas un gène chez les deux parents qui associé serait à l'origine de malformation.*

- Maman : On le saura quand ça ?

- Chef d'unité : Ça peut prendre des mois pour le savoir. Il y a toute une série d'examens de plus en plus précis à faire jusqu'à ce qu'on trouve la cause, sachant aussi qu'il est possible qu'on ne retrouve pas la cause.

- Maman : Donc comment on fait là ?

- Chef d'unité : Bon, il y a deux choses à distinguer, le pronostic et la cause, c'est deux choses différentes.

- Maman : Non, mais là vous nous annoncez que pour Fantine c'est la fin et que nous on n'aura pas de vie. Donc si, il existe un lien.

Silence.

- Chef d'unité : Si vous voulez pour nous, le pronostic est quasi certain. C'est un enfant qui aura une déficience intellectuelle et motrice majeure.

- Maman : Qu'est-ce qu'on fait dans ces cas-là ?

- Chef d'unité : On va se réunir une première fois le lundi pour échanger entre les généticiens, les métabolistes. Ensuite, on se retrouvera entre les médecins du service pour évaluer si aujourd'hui, les soins qu'on lui dispense ne sont pas disproportionnés par rapport à son avenir.

- Maman : Et nous on intervient où ?

- Chef d'unité : Nous vous soumettrons alors notre décision et si éventuellement vous n'êtes pas d'accord, on pourra en discuter. Mais je crois que dans cette situation, le mieux est de nous faire confiance.

- Maman : Oui, enfin il y a quand même des fois où c'est difficile ... Et une fois que vous avez pris cette décision, comment ça se passe ?

- Chef d'unité : Alors attention, j'ai dit qu'on évaluait si la réanimation était disproportionnée, ce qui veut dire que si on estime qu'elle est disproportionnée, on limite certains soins et on peut être amené à limiter les machines respiratoires. On laisse la nature prendre le relais et on

[1] La réalisation du caryotype oblige de toute façon de recueillir le consentement légal des parents pour cet examen en particulier.

attend de voir comment elle réagit.

- Maman : Mais ça peut prendre des mois !

- Papa : Non, moi, ça, je ne pourrais pas.

- Maman : Non, moi non plus (sanglots), non moi si c'est ça, c'est moi qui vais la débrancher.

- Chef d'unité : Je vous disais ça pour vous rassurer. De toute façon, là, si on arrête les machines, cela ne durera que quelques heures, elle ne peut pas respirer. Je disais ça pour vous expliquer que ce ne sera pas un geste actif.

- Maman : Nous on a 25 ans, on ne veut pas déprimer toute notre vie et puis on va faire quoi en attendant ?

- Chef d'unité : Je suis maintenant, contrairement à ce matin, pratiquement certain du pronostic. La réunion de mardi risque de ne pas apporter plus de choses. Je suis, et le reste du service aussi, convaincu qu'elle aura des séquelles très importantes.

- Maman : Ça veut dire quoi ça, avec des images ?

- Chef d'unité : Ça veut dire que ce sera un enfant qui aura un retard mental important. Au niveau moteur, on est pratiquement sûr qu'elle ne pourra jamais marcher, s'asseoir, on peut toujours faire tenir un enfant assis, mais... Et puis un enfant qui aura des crises épileptiques et même si on peut mettre en place un traitement contre les crises, on ne pourra pas toutes les empêcher.

- Papa : Donc aggraveront son état ?

- Chef d'unité : Oui, voilà. Et puis avec une forte possibilité d'absence de vie sociale, ça veut dire que ce sont souvent des enfants qui développent des pathologies psychiatriques.

- Maman : La totale quoi ? On ne peut pas faire pire.

- Chef d'unité : Je pense que là le pronostic est certain, même si on doit encore se réunir mardi pour faire le point.

- Maman : Mais nous comment vous voulez qu'on dorme ce soir après avoir entendu ça ? On aura quand même toujours de l'espoir en plus.

- Chef d'unité : Aujourd'hui, on peut dire que la situation n'évoluera pas. La réunion de mardi est plutôt formelle.

- Maman : Il n'y a plus d'espoir, vous pouvez nous le dire ?

- Chef d'unité : Non. Aujourd'hui, on peut dire que les soins sont disproportionnés par rapport à la qualité de vie qu'aurait Fantine et là, nous allons trop loin. Pour le moment on maintient sa vie artificiellement par les machines, mais c'est tout.

Pleurs des deux parents.

- Papa : Et si on n'avait rien fait ?

- Chef d'unité : Elle serait décédée, clairement.

- Maman : Alors finalement ça ne sert pas à tant de choses que ça la science.

- Chef d'unité : Ici non, on est obligé de faire machine arrière.

- Maman : Finalement il aurait mieux valu qu'on ne fasse rien et qu'on la laisse partir comme ça, ça aurait été plus facile pour nous et pour elle.

- Papa : Est-ce qu'elle souffre ?

- Chef d'unité : Non. Les infirmières ont des grilles d'évaluation de la douleur du nouveau-né. Si elles remarquent quelque chose, elles viennent nous chercher, donc non, elle ne souffre pas.

- Papa : On ne peut pas avancer la réunion ?

- Chef d'unité : Non. Il nous faut un délai pour pouvoir récolter toutes les informations pour trouver les causes. Il faut qu'on fasse l'ensemble des prélèvements nécessaires. Il y a 300 maladies qui correspondent à cette anomalie et au moins autant qui ne sont pas encore listées, donc il faut être sûr d'avoir fait le maximum de recueils nécessaires. Et si on ne le faisait pas, vous nous en voudriez, c'est sûr.

- Maman : Mais qu'est-ce qui prouve que mardi vous n'allez pas nous dire qu'il faut encore attendre jusqu'à vendredi ?

- Chef d'unité : D'ici mercredi au plus tard, on sera sûr d'avoir tous les prélèvements. On a déjà eu la visite des généticiens, des métaboliciens, des neurologues. Ils vont faire des recherches de leur côté et ensuite nous donner eux aussi leurs opinions sur les examens à faire.

- Maman : J'espère que ma fille ne deviendra pas un cas d'école.

- Chef d'unité : Non, vraiment, honnêtement, ce n'est pas du tout ce qui nous intéresse. Ce qu'on recherche, c'est les causes pour savoir si c'est récessif, et quels sont les risques pour une autre grossesse. Il n'est pas impossible que ce soit d'origine métabolique, et dans ce cas-là, le risque

est bien connu, c'est une grossesse sur 4. Parce que là en fait, l'EEG est tellement perturbé que ça parait peu probable que ce soit lié uniquement à son hypoplasie, mais qu'il pourrait y avoir une atteinte en fait de toutes les cellules.

- Papa : On peut le savoir pendant la grossesse ?

- Chef d'unité : Oui, par le prélèvement de sang au cordon.

- Maman : Et là, c'est pas du tout pour refaire l'histoire, mais est-ce qu'on aurait pu le voir pendant la grossesse ?

- Chef d'unité : Non. Maintenant qu'on le sait, en faisant une IRM en anténatale, on pourrait vérifier si l'anomalie est présente ou pas, mais c'est parce qu'on le sait. Même nous, on l'a détectée parce qu'on a ici un très bon échographiste qui a repéré une toute petite anomalie à l'ETF et donc qui a conseillé de faire un scanner. Mais c'est vraiment parce que c'est quelqu'un qui a beaucoup d'expérience, sinon on ne l'aurait pas vue.

- Maman : Donc là, on va la piquer, lui faire des EEG, tout ça pendant trois jours ?

- Chef d'unité : Non, on ne va pas lui faire d'EEG, en tout cas, pas d'ici lundi.

- Maman : Donc nous, qu'est-ce qu'on fait pendant ce temps ?

- Chef d'unité : Accompagnez votre enfant. C'est sûr que tout à l'heure je disais ça plus pour vous rassurer, mais de toute façon, on sait qu'elle ne pourra pas respirer.

- Papa : Mais on peut lui donner quelque chose pour qu'elle ne souffre pas ?

- Chef d'unité : Oui, bien sûr, c'est sûr.

- Maman : Et si on s'oppose à votre décision ?

- Chef d'unité : Il faudrait que vous argumentiez solidement votre choix et que vous nous expliquiez pourquoi vous n'êtes pas d'accord et que nous, on soit sûr de votre engagement et éventuellement, qu'on rencontre votre famille.

- Maman : Moi, je préférerais que vous nous disiez qu'on n'a pas le choix, parce que sinon, après, toute notre vie on va se le reprocher.

- Chef d'unité : Oui, en gros…

- Maman : Non, mais j'aimerais vous l'entendre dire.

- Chef d'unité (sourire coincé) : En d'autres termes, si vous préférez, c'est une décision médicale. C'est nous qui nous réunissons et qui jugeons si la réanimation est disproportionnée par rapport à l'état de l'enfant. Il faudrait avoir des arguments solides, différents que ceux que vous venez de me donner pour qu'on accepte.

- Papa : Parce que là, on pourrait la ramener chez nous ?

- Chef d'unité : Il est probable qu'elle finisse par respirer seule, parce que ce sont des fonctions qui maturent. Mais, et c'est ce que j'entendais par une vie pas autonome, elle serait probablement obligée de vivre en institution du fait de ces pathologies.

- Maman : Donc une vie ni pour elle, ni pour nous.

- Chef d'unité : Non, c'est sûr.

- Maman : Les enfants qu'on voit dans les centres alors ?

- Chef d'unité : Ce sont d'autres cas. Ce sont des cas pour lesquels c'est apparu plus tardivement, ou des enfants qui ont développé ces problèmes mais qui n'étaient pas réanimatoires, c'est-à-dire qu'ils n'avaient pas besoin d'une aide réanimatoire.

- Maman : C'est quand même important de l'entendre ça.

Silence. Murmures entre les parents qui parlent de sortir prendre l'air.

L'entretien durera une heure. Le chef d'unité en sort épuisé. Les parents ont posé des questions sans relâche jusqu'à ce que tous les doutes soient levés. Au lieu de couper court à la conversation en restant ferme sur sa position, le chef d'unité à répondu à toutes les questions, ce qui l'a conduit à sauter les différentes étapes d'annonces prévues (comme dans le cas de Léa). Les parents sont pleinement informés de la décision médicale qui a été prise. Aussi, cet exemple montre remarquablement bien comment les pédiatres peuvent exposer le dilemme éthique, l'interprétation du pronostic et annoncer la décision médicale prise sans pour autant faire participer les parents. Ici l'équipe médicale est convaincue que la réanimation doit être arrêtée parce que le pronostic neurologique est trop catastrophique. Le discours du chef d'unité ne laisse pas de part au doute, ne permet pas d'espaces de négociations avec les parents.

Réaction des parents à l'annonce : entre fuite et soulagement

Comment médecins et parents parviennent-ils à un accord en fonction de ces différents modes d'annonces ? Le modèle de la « mort naturelle » appelle à peu de réactions de la part des parents puisque la mort est considérée comme naturelle :

- *Un matin, on est descendu, c'est le médecin qui nous a attrapés et qui nous a dit « Je voudrais vous parler » et il nous a dit qu'il fallait s'attendre au décès de Benoît, parce qu'il avait fait une hémorragie cérébrale et qu'il était en train de mourir. Et puis si on voulait le baptiser, il fallait le faire le soir même. Et puis, juste à la fin du baptême il est décédé (M3.2).*

La mère accepte avec fatalisme la mort à venir de son enfant. Et pourtant il apparaît dans la suite de l'entretien qu'elle a un doute sur le fait qu'on puisse lui avoir caché un arrêt de réanimation :

- *Maman : Il y a une chose qui me tourne moi, c'est qu'il y avait deux ou trois médecins à côté de nous et ils touchaient toujours les machines. Alors je me suis demandée si c'était eux qui avaient arrêté sa vie ou si c'était lui qui était parti tout seul. Parce que j'ai regardé beaucoup d'émissions, et j'ai vu que quand c'était un prématuré avec beaucoup de problèmes cérébraux, ils étaient amenés à arrêter sa vie. Et ça, j'aurais voulu qu'ils m'en parlent. Parce que moi, c'est ce que j'ai dit, on voyait qu'ils touchaient toujours les machines et on voyait que le cœur ralentissait et tout ça.*

- *Enquêtrice : Et comment vous réagissez par rapport à ça ?*

- *Maman : Je ne sais pas s'il était en train de mourir, ou si... Parce que comme il était en train de mourir, bah, on l'aurait peut-être laissé partir, peut-être qu'ils nous auraient raisonnés (M3.5).*

La maman s'est sentie trahie par ce mode d'annonce, alors qu'elle aurait pu accepter la décision. Si le modèle de « l'accompagnement » suscite peu de réactions, le dilemme éthique est souvent escamoté, l'annonce se limite à « *il va mourir* », les entretiens réalisés *a posteriori* révèlent que les parents savent ou se doutent que le décès de l'enfant a été entraîné par un acte médical, ce qui peut susciter chez eux un certain malaise.

Intéressons-nous maintenant à la réaction des parents quand le modèle d'annonce n'est pas aussi lisse et qu'il laisse entrevoir le dilemme éthique et les raisons de la décision médicale. Nous avons vu pour le cas de la petite Fantine que les parents voulaient connaître les enjeux médicaux et éthiques du problème, mais ne souhaitaient pas participer à la décision. La majorité des parents semblent partager ce point de vue. Ainsi pour Nathan né à 32 semaines qui présente une malformation trachéale gravissime, la médecine envisage la possibilité d'arrêter la réanimation :

- Papa : Il faut les comprendre, les machines étaient au bout. Donc il fallait prendre une décision, ils nous ont dit qu'il fallait qu'on prenne une décision.

- Enquêtrice : Ils vous ont posé la question comme ça ?

- Papa : Non, ils nous l'ont dit autrement.

- Maman : Oui, mais moi, tout de suite, j'ai compris et je leur ai dit « je vous donne mon accord, mais vous vous rendez compte que je vais tuer « mon bébé » » ! Je leur ai dis : « vous faites votre boulot, nous on fait le notre. Notre accord vous ne l'aurez jamais ! »

- Papa : Mais bon, après, on a fait de la route, on est reparti. Donc j'ai dit « il faut que tu prennes une décision parce que le gamin, il souffre ». Donc quand on est retourné voir le médecin, on lui a dit : « c'est vous qui prenez votre décision et s'il n'y a plus rien à faire, on a compris » (M7.15).

La mère se refuse à participer au processus décisionnel, elle estime que ce n'est pas son rôle, alors qu'elle a une bonne compréhension du problème médical et de l'issue inéluctable. Le père passe par le registre de la souffrance pour justifier sa position et son consentement à la décision.

Dans certains cas néanmoins, le modèle de « l'accompagnement dans le dilemme éthique » laisse place à un espace de négociations possible entre les parents et l'équipe médicale. Théo est un enfant à terme atteint d'un syndrome de Pierre Robin. Au degré le plus faible, ce syndrome n'est associé qu'à une fente palatine opérable. Mais il existe des degrés sévères qui compromettent la qualité de vie future, voire les chances de survie. Ici les médecins ne peuvent d'emblée évaluer la gravité de la pathologie, une quinzaine de jours leur sera nécessaire, pendant lesquels les parents vivent une attente insupportable :

- Papa : On aurait aimé qu'on nous dise dès le départ. Parce que ça fait mal une fois et puis c'est tout. Sinon, tous les jours on enfonce le couteau et puis on le retire. Tandis que si on vous dit « on arrête », ça aurait été tellement plus facile.

- Maman : Je me suis même engueulée avec lui d'ailleurs. Enfin, il a pris pour tout ce qui c'était passé. Toute ma colère, il l'a prise. Je suis désolée pour lui, mais (rires). Au début, j'avais peur qu'à cette réunion ils disent qu'il fallait continuer. J'avais cette inquiétude. (M5.10).

Et en même temps, les parents veulent s'assurer qu'ils n'ont pas eu une part trop active dans la décision :

- Papa : J'ai demandé au Dr S. ce qui se passerait si on le laissait vivre. Il m'a dit : « oui, on peut le faire, mais je vous laisserai pas faire ».

- Quelles étaient vos questions à ce moment là ?

- Maman : C'était pour voir ce qu'il allait me dire. Parce que j'aime bien aller au fond des choses. Je voulais savoir, en sachant pertinemment que je ne le ferais pas. Ce n'est pas possible de laisser un bébé branché, aussi bien au niveau de l'alimentation que de la respiration (M5.10).

Cependant, les parents qui ont joué un rôle actif dans la décision disent ne pas le regretter :

- Vous avez éprouvé une certaine culpabilité. Souvent on dit que c'est le risque si on pose la question aux parents ?

- Papa : Je ne suis pas d'accord. Après, on se pose toute sa vie la question, mais c'est mieux de prendre la décision. Je ne me sens pas du tout coupable, bien au contraire. Vous savez, j'ai vu mon grand-père mourir, ça a pris toute la nuit et je me suis dit qu'il ne fallait pas forcer les choses.

- Maman : Je crois que j'aurais plus culpabilisé si je l'avais laissé.

- Papa : Moi aussi, j'aurais eu honte.

- Enquêtrice : Mais le fait d'être impliqués dans cette décision ?

- Papa : Non, honnêtement non. Non, parce qu'en réalité, j'avais le sentiment de le soulager, de lui rendre sa liberté. J'aurais culpabilisé s'il était mort un mois après, alors qu'on avait eu l'occasion d'abréger ses souffrances.

- Maman : Nous, d'ailleurs, on a demandé tout de suite ce qui se passerait quand la décision serait prise et ça l'a choqué. Il a essayé de reculer en disant qu'il fallait attendre la réunion et on a dit : « non, ça suffit maintenant, vous nous dites clairement ce qu'il en est. Si la décision est négative, qu'est-ce qui va se passer ?». C'est pour ça que je me suis énervée à ce moment là, parce qu'il essayait encore de nous mettre une lueur d'espoir. Et j'ai dit : « non, ça suffit, vous arrêtez ! ». Nous ne voulions pas sortir de là en nous disant qu'il y aurait encore un petit espoir (M5.12).

Un an après, les reproches parfois vifs des parents reposent sur cette incertitude qui n'a cessé d'accompagner la trajectoire de leur enfant et qu'ils ont interprétée comme une incapacité de la part des médecins à décider.

L'accompagnement vers l'impensable

Une fois la décision prise, elle est mise en acte très rapidement, le jour même ou le lendemain, le temps que l'enfant soit baptisé, si les parents le souhaitent. Certains parents ne souhaitent pas être présents. Ainsi, cette maman qui se refuse à participer au processus décisionnel, fidèle à sa ligne de conduite, ne reste pas auprès de son enfant :

- Maman : Le Dr D. m'avait demandé si je voulais assister. Et moi, je me suis dit « Ben non », parce qu'en sachant qu'ils allaient le débrancher, moi je ne voulais pas y assister. De toute façon, je ne voulais pas laisser faire ça. Je dirais que c'est peut-être un peu égoïste aussi, ou plutôt lâche. Par contre, ils m'ont demandé si on voulait qu'on nous appelle et là, j'ai dit oui.

- Papa : Ils ont fait ça vers 10h à peu près et vers minuit, ils ont téléphoné que c'était fini.

- Maman : Il était 23h57, j'ai regardé l'heure tout de suite. Quand ça a sonné, j'ai dit c'est Nathan, c'est pour Nathan. Puis j'ai eu le Dr D. et j'ai dit «c'est Nathan » et elle m'a dit oui. Tout de suite, j'ai demandé s'il n'avait pas souffert. Moi, ce qui m'a fait le plus de mal, et là où je m'en suis voulu c'est qu'elle m'a dit : « on l'a pris dans nos bras » [pleurs] (M3.8).

Pour les parents, qui ont pu suivre la décision jusque dans ses méandres et aboutissements, la transparence est difficilement vécue, ils se sentent complices de cette mort :

- *On est arrivé, j'avais l'impression d'arriver pour qu'il soit guillotiné (M5.7).*

La procédure du décès renforce ce sentiment. Les réanimateurs justifient l'arrêt de vie en avançant comme principal argument que la vie doit pouvoir reprendre ses droits, quand la réanimation est disproportionnée. Cette idée se traduit en acte. Une fois que les parents sont avertis que l'enfant décède, le respirateur est retiré de la bouche de l'enfant. Pendant ce laps de temps, les parents espèrent qu'il pourra respirer et se sentent complètement démunis :

- *Papa : Ce qui est énervant, c'est qu'on a le petit dans les bras en train de mourir et puis les médecins sont là et ils ne peuvent rien faire.*

- *Maman : C'est vrai, on est tous là et on ne peut rien faire.*

- *Papa : C'est vrai qu'on se dit, si c'était quelqu'un d'important, il y aurait eu des chirurgiens, tout ça. Mais là non, tout le monde regardait. On se dit, nous, on n'a rien, donc ce n'est pas la peine de nous sauver. C'est ce qu'on se dit sur le coup (M1.13).*

Si les parents sont mal à l'aise dans ces derniers instants, ce n'est pas seulement en raison de la transparence faite autour de la mort. En fait, les professionnels guident les parents sur une voie, celle de l'incertitude, mais ne les conduisent pas jusqu'à l'acceptation de la décision finale. Ces tergiversations au moment de la décision, les parents les ressentent et les interprètent comme une certaine incompétence, mais également comme autant de lueurs d'espoir. Aussi pour eux, quand arrive le moment du décès, toutes les alternatives ne sont pas fermées. Cela n'empêche pas les parents, dans leur grande majorité, d'être satisfaits de l'encadrement dont ils ont bénéficié :

- *Moi je trouve qu'ils m'ont mis en confiance. Je ne sais pas pourquoi. On parlait beaucoup, quand je restais dans le service, quand j'étais encore hospitalisée et que le père rentrait, on discutait beaucoup. Et si je voulais les appeler, je pouvais. Même, je ne sais pas, il y a eu beaucoup de confiance. (M2.10).*

Les parents éprouvent un sentiment de reconnaissance qui repose essentiellement sur la disponibilité dont les professionnels ont fait preuve.

PARTIE III.

LES MECANISMES QUI PORTENT ET FAÇONNENT UNE DECISION D'ARRET DE VIE

Cette immersion dans deux services de réanimation néonatale a fait ressortir deux univers distincts[1]. Dans chaque service, les manières de faire, de coopérer, d'échanger et de se justifier sont très différentes. Dans un premier temps nous démontrerons la cohérence interne de chaque modèle décisionnel permettant de gérer chacun des *choix dramatiques* et nous chercherons ensuite à comprendre les implications et conséquences de chacun de ces modèles pour les acteurs, chefs de service, professionnels et parents (chapitre 7). Dans un deuxième temps, à partir des spécificités organisationnelles et des réactions respectives des acteurs, nous montrerons les limites de la participation de tout profane à une décision de vie et mort (chapitre 8).

1 Ce constat est néanmoins peu surprenant : « Les hôpitaux sont typiquement de larges institutions, qui présentent une grande diversité d'activités et de personnels en leur sein. L'hôpital est un lieu de constitution des pratiques médicales, mais parce qu'il est aussi une organisation, il développe beaucoup de spécificités en son sein ». Morgan M., Calnan M., Manning N., 1985, *Sociological Approaches to Health and Medicine*, Croom Helm. Traduction par moi-même.

CHAPITRE 7
PARTICIPATION A UNE DECISION DE VIE ET DE MORT

Le premier chapitre de cette troisième partie consiste à regrouper les informations provenant des monographies pour comprendre comment se structure un processus décisionnel d'arrêt de vie. En poursuivant cette démarche, nous avons d'emblée rencontré une difficulté de taille : l'impossibilité d'analyser les débats entre les participants pour reconstruire les choix. Alors que, spontanément, pour comprendre une décision collective, la démarche est de partir des arguments échangés pour regarder la manière dont ils se confrontent ; ici, il n'existe pas de réels débats autour de la décision à prendre. C'est donc dans les régularités du fonctionnement et les règles indicibles qu'il faut aller chercher les éléments qui permettent de prendre et d'assumer une décision d'arrêt de vie.

1. LA CONSTRUCTION DE CADRES DECISIONNELS PERMETTANT DE STRUCTURER LES CHOIX

L'analyse des processus décisionnels a rapidement révélé la médiation d'éléments récurrents qui permettent de structurer la décision. C'est-à-dire que dans chacun des services sont déployées des manières de faire et de se justifier qui chacune à leur façon concourent à la prise de décision. Nous avons regroupé ces éléments structurant de la décision en trois catégories : les règles de pratique, les critères médicaux et les valeurs défendues.

Les règles de pratique

A. Chauvenet[1] remarque que l'apparition des unités hautement spécialisées entraîne une sorte de recomposition du travail ; en dépit de la forte division du travail qui assigne des tâches spécifiques aux médecins et infirmières, les groupes d'acteurs sont en complète interdépendance. Nous avons pu vérifier à quel point le travail en équipe était incontournable pour maintenir 24h/24h un niveau de soins hautement sophistiqué. Chefs de clinique, internes, infirmières restent en contact étroit, communiquent et s'entraident régulièrement. Mais il est possible de distinguer, selon les services, différents degrés d'interdépendance au niveau de la coordination des activités et du mode de coopération entre les professionnels. Le mode de coordination des activités prend deux orientations différentes dans les deux services étudiés : la standardisation dans le service A et l'ajustement dans le service B.

Le service A est marqué par une forte volonté de formalisation pour coordonner les différentes activités. Rien n'est laissé au hasard : des procédures déterminent ce qu'il faut regarder, ce qu'il faut faire, ce qu'il est important de dire. Les comportements de chacun sont strictement codifiés. A chaque groupe d'acteurs est attribuée une marge d'expertise bien définie, sans empiéter sur le travail des autres. La différenciation entre les groupes est forte et leurs responsabilités limitées.

Dans le service B, au contraire, loin d'une standardisation des pratiques, ce sont les arrangements au jour le jour qui sont à la base du fonctionnement quotidien. La prise en charge de chaque enfant n'est pas standardisée. Des protocoles thérapeutiques existent nécessairement, mais tout le monde n'y est pas fortement sensibilisé. La coordination entre les acteurs s'obtient par ajustements[2] constants. Ce sont les négociations informelles qui permettent de faire face aux aléas du quotidien.

L'analyse de la coopération entre les professionnels montre que là encore les différences sont notables entre les services : les acteurs sont

---

[1] A. Chauvenet, 1972, « Professions hospitalières et division du travail », *Sociologie du travail,* 13 (2), p.145-163.

[2] D'après la définition qu'en fait H. Mintzberg, 1982, « L'ajustement mutuel réalise la coordination du travail par simple communication informelle », in *Structure et dynamiques des organisations*, les éditions d'organisations.

fortement intégrés dans le service A et le sont faiblement dans le service B. Le chef de service A veille à développer une structure qui intègre ses membres. Il fixe les objectifs du service et développe des mécanismes de socialisation pour obtenir un maximum de coopération. Ainsi, dès l'arrivée de nouvelles recrues, médecins ou infirmières, des réunions sont organisées pour les familiariser le plus possible avec « l'esprit » du service. Les règles et les principes du service sont rappelés très souvent au cours des diverses réunions internes. La fidélité des infirmières est encouragée, leur expérience est valorisée et le *turn over* est très limité : beaucoup d'infirmières ont plus de dix ans d'ancienneté. Les chefs de clinique ne sont pas recrutés au hasard, ils ont tous été internes dans le service. Leur adhésion à la politique défendue par le service a pu être estimée à cette occasion.

Dans le service B, le chef de service comme le chef d'unité, n'entendent pas mettre en place un fonctionnement intégrateur : les différences inter individuelles doivent pouvoir coexister à défaut de ne jamais pouvoir être transcendées. Les médecins dirigeants ne se saisissent pas de leur pouvoir de recrutement pour s'assurer que les professionnels partagent les mêmes sensibilités qu'eux : les PU/PH et les chefs de clinique ont des parcours très différents. Des objectifs et des règles sont certes définis mais ne visent pas à embrasser l'ensemble des membres du service sous la houlette d'un même référentiel social. Alors que, comme le fait remarquer W. R. Scott « *les professionnels sont soumis à une période prolongée de socialisation au cours de laquelle ils sont sensés intégrer les règles de fonctionnement et acquérir les qualités que l'on attend d'eux* »[1]. Ici l'on ne demande pas aux acteurs de s'approprier des règles, du reste faiblement formalisées. Les nouveaux ne sont pas socialisés à l'organisation et plus encore, le renouvellement des infirmières est valorisé. Aussi, la bonne entente qui règne entre les groupes professionnels au fil du quotidien ne doit pas faire croire à une bonne intégration des membres à l'organisation. Il existe un fort *turn over* des infirmières, seul un tiers d'entre elles,

---

[1] W. Richard Scott, 1982, « Managing Professional work : three Models of Control for Health Organizations », *Health Services Research*, 17(3), p213-240. Traduction par moi-même.

rappelons-le, a une expérience de plus de 5 ans[1]. Cette faible intégration des membres à l'organisation est recherchée, elle permet de préserver les capacités de mobilité des acteurs nécessaires à un fonctionnement organisationnel par ajustements : les professionnels entrent et sortent du service sans avoir eu le temps de structurer fortement leur manière de faire.

Concernant les parents, certaines règles organisationnelles définissent la place qu'ils doivent occuper dans le service. Nos observations rejoignent celles de C. A. Heimer et L.R. Staffen. Leur travail avait montré comment les infirmières, médecins et psychologues contribuent à définir le rôle social de parents d'enfants malades en les éduquant aux normes associées à ce rôle et en développant des sanctions lorsqu'ils ne s'y plient pas. En désignant les parents comme adoptant ou comme n'adoptant pas un comportement approprié, les professionnels de ces services déclenchent un processus de socialisation : des instructions leur sont transmises quant à la manière dont ils doivent se comporter. Les résultats de cette recherche montrent donc qu'un processus de socialisation est mis en œuvre à l'intérieur des services de réanimation néonatale pour façonner le comportement attendu des parents. Les services définissent la manière dont les parents doivent se comporter et nous pouvons maintenant être plus précis. A une de « socialisation primaire », commune aux services, qui invite les parents à entrer, être informés et se tenir aux côtés de son enfant, s'ajoute une sorte de socialisation secondaire spécifique au modèle organisationnel du service.

Dans le service A, les professionnels ont mis en avant l'image de parents désorientés, qu'il faut soutenir de près et accompagner dans la découverte de l'univers de la réanimation néonatale. Les médecins amènent les parents à discuter sur un registre très médical : ils détaillent la pathologie de l'enfant, expliquent les traitements disponibles et préviennent des risques possibles encourus lors de l'hospitalisation. Les premières interactions entre parents et enfants sont organisées en prenant

[1] Notons cependant que ce fort turn over des infirmières peut être interprété de deux manières : comme une incitation de la part des médecins dirigeants ou comme un essoufflement des infirmières lié à la faiblesse de l'encadrement et des référentiels de pratique. Nous ne chercherons pas à distinguer quel est le facteur déterminant, d'autant qu'ils sont tous deux liés et probablement de façon inextricable.

en compte le contexte particulier de l'hospitalisation : l'infirmière présente l'enfant à travers les machines et les prothèses qui l'entourent – elle répétera d'ailleurs plusieurs fois ces informations sans jamais montrer de signes de lassitude. Implicitement, les professionnels indiquent aux parents comment remplacer leurs repères profanes pour mieux entrer en contact avec l'enfant. Les parents doivent remplir le rôle attendu, se tenir informés, comprendre les évolutions en restant en contact avec les professionnels ; ceux qui s'en éloignent seront rapidement identifiés et rappelés à l'ordre.

Dans le service B, le discours des médecins est résolument optimiste et démédicalisé : l'information transmise aux parents est succincte au niveau médical et se veut avant tout rassurante. Les membres du service n'insistent pas sur l'aspect médical – la place du médecin n'est pas prépondérante, les explications médicales sont limitées. Dans ce service B aucune règle sociale ne définit clairement l'attitude à adopter face aux parents. Les interactions s'organisent de manière informelle. Une grande confiance est accordée dans la capacité d'adaptation des parents. Ils sont accueillis en tant qu'individus adhérant à des valeurs profanes qui leur sont propres et qu'ils doivent conserver. Les professionnels doivent soutenir les parents, mais ils ne sont pas là pour se substituer au cadre familial ou amical. Au final, si une attention commune est portée aux parents, une place différente leur est conférée : ils doivent être fortement intégrés dans le service A, cela n'est pas nécessaire dans le service B.

Critères médicaux servant à guider la décision

Alors que le monde de la néonatalogie possède des outils de plus en plus performants, aucun protocole ou consensus national ne permet aujourd'hui d'aiguiller strictement les choix médicaux. Parmi les complications neurologiques possibles, il existe des « cas clairs », pour lesquels la profession médicale s'accorde majoritairement autour de la poursuite ou de l'arrêt de la prise en charge. En dehors de ces cas clairs, il existe une zone grise à l'intérieur de laquelle aucune « norme scientifique » ne fait consensus pour estimer un pronostic neurologique et la décision qui doit s'ensuivre. Regardons alors quels sont les repères que les professionnels se fixent dans l'arrêt ou la poursuite de la réanimation.

Gonfler la certitude dans le service A

Le service A a élaboré une sorte de « jurisprudence » qui définit les éléments limitant la prise en charge lorsque la trajectoire de l'enfant se situe en zone grise. Il s'agit d'abord de critères médicaux stricts à partir d'images IRM ou de scanner. Ainsi quand un enfant présente une leucomalacie, il est décidé de suspendre la prise en charge si les lésions sont supérieures à 2 mm, parce que le pronostic est jugé trop mauvais. En outre, toutes les techniques existantes ne sont pas mobilisées pour permettre la survie de l'enfant. Certaines d'entre elles ne sont jamais utilisées, parce que jugées inefficaces ; c'est le cas par exemple des systèmes de dérivation cérébrale en cas d'hémorragie. Enfin, dans les rares cas d'incertitude exprimés par les néonatalogistes, sont alors fixés des critères restrictifs qui permettent précisément de définir les bornes de la poursuite ou de l'arrêt de la prise en charge. La certitude est mise en avant, le doute ne transparaît que très rarement. Les connaissances sont considérées comme certaines. Si parfois demeure une part d'incertitude dans le pronostic, certains arguments sociaux peuvent être introduits. Il s'agit plus alors d'une justification de la décision d'arrêt de vie, par le biais de discours très généralistes voire normatifs : *« le handicap intellectuel est mal toléré chez les familles de niveau supérieur »*, *« les enfants handicapés sont mal acceptés à l'école »*[1].

Incertitude et tâtonnements scientifiques dans le service B

Dans le service B, les critères médicaux qui limitent la poursuite de la prise en charge sont plus diffus ; les résultats des examens neurologiques ne sont pas considérés comme intangibles ; l'interprétation des électroencéphalogrammes est jugée délicate compte tenu de l'âge des enfants ; les imageries médicales sont accueillies avec une certaine réserve et leur interprétation est emprunte d'une certaine retenue. Le service fait preuve d'un certain « tâtonnement scientifique » qui consiste à intégrer un maximum d'éléments de sources hétérogènes : résultats des examens, avis des

---

[1] Nous pouvons alors préciser les analyses de N. Christakis : « When strictly biological criteria for prognostication are absent, doctors may turn to social criteria in order to formulate the prognosis ». Ce procédé se vérifie dans certains contextes organisationnels, comme dans le service A qui cherche à orienter le pronostic vers la certitude. Le Service B ne développe pas ce type de procédé. N. Christakis, 1999, *Death Foretold*, University of Chicago Press.

experts, comportement clinique de l'enfant et éventuellement opinion des parents. Ce « tâtonnement scientifique » conduit à rejeter toute certitude dogmatique pour chaque fois remettre en question les éléments sur lesquels repose le pronostic. C'est ainsi qu'un certain nombre de trajectoires sont situées en « zone grise » : le pronostic de l'enfant est inquiétant, sans qu'aucun élément soit décisif pour statuer sur l'attitude à adopter. Cependant un critère inconditionnel sert de borne à la décision de poursuivre ou d'arrêter la réanimation : l'autonomie respiratoire. Quand l'enfant est déjà extubé, l'équipe médicale ne discute plus d'un éventuel arrêt de réanimation. C'est seulement quand l'enfant est intubé qu'il existe une possibilité d'arrêter la réanimation et ce, même si l'équipe médicale se rend compte que l'enfant pourrait être autonome sur le plan respiratoire. Le service B se prémunit contre l'émergence de repères pouvant fermer le processus décisionnel : les critères médicaux sont lâches et fluctuants et profitent à une poursuite de la prise en charge.

Les valeurs défendues

Parsons, Fox et Lidz[1] remarquaient que, combinée à l'orientation activiste et instrumentaliste, par ailleurs bien marquée dans les cultures occidentales, l'insistance sur le caractère sacré de la vie humaine conduit le praticien moderne à accorder une valeur absolue à l'obligation de sauver la vie de son client. Mais, ils soulignaient que pour des raisons qui tiennent à l'évolution des techniques, des lois et des mœurs, cette conception est en train de changer : le vieux précepte « sauver le malade à tout prix » a pu être assoupli sans que le principe de la valeur éminente de la vie humaine soit brisé. Nous allons voir que cet assouplissement connaît des traductions pratiques très différentes.

Pour le service A, la réanimation doit être arrêtée dès que des séquelles importantes sont certaines ; le handicap est un drame pour l'enfant et ses parents, qui pour reprendre les mots des infirmières et médecins, « *fait éclater les couples* », « *cause des souffrances physiques*

[1] T. Parsons, R. Fox, V. Lidz, 1972, « The "Gift of life" and its reciprocation », *Social Research*, 39(3), p. 367-415, p.403.

insupportables » et cela d'autant que « *la société, l'école, rejettent ces enfants handicapés* ». En parallèle, l'idée dominante est que la décision d'arrêt de vie se doit d'être prise par les experts médicaux. En premier lieu, seule l'expertise médicale donne les ressources suffisantes pour décider : ce sont les critères médicaux qui servent à trier les trajectoires, c'est le savoir médical qui permet de construire un pronostic neurologique. Par ailleurs, les parents sont jugés trop désorientés pour assumer une telle décision et le poids de celle-ci pourrait les plonger dans une forte culpabilité. Les médecins se sentent obligés de protéger les parents du poids de la décision. Dans le service A, le système de justifications relève ainsi du registre que l'on pourrait qualifier de « bienveillance autoritaire » : l'autorité médicale est de mise et justifiée au nom de la protection des parents et de l'incontournable expertise médicale que requiert ce type de décision.

Le service B défend l'idée que la réanimation doit être continuée jusqu'à ce qu'il soit clairement établi que la qualité de vie de l'enfant sera catastrophique. D'abord parce qu'il existe « *des handicapés heureux et des familles qui se transcendent autour du handicap de leur enfant* », ensuite parce que le pronostic neurologique est toujours probabiliste et dans le doute, il vaut mieux poursuivre la réanimation. Cette décision ne doit pas forcément être prise par les médecins. Certes, ils sont les seuls capables de déceler les séquelles et de dresser un pronostic neurologique, mais en dernière instance les parents sont estimés comme pouvant se prononcer sur la décision à prendre. Le système de justifications s'articule autour d'un certain « relativisme médical » : rien ni personne ne peut affirmer avec certitude ce qu'il est bon de faire.

Ces systèmes de justifications renvoient aux choix moraux pris par les deux services. A défaut de pouvoir guérir, les médecins font des choix sur ce qu'ils souhaitent éviter dans l'exercice de leurs missions. Pour le service A, le risque de la mission exercée est de poursuivre la réanimation d'un enfant qui présentera un handicap très sévère :

> - *C'est vrai que chez nous, on considère que c'est beaucoup plus risqué pour une famille de vivre avec un enfant gravement handicapé, que de... On préfère la mort à un handicap profond, c'est sûr (chef de service A).*

Pour le service B, le risque le plus grave est d'arrêter la réanimation d'un enfant qui aurait pu avoir une qualité de vie acceptable :

> - *Dans la mesure où nos décisions impliquent une part de probabilité, il n' y a pas de mystère. Ou bien on fait survivre des enfants qui ont des séquelles ou bien on envoie au cimetière des enfants qui n'auront pas de séquelles. Moi j'ai choisi la première (chef de service B).*

2. DES DECISIONS DIFFERENTES FACE A UN MEME ENJEU

Depuis une dizaine d'années, l'essor de la biostatistique conduit à un affaiblissement progressif du poids de la « preuve traditionnelle » en médecine que représentent l'expérience clinique, l'opinion des patrons ou l'avis informel des experts[1], au profit de l'émergence de l'evidence-based medicine ou la scientificité de la médecine[2]. Cette tendance se traduit par une normalisation des pratiques médicales à travers des conférences de consensus ou guides de pratiques[3]. Il est néanmoins des domaines qui résistent à ces tentatives de standardisation des pratiques médicales et la réanimation néonatale en constitue un exemple. Les essais cliniques ou recherches randomisées sont quasiment inexistants chez le nouveau-né, parce que la législation actuelle n'y est pas favorable[4] et que le recueil du

---

1 D. Broclain, 1994, « Comment s'élabore un consensus ? Oestrogènes et risque fracturaire, le cas de la conférence française sur la médicalisation de la ménopause », *Santé Publique*, 3, p.193-211.

2 D. Sackett, W. Rosenberg, 1995, « The need for evidence-based medicine, Journal of the Royal Society of Medicine », 88, p. 620-4 ; M. Berg M. Turning, 1995, « a practice into a science : Reconceptualizing Postwar Medical Practice », *Social Studies of Sciences*, 25, p. 437-476 ; M. Berg, K. Horstman, S. Plass, M. Van Heusden, 2000, « Guidelines, Professionals and the Production of Objectivity : Standardization and the Professionalism of Insurance Medicine » *Sociology of Health & Ilness,* 22(6), p. 765-791.

3 S. Timmermans, 1999, *Sudden Death and the Myth of CPR*, Temple University Press.

4 Les avis des Comités Consultatifs de Protection des Personnes dans la Recherche Biomédicale (CCPPRB) sont très exigeants.

consentement des parents est très difficile, surtout quand il s'agit d'études sans bénéfices individuels directs[1].

Le point d'interrogation majeur des pédiatres réside dans la difficulté d'évaluer les éventuelles séquelles suite à la réanimation néonatale. Si l'on en croit une partie de la littérature médicale internationale, il n'existe pas de consensus sur la construction d'un pronostic[2]. En même temps que s'étend la zone de compétence du médecin, s'élargit sa zone d'incertitude. La question de savoir comment les médecins parviennent à établir le pronostic de la qualité de vie future d'un enfant se pose alors inévitablement. Nous ne cherchons pas ici à comprendre comment les acteurs tentent de transformer les incertitudes en faits ou vérités scientifiques[3], car si cette approche est pertinente pour comprendre les découvertes et le développement des techniques médicales, ici nous voudrions surtout saisir comment les médecins construisent leurs diagnostics et pronostics au regard de trajectoires individuelles. Aaron Cicourel s'est particulièrement intéressé à la construction du diagnostic médical[4]. Dans son travail, il insiste sur les limites des diagnostics assistés par ordinateur ; pour lui le contexte social sert de base pour élaborer des diagnostics médicaux. Ainsi étudiant un service de maladies infectieuses, Aaron Cicourel remarque que l'existence d'une vaste salle comprenant tout à la fois un microscope, des cultures

---

[1] M. Mokhtari, 1996, *La relation médecin-parents dans les décisions d'arrêt de réanimation en service réanimation néonatale*, DEA d'éthique médicale et biologique, Paris V.

[2] JE. Tyson, RS. Broyles, 1996, « Progress in assessing the long-term outcome of extremely low-birth-weight infants », *JAMA*, 14, 276(6), p. 492-3 ; JJ. Morrison, JM.Rennie, 1997, « Clinical, scientific and ethical aspects of fetal and neonatal care at extremely preterm periods of gestation», Journal of Obstetric and Gynaecology, 104(12), p. 1341-50.

[3] B. Latour, S. Wooglar, 1979, *Laboratory life*, Beverly Hills, Calif, Sage ; B. Latour, 1987, *Science in action : how to follow Scientists and Engineers Through Society*. Cambridge, MA : Harvard University Press.

[4] Nous nous appuierons ici sur les références suivantes : A. Cicourel, 2002, *Le raisonnement médical*, Textes réunis et présentés par P. Bourdieu et Y. Winkin, Seuil, Coll. Liber ; A. Cicourel., 1994, « La connaissance distribuée dans le diagnostic médical », *Sociologie du travail*, 36 (4), p. 427-449.

infectieuses et les fiches de patients, favorisait le développement de discussions pluridisciplinaires entre les spécialistes. Les réseaux complexes de relations ainsi formés sont propices au partage d'informations, à l'acquisition de nouvelles connaissances qui permettent l'évaluation des participants. En résumé, pour Aaron Cicourel, un diagnostic et la décision qui s'en suit sont affectés par le choix des outils, les sources d'information privilégiées et les processus de communication socialement structurés.

A partir de l'approche développée par Aaron Cicourel, nous pouvons formuler l'hypothèse qu'un diagnostic serait façonné par des dispositifs techniques ; il dépendrait des outils techniques choisis et de la manière dont les résultats ainsi obtenus sont traités à l'intérieur du contexte organisationnel.

Le choix des outils techniques

Les réanimateurs doivent constamment surveiller le déroulement de la trajectoire de chaque enfant. Notamment, ils doivent s'assurer que même si l'enfant franchit sans encombres les différentes étapes de la réanimation, il ne développe pas par ailleurs d'anomalies neurologiques. Une série d'outils et de tests sont donc à la disposition des professionnels comme autant d'indicateurs de diagnostics et de pronostics. Le dispositif de surveillance peut être cependant très différent selon les services. Concernant le choix des outils, le service A s'est très tôt intéressé à une technologie de pointe en matière d'imagerie médicale, l'IRM. Dès qu'une incertitude entoure le pronostic neurologique, une IRM est réalisée. Ce sont donc les techniques les plus performantes actuellement disponibles qui sont retenues par le service A. Dans le service B, le recours à l'IRM reste rare, il est réservé aux enfants suscitant de sérieuses inquiétudes sur le plan neurologique. En revanche, l'intérêt porté à la clinique est plus important dans ce service. Le comportement des enfants, leurs postures sont très fréquemment rapportées lors des staffs. Un examen renseigne sur les capacités cognitives des enfants, il s'agit des potentiels évoqués : un stimulus est adressé à l'enfant et selon les types de réponses il est possible d'évaluer ses capacités visuelles et auditives. Cet examen n'est pas pratiqué dans le service A.

Ces dispositifs de surveillance se distinguent également par leurs règles de pratique. Dans le service A, le suivi neurologique est très standardisé : dès l'arrivée de l'enfant, une échographie transfontanellaire et un électroencéphalogramme sont réalisés puis sont renouvelés à intervalles réguliers, environ tous les 4 jours et cela tout au long de la durée de l'hospitalisation dans le but de déceler, à chaque étape de la réanimation, toute anomalie neurologique. C'est avec une forte constance et une grande minutie que sont réalisés ces examens. Les règles de pratiques du service A définissent donc un recours régulier et systématique aux outils techniques. Dans le service B, le recours aux imageries médicales est plus restreint. Les échographies cérébrales sont essentiellement réservées aux enfants les plus à risque sur le plan neurologique, notamment les très grands prématurés. La réalisation des examens neurologiques n'est en outre pas planifiée de manière méthodique. Presque tous les matins, la personne chargée de réaliser les échographies reprend la liste de l'ensemble des enfants hospitalisés et choisit, parmi eux, ceux qui sont à risque sur le plan neurologique et qui n'ont pas été vus depuis plusieurs jours. Quand l'enfant est devenu autonome sur le plan respiratoire, la recherche de séquelles neurologiques est mise en veille, voire interrompue. Ainsi dans le cas des leucomalacies, nous avons vu que le service B ne détecte pas toujours ces complications neurologiques parce que la surveillance neurologique est suspendue dès que l'enfant ne dépend plus des soins de réanimation.

Au final, les dispositifs de surveillance neurologique mis en place dans les services peuvent être contrastés et cela n'est pas sans incidence sur la construction d'un diagnostic et d'un pronostic : le choix des outils et l'utilisation qui en est faite par les acteurs révèlent des situations et des problèmes différents. Le service A est le mieux équipé pour repérer le plus finement possible toute anomalie neurologique. Il traque les moindres lésions et cela à tout moment de la trajectoire de l'enfant. Dans le service B, le dispositif de surveillance est plus lâche. Le seuil de détection des anomalies neurologiques est volontairement fixé à un faible niveau d'exigences.

La place des experts

Cependant, comme le constate Aaron Cicourel, ce sont les processus de communication qui structurent la mise en forme des résultats et leurs interprétations. Faire passer les tests, réaliser les imageries médicales et les interpréter requièrent des compétences particulières.

Dans les deux services, des personnes sont spécifiquement formées dans la réalisation des échographies et leurs interprétations. Elles travaillent dans ce domaine depuis plusieurs années et sont reconnues sur le plan scientifique à travers leurs publications dans des revues médicales internationales. Pourtant la place de ces experts diffère à l'intérieur de chacun des services.

Dans le service A, le groupe d'experts neurologiques est constitué d'un PH qui occupe une place centrale dans la réalisation et l'interprétation des imageries médicales, et d'un PU-PH. Par conséquent, les personnes à la tête du service sont en même temps les experts en neurologie. Elles partagent donc le même référentiel et sont sensibilisées aux mêmes objectifs que le chef de service. D'autant plus qu'elles sont recrutées, après avoir déjà travaillé dans l'unité, par le chef de service qui s'assure que leurs comportements et leurs opinions sont bien en accord avec la politique défendue. Au final, les experts constituent un groupe fort bien intégré, en accord avec les orientations du service. Ils s'expriment avec force au moment des réunions et ils se risquent peu au conflit de toute façon, car leurs positions sont en cohérence avec celles du chef de service.

Dans le service B, les experts ne font pas partie intégrante du service. Ce sont des pédiatres anciennement affectés en réanimation néonatale, qui ont fait le choix de se spécialiser dans l'imagerie médicale. Ils sont désormais affectés à un autre service. Les experts entrent dans le service le matin pour réaliser leurs échographies et en sortent ensuite. Ils participent uniquement aux réunions où se discutent la poursuite ou l'arrêt de la prise en charge, mais ils n'assistent pas aux staffs médicaux matinaux. Les experts neurologiques demeurent extérieurs au service, c'est-à-dire qu'ils ne supportent ni le poids de la prise en charge d'un enfant en souffrance, ni les tensions générées par l'incertitude autour de la trajectoire, et ne sont pas influencés par les interactions avec les familles ou avec l'enfant. L'expertise neurologique est, en quelque sorte, délocalisée. Du même coup, cette extériorité fait que les experts sont moins affirmatifs dans leurs jugements (moins pressés et pressants) et leur discours est plus dilué dans le service, il est seulement transmis directement à l'équipe médicale, lors des réunions exceptionnelles.

La place des experts dans l'organisation participe donc à la construction de l'interprétation des imageries et du discours produit autour. Plus les experts appartiennent à un groupe formel et intégré, plus ils constituent un groupe fort, investi et affirmatif dans ses jugements. Nous ne pouvons qu'aller pleinement dans le sens de la démonstration d'Aaron Cicourel : les processus cognitifs sont inéluctablement enchevêtrés dans des contextes organisationnels. Notre travail montre que l'utilisation des outils techniques oriente le pronostic neurologique. Plus les outils sont performants, mieux ils permettent de détecter les anomalies. Plus les échographies sont réalisées de manière systématique, plus les séquelles neurologiques apparaissent de manière flagrante. Ensuite, c'est bien la manière dont on dialogue, dont on se rassemble autour d'un problème qui affecte la construction d'un diagnostic.

La définition d'un problème est façonnée par les dispositifs techniques[1]. Plus exactement, la construction d'un diagnostic est tout à la fois orientée par les outils choisis et la manière dont les acteurs, à travers la structure sociale, se font les médiateurs de ces techniques. Mais en rester à ce stade de notre démonstration laisse une certaine frustration. Si avec l'approche d'Aaron Cicourel, nous pouvons montrer avec pertinence comment un diagnostic médical est bien le résultat d'une interaction sociale complexe, rien n'est dit concernant la part d'interprétation irréductible contenue dans un pronostic neurologique. A cet égard, nous avons vu que les choix moraux pris par les services sont radicalement différents, évitement du handicap ou poursuite de la vie, qui s'articulent autour de systèmes de

[1] De même E. Bonetti montre comment les nouvelles possibilités de traitement redéfinissent les contours de la maladie, à travers notamment le cas de l'impuissance et l'acquisition d'une solution par voie chimique le viagra. E. Bonetti, 2006, *Le façonnage de la maladie : le rôle du traitement*, thèse de sociologie, IEP de Paris.

justifications spécifiques – tout en restant en accord avec des principes normatifs nationaux[1].

Autrement dit, malgré les tentatives de rationalisation des décisions médicales, notre étude montre les limites des diagnostics et pronostics fondés sur des données « objectives ». En fait, les dispositifs techniques orientent la connaissance neurologique et la construction de ces dispositifs est elle-même orientée par le contexte organisationnel. Différents cadres cognitifs sont ainsi constitués : celui du service A conduit à médicaliser le plus possible ces situations et la résolution des questionnements éthiques, pour en faire un enjeu interne qu'il est seul capable de relever ; celui du service B relativise l'expertise médicale et le processus décisionnel reste ouvert à d'autres éléments, d'autres interlocuteurs. Nous trouvons dans ces résultats la confirmation qu'un processus décisionnel d'arrêt de vie est bien contingent : il n'est pas orienté uniquement par des normes scientifiques communes, il est soumis à des influences locales.

Des décisions différentes face à un même enjeu

La question qui se pose alors est de savoir si la décision prise est vraiment différente selon les cadres décisionnels à l'œuvre dans chacun des services. Les deux services avec un nombre d'entrées et une offre de soins équivalents, accueillent des enfants présentant les mêmes pathologies liées à la prématurité, une naissance traumatisante ou une malformation congénitale.

Rappelons qu'au cours de cette période néonatale, les risques pour les prématurés sont essentiellement neurologiques ; les plus fréquents étant l'hémorragie cérébrale appelée encore l'hémorragie intraventriculaire (HIV) et la leucomalacie (qui correspond à une destruction de certains territoires du cerveau). Concernant les enfants nés à terme, la gravité des lésions est plus difficile à codifier. Les

---

[1] De la même manière, Didier Fassin, en analysant la répartition du fonds d'urgence sociale remarque que « se mettent en œuvre des principes de justice et des principes de pratique qui expriment l'éthos de l'action publique en même temps que ses aléas. D. Fassin, 2001, « Charité bien ordonnée, Principes de justice et pratiques de jugement dans l'attribution des aides d'urgence », *Revue Française de Sociologie*, 42(3), p. 437-475.

problèmes neurologiques proviennent soit de malformations (congénitales ou de maladies infectieuses contractées in utero), soit d'accouchements problématiques provoquant des encéphalopathies hypoxique-ischémique (EHI). Si la population est tout à fait comparable, le service A accueille plus de grands prématurés. La proportion d'HIV de grade IV y est beaucoup plus importante dans le service A (13 cas) que dans le service B (6 cas). Mais de toute façon, dans les deux services, face à une HIV de grade IV, il est décidé d'arrêter la réanimation.

Concernant la leucomalacie cavitaire, qui entraîne de graves troubles moteurs, une décision d'arrêt de vie est prise systématiquement pour les enfants qui présentent cette pathologie dans le service A, alors qu'elle n'est jamais prise dans le service B. En fait, les lésions leucomalaciques ne sont repérables que très tardivement, aux alentours de 15 jours de vie, c'est-à-dire au moment où l'enfant prématuré est souvent devenu autonome au niveau respiratoire. Comme les médecins du service B se refusent à prendre une décision d'arrêt de vie pour un enfant autonome, ils suspendent toute investigation neurologique dès lors que cette autonomie est acquise. Ceci les conduit bien souvent à ne pas dépister les leucomalacies. C'est sans doute ce qui explique pourquoi, toujours pour l'année 1998, une leucomalacie bilatérale a été diagnostiquée chez 22 % des enfants du service A, contre seulement 8 % dans le service B.

Concernant les enfants nés à terme, la gravité des lésions est plus difficile à codifier. Dans le cas d'EHI majeures, suite à un accouchement traumatique, avec trois encéphalogrammes très perturbés à l'appui, l'attitude des réanimateurs est d'arrêter la prise en charge. Une même attitude est observée dans le service A et B : la réanimation est poursuivie de 3 à 5 jours pour être sûr de la fiabilité du diagnostic puis une décision d'arrêt de vie est prise, même si l'enfant a acquis, entre temps, une autonomie respiratoire.

Cependant, il existe des configurations complexes d'EHI pour lesquelles la gravité de l'encéphalopathie est beaucoup plus difficile à définir que les lésions cérébrales du prématuré. De même, il existe des malformations ou infections vis-à-vis desquelles les réanimateurs ont peu de recul et dont le pronostic est mal connu. Dans ces zones plus litigieuses, l'attitude adoptée est différente entre les services. Face à des cas qu'ils reconnaissent exceptionnels, les médecins du service A s'estiment capables d'évaluer le pronostic et quand celui-ci est jugé grave, ils prennent alors une décision d'arrêt de vie. Dans le service B, face à de tels cas exceptionnels, les médecins pensent qu'il est par définition impossible de connaître le pronostic et en conséquence, ils poursuivent la réanimation.

Les néonatalogistes gèrent l'incertitude de façon très distincte[1], les indicateurs diagnostiques sont différents et les pronostics varient fortement. *In fine,* face à un même problème deux types de solutions sont retenus.

3. DES DECISIONS CONTINGENTES

Notre mode de présentation pourrait prêter à conclure qu'il existe une succession d'oppositions entre les deux services dans le mode de fonctionnement, le choix des critères médicaux et les valeurs défendues. Mais il est surtout important de souligner que chacune de ces options prises finit par constituer l'identité du service. La décision d'arrêter la vie n'est ni le simple produit de croyances, ni l'unique conséquence de l'application de règles et de normes fixées par l'organisation ; elle est la résultante de la combinaison entre différents éléments qui servent de mise en règle de la décision.

Face au même enjeu de « faire vivre » ou « faire mourir », deux types de solutions sont ainsi construits ; et il est possible que l'étude d'un autre service de réanimation néonatale nous aurait donné à voir un troisième type de solution possible. Etudiant les services d'unités de rein artificiel, Olgried Kuty[2] montrait également que « *les médecins sont amenés à prendre des décisions radicalement différentes suivant qu'ils*

---

1 Voir aussi E. Gisquet, 2005, « Agir dans un contexte de choix incertain, le cas des décisions d'arrêt de vie en réanimation néonatale », *Revue Santé Publique*, 1, p. 25-35.

2 O. Kuty, « Orientation culturelle et profession médicale, La relation thérapeutique dans les unités de rein artificiel et son environnement », Revue Française de Sociologie, XVI, 1975, 189-214 ; O. Kuty, Le pouvoir du malade, Thèse de doctorat, Paris V, 1973.

possèdent une orientation ou l'autre »[1]. Il avait ainsi distingué deux types de services : un type de « *service hiérarchique* » où les médecins admettent tous les patients et adoptent des comportements autoritaires, les malades sont mal informés et ont une faible capacité d'action et où l'encadrement est impersonnel ; un type de « *service égalitaire* » dans lequel une sélection des entrants est mise en place en prévision d'une possible transplantation, les malades sont informés de leur état et maintenus dans l'espoir d'une greffe, ils sont très fortement encadrés et la différentiation des rôles entre professionnels et patients est faible pour laisser place à l'établissement de relations interpersonnelles fortes.

Pour Olgried Kuty, cette orientation est étroitement liée à la politique d'admission des patients. Les « *services hiérarchiques* », dès le début, accueillaient tous les patients qui leur étaient adressés, sans aucune distinction, alors que les « *services égalitaires* » étaient plus sélectifs, et n'acceptaient que les patients qui étaient physiquement et psychologiquement capables de faire face à une greffe. Tout comme dans la recherche d'Olgried Kuty, les choix locaux sont ici essentiels dans la structuration d'un système d'action. Mais dans les services de réanimation néonatale, l'offre de soins est suffisamment homogène, le recrutement des patients trop contraint – il s'agit de services d'urgence – pour que des variables extérieures puissent affecter la structure sociale des services. Les raisons pour lesquelles les services étudiés adoptent des attitudes différentes pourraient tenir au *sens de la mission* que se donne chaque service.

Pour Rue Bucher et Anselm Strauss[2], à l'intérieur d'une même profession les membres sont traversés par des valeurs, intérêts, objectifs très différents. Ces spécificités peuvent être appréhendées à travers différents traits structurels : « *sens of mission, work activities, methodology and techniques, clients, colleagueship, interets and associations, and public*

---

[1] O. Kuty, 1975, op. cité.

[2]R. Bucher et A. Strauss, 1961, « Professions in Process », *The American Journal of Sociology*, 66 (4), 325-334. Voir aussi A. Strauss, 1992, *La trame de la négociation. Sociologie qualitative et interactionnisme*, Textes réunis et présentés par I. Baszanger, L'Harmattan, coll. Logiques Sociales.

relations ». L'ensemble de ces traits organisationnels construisent l' « idéologie » du service « *to develop a brotherhood of colleagues, leadership, organizational forms and vehicles, and tactics for implementing their position* ». Aussi, les variables pouvant expliquer le mode de régulation locale pourraient être à chercher au niveau de la position « politique » de chaque service, dans la mesure où celle-ci permet de rendre compte de l'ensemble des options prises collectivement. C'est effectivement à la lumière du *sens de la mission* que l'on peut expliciter la cohérence entre les différentes options prises par les services.

Service A – définir quels enfants il est acceptable de rendre ou non à la société

Le service A se pense comme une organisation devant prendre des décisions de vie et mort. Le *sens de la mission* qu'il se donne est non pas d'inciter les médecins et les infirmières à mobiliser la technique et le savoir afin de tout mettre en œuvre pour « sauver un enfant », mais de pondérer les moyens par un système de valeurs qui définit ce qu'est une vie acceptable pour l'enfant et ses parents. Les membres du service A défendent un objectif ambitieux qui les place dans un rôle de garde-fou de la société : ce sont eux qui doivent évaluer et décider du sort des enfants au regard de ce que la société est capable d'accepter. Les critères médicaux se doivent donc d'être stricts et sélectifs. Les éléments constitutifs d'un cadre décisionnel sont pensés, choisis, orientés de manière à ce qu'un dispositif de sélection efficace permette de faire le tri entre les différentes trajectoires, comme le souhaite le chef de service :

> - *Il faut des repères dans ces décisions parce que sinon, ça risque d'être incohérent et de provoquer des attitudes différentes sous l'effet de l'émotion ou sous l'effet de la différence [des personnes]. On [les médecins] est obligé de se forcer d'avoir une démarche commune, des intentions communes tout au moins qui peuvent aller jusqu'à ce qu'on a appelé la procédure, de façon à ce que cette démarche qui doit rester commune évite qu'il y ait trop de confusions, ou trop de dérapages (chef de service A).*

Le chef de service A tente, à travers des publications dans les revues médicales et l'animation de groupes de réflexion éthique, de normaliser le modèle décisionnel élaboré et d'en faire un modèle de référence sur le plan national :

> - *On a demandé en 97 au CCNE de se pencher sur l'affaire. Nous de notre côté avec la Fédération Nationale des Pédiatres Néonatologistes, on lui envoyait nos pré-rapports, l'état de nos réflexions, mais on voulait qu'il rende un avis. C'était pour ne pas rester dans un ghetto. De travailler comme ça dans la difficulté... En plus comme on appartient au secteur public, c'était normal... C'était une manière de porter à la connaissance des institutions nos problèmes. On a donc tenté d'expliciter la démarche qui est la nôtre (chef de service A).*

Le chef de service A est animé d'un certain prosélytisme qui lui sert de défense vis-à-vis de l'extérieur, en démontrant que son modèle est légitime, même s'il conduit à exclure les parents. Pour que le *sens de la mission* soit respecté, il faut que les acteurs trouvent légitime le projet et soient prêts eux aussi à assumer l'acte d'arrêt de réanimation. Aussi ce prosélytisme qui anime le chef de service n'est « somme toute qu'un moyen parmi d'autres pour étayer un système de croyances »[1]. Il sert à s'assurer de l'adhésion des différents acteurs.

Service B – D'abord sauver des vies

Dans le service B, les médecins et les infirmières s'accordent sur le principe d'une maîtrise des savoirs et des techniques pour sauver des vies, mais ne se donnent pas le droit de juger ce qu'est une qualité de vie acceptable. Ils adoptent une position relativiste qui consiste à n'intervenir qu'au travers de leur expertise médicale en étant conscients des limites de cette dernière. Les membres du service B ne se pensent pas comme devant prendre des décisions d'arrêt de vie, mais ils s'y trouvent indirectement confrontés. Dans ce contexte où l'on ne cherche pas à cadrer la totalité du « process » de la décision d'arrêt de vie, l'acquisition de l'autonomie respiratoire devient parfois une première étape, un échelon intermédiaire, du processus décisionnel. Chaque groupe d'acteurs ne peut agir qu'en fonction de

---

[1] Ainsi Leon Festinguer explique pourquoi les adeptes d'une secte qui annonçait une fin du monde qui ne se produisit pas continuaient à croire à y adhérer et à être animés d'un fort prosélytisme. L. Festinger et al., 1993, *L'échec d'une prophétie*, PUF.

ressources et de contraintes propres à leur savoir. Les discussions doivent rester à un niveau factuel. Il n'existe pas de système de justifications sur ce qu'il convient de faire ni sur les limites de l'acceptable, que les parents sont reconnus capables de définir (mais uniquement en l'absence de consensus médical).

Les cadres dirigeants ne sont animés d'aucun prosélytisme puisqu'ils n'entendent pas créer un service qui fonctionne sur un mode « parfait ». Le mode de fonctionnement par ajustements permet de se prémunir contre l'émergence de certitudes dogmatiques. La stabilité de la structure organisationnelle n'est pas recherchée.

Genèse du sens de la mission

Le *sens de la mission* a cette propriété d'orienter le choix des éléments consubstantiels à un cadre décisionnel. Au final, le processus décisionnel n'est pas à chaque fois réinventé, il est incarné dans des accords profonds qui guident les choix de vie et de mort. Si la cohérence entre les éléments décisionnels dessine en creux le sens que les membres des services A et B donnent à leur mission, il nous faut chercher à comprendre la genèse de ces choix. On peut distinguer trois sources, non exclusives les unes des autres - et nous aurons alors achevé de reconstruire les influences responsables de l'orientation prise par les services.

D'abord il semble que cette définition du *sens de la mission* tient pour une large part à la stratégie des cadres dirigeants. L'homme à la tête du service A est en place depuis les années 1970, il bénéficie d'une forte expérience dans la pratique médicale, la recherche et l'encadrement du personnel. Cet homme détient le pouvoir décisionnel et entend pleinement l'exercer. Si certaines responsabilités sont déléguées aux deux autres cadres dirigeants, le pouvoir exécutif est concentré aux mains d'un seul homme. Pour lui, le meilleur mode de fonctionnement est hiérarchique, parce qu'il permet le respect des règles et objectifs institutionnels. Il est animé par le désir de créer un service qui fonctionne sur un modèle « parfait ». Par ailleurs, détaché du travail clinique, ce chef de service consacre une partie de son activité à la réflexion sur l'orientation à donner à la profession des réanimateurs pédiatriques. Pour lui, cette profession ne doit pas être accusée de faire souffrir, d'être à l'origine de handicaps insurmontables et d'une manière générale, ne doit pas prêter le flanc à la critique, qu'elle soit formulée par les parents ou par des instances plus formelles. Il aspire donc à ce que les réanimateurs pédiatriques puissent maîtriser pleinement les conséquences sociales de leurs actes, *« pouvoir défaire ce que l'on a fait »*.

Dans le service B, le pouvoir est bicéphale, il se divise entre le chef de service et le chef d'unité. Bien que partageant un même optimisme et une même humilité dans l'entreprise de la réanimation, ces deux hommes sont dotés de personnalités et compétences très différentes. Le chef de service est un homme charismatique qui fait preuve d'un certain cynisme pour dénoncer les dysfonctionnements et les malaises qui sont, selon lui, inhérents à tous services. A l'opposé, le chef d'unité est un homme pragmatique. Il accorde une grande confiance à la capacité d'adaptation et d'autonomie, tant des professionnels que des parents. Il mise sur la parole informelle pour coordonner les activités parce qu'il se veut non directif. C'est donc par des détours différents qu'ils sont tous deux enclins à défendre un même fonctionnement démocratique et une politique permissive. Pour eux, assumer la responsabilité de la décision, c'est accepter la responsabilité de faire vivre des enfants présentant parfois un handicap sévère :

> *- Il faut que le médecin soit capable de traîner quelques casseroles et c'est pour ça qu'il faut être bien dans ses baskets. Moi j'ai des casseroles sur lesquelles je peux encore mettre des prénoms et même des noms des années après ; concernant des enfants pour lesquels la décision a été probablement mauvaise, quand ils sont morts ça on ne peut pas le savoir, mais sûrement mauvaise quand ils sont encore vivants (chef de service B).*

L'historique des services et en particulier leurs dates de création peuvent également influencer leurs orientations. Le service A a été créé en 1970 et la structure est demeurée intacte depuis lors – les médecins à la tête du service ont une cinquantaine d'années et sont restés très fidèles au service. Aussi ce service bénéficie d'un cadre d'existence stable et reconnu à l'extérieur ; il est encouragé dans un fonctionnement plus formalisé[1]. Le service B est une organisation jeune : créé au début des années 1970 sur un autre site géographique, il s'est scindé en deux en 1988, pour se voir de nouveau regroupé en 1994 dans un hôpital récemment construit. Sa structure actuelle n'existe que depuis moins d'une dizaine d'années. Nous avons donc étudié deux services, qui sont en fait deux figures organisationnelles distinctes.

4. UN RENONCEMENT COMMUN AUX PROCEDURES DE DELIBERATION COLLECTIVE

Les processus décisionnels d'arrêt de vie sont donc orientés par des cadres décisionnels. Mais reconnaître l'existence d'accords stables qui structurent les échanges, ne signifie pas pour autant la fin des jeux d'acteurs. Il nous faut donc maintenant comprendre comment professionnels d'un côté et parents de l'autre, se positionnent par rapport à ces cadres décisionnels.

S'émanciper du poids de la décision pour les professionnels

Dans les deux services, des réunions regroupant le chef de service, les chefs de clinique, internes et infirmières sont organisées. La décision est proposée par le chef de service et entérinée par lui avec l'assentiment des autres participants. Il n'y a jamais de vives discussions ou de conflits autour de cette décision ultime. Il ne s'agit pas de postuler *a priori* que les acteurs ont des points de vue divergeant autour de l'action à entreprendre, et qui ne s'expriment pas au moment de la discussion. Simplement il est d'emblée possible de constater l'absence de délibération, c'est-à-dire l'absence de débat entre les participants en vue d'examiner les différentes solutions possibles afin d'en retenir une.

En fait, les professionnels ne souhaitent pas bénéficier d'un important pouvoir décisionnel lors de ces réunions. Les entretiens,

---

[1] A ce sujet, Mintzberg en étudiant le lien entre les configurations organisationnelles et leur contexte d'existence remarquait que : « Au fil du temps, l'organisation développe une réputation pour ce qu'elle fait le mieux et se trouve encouragée à répéter certains projets ou à se spécialiser dans le traitement de certains cas ; ceci a tendance à convenir aux employés qui, prenant de l'âge eux aussi, apprécient d'avoir plus de stabilité dans leur travail ». H. Mintzberg, 1982, op. cité.

réalisés auprès des infirmières des services A et B, révèlent que celles-ci ne se considèrent pas légitimes pour se prononcer sur la décision, « *je ne vois pas comment je pourrais décider, je ne sais pas lire les imageries* », mais soulignent leur besoin d'être informées, consultées sur la décision prise. C'est une position que semble plus largement partager la profession d'infirmiers dans la mesure où « *les situations en réanimation pédiatrique sont souvent complexes. Les infirmières ayant en charge de tels patients n'ont pas toujours toutes les données ou les éléments pour juger d'une décision médicale (…) Si l'infirmière n'intervient pas dans la décision médicale, elle doit avoir sa place à titre consultatif*[1] ». Les chefs de clinique ou internes ne revendiquent pas plus de pouvoir décisionnel : « *je trouve que la façon dont on fonctionne est très bien, je ne vois comment on pourrait faire autrement* » (chef de clinique du service A).

Et dans ces instances, comme pour réduire la difficulté à décider, infirmières et médecins, y compris les chefs d'unité ou chefs de service, se réfugient derrière des critères médicaux ; ils ne traduisent jamais en termes profanes ce qui se dit en termes médicaux. On parle d'une « HIV », d'un « cas gravissime » sans jamais traduire le handicap futur de l'enfant. Personne ne cherche à construire un outil de la qualité de vie future et fixer un seuil de l'acceptable[2]. Est ainsi évincée la question certes centrale mais à laquelle il n'y a pas de réponse évidente : quelle vie mérite d'être vécue ?

Au final, la création d'instances décisionnelles – qui tend à s'imposer dans le paysage institutionnel des services de réanimation néonatale[3] – oblige à une explicitation (médicale) et justification de la décision sans pour autant doter les acteurs d'un plus grand pouvoir

---

[1] Témoignages de S. Kracher, D. Fuschs, G. Calaciura, 1996, « Création d'un groupe de réflexion éthique, Point de vue infirmier », p. 69-72 in *Quelle qualité après la réanimation ? De l'évaluation à l'éthique*, coordinateurs P. Canaouïe, M. Cloup, E. Guilibert, les dossiers de l'AP-HP.

[2] S. Rameix, 1997, « Justifications et difficultés éthiques du concept de qualité de vie », *Prévenir*, 07-12, 33, 89-109.

[3] Conformément aux recommandations du CCNE dans son avis n°65 et aux recommandations intraprofessionnelles, voir M. Dehan et al., 2001, « Dilemmes éthiques de la période périnatale : recommandations pour les décisions de fin de vie », *Archives Pédiatriques*, 8 , p. 407-19.

décisionnel. En fait, ces réunions servent avant tout à exposer le contexte médical, donner les résultats des différents examens et donc à justifier la décision ; elles ne sont que des simulacres de débats[1].

En situation de *choix dramatique,* pour éviter d'endosser la lourde responsabilité de la décision, les professionnels, médecins et infirmières, ne souhaitent pas engager leur responsabilité individuelle et préfèrent se reposer sur les cadres décisionnels, que nous avons repérés dans chacun des services. Dans le service A, les professionnels s'approprient les critères médicaux ainsi que les éléments de justifications disponibles et la décision s'obtient de manière relativement consensuelle. Dans le service B, les professionnels se reposent aussi sur les cadres décisionnels. Si des tensions se font parfois sentir, elles ne débouchent jamais sur un conflit ouvert. Ainsi, les experts en neurologie qui détiennent pourtant une ressource non négligeable pour orienter les discussions s'en servent peu. Ils vont très rarement à l'encontre de la sphère dirigeante. Ils peuvent certes tenter d'influencer le cours de la décision, « *le pronostic n'est pas bon* », mais jamais de manière très affirmative, « *en même temps, les images que j'ai ne sont pas belles* », comme s'ils refusaient de s'impliquer trop directement dans une décision de vie et de mort. Et la réaction, déjà citée, de cet expert, à la question « *pourquoi n'êtes-vous pas plus affirmé dans vos jugements ?* », le confirme amplement : « *parce que pousser la seringue, c'est difficile* ». Ils préfèrent en dernier lieu laisser la responsabilité de la décision au chef de service. Les chefs de service également se reposent aussi sur les cadres décisionnels qu'ils ont eux-mêmes contribué à construire, en rappelant lors des délibérations « la ligne de conduite » choisie par le service.

Par conséquent, médecins et infirmières bénéficient d'une très faible marge de négociation ; la logique comportementale qu'ils adoptent ne leur permet pas d'influencer la structure du cadre décisionnel. Cela ne signifie par qu'ils sont indifférents, mais ils préfèrent se tenir à la marge du processus décisionnel pour ne pas en

---

[1] « Il peut bien y avoir apparence de débat, mais les participants sont capables de reconnaître qu'il s'agit d'un faux dialogue ou d'un simulacre de délibération masquant des négociations ou l'exercice de l'autorité ». P. Urfalino, 2000, « La délibération et la dimension normative de la décision collective », p. 165-193, in J. Commaille, L. Dumoulin et C. Robert (sous la dir.), *La judiciarisation du politique, Leçons scientifiques*, Paris, LGDJ.

supporter la responsabilité individuelle. Le problème pour les acteurs est plus de choisir d'adhérer ou pas : soit ils s'alignent sur les cadres décisionnels proposés, soit ils se désengagent ; ce qui dans cette dernière alternative conduirait plutôt à quitter l'organisation puisqu'il est difficile de « fermer les yeux » sur ce type de décision.

Le désengagement des parents

Pour comprendre la participation des parents à une décision d'arrêt de vie, il faut contourner un premier biais. Tous les parents ne sont pas tous informés qu'une décision médicale d'arrêter la vie a été prise. Aussi, ce n'est qu'après avoir distingué les parents informés et donc susceptibles de pouvoir bénéficier d'une marge d'action dans la décision que nous regarderons comment ils s'en servent.

Quatorze parents ayant perdu un enfant dans les services étudiés ont été interrogés dans l'intention de saisir leur vécu autour de l'éventuelle participation au processus décisionnel. Sur l'ensemble des entretiens, les deux services confondus, sept couples de parents ont bénéficié d'une annonce selon le modèle de « l'accompagnement » et étaient informés que le décès à venir était motivé par une décision médicale et sept autres couples ont bénéficié du modèle de « la mort naturelle » et ne savaient donc pas qu'une décision médicale avait été prise.

Parmi les sept couples de parents qui ont eu officiellement connaissance d'une décision d'arrêt de vie, seulement trois se sont sentis pleinement impliqués : ils ont en fait espéré ou demandé cette ultime décision, après que les médecins leur ont annoncé un pronostic neurologique catastrophique :

- *Papa : J'ai été franc avec eux aussi en leur disant que ce n'était pas la peine que ça dure une semaine de plus parce que plus ça durera, plus ce sera dur pour nous.*

- *Maman : Et puis elle souffrait.*

- *Papa : Donc : « faites le nécessaire ».*

- *Enquêtrice : Donc quelque part, vous avez participé à la décision ?*

- *Maman : Oui, voilà (service B, M5.12).*

Les 4 autres couples informés de la décision médicale ont eu le sentiment de consentir à la décision, mais pas de s'y impliquer ; ils s'en montrent satisfaits et n'ont d'ailleurs pas voulu aller plus loin dans ce rôle :

- *Enquêtrice : Vous avez dit tout à l'heure « ils ne m'ont pas demandé mon avis pour arrêter ». C'était mieux qu'on ne vous pose pas la question ?*

- *Papa : Heureusement. Heureusement moi, je n'ai pas tous les éléments, toutes les échographies pour savoir… J'ai que ce que me disent les médecins. Je ne suis pas capable d'évaluer l'état réel de mon bébé. Je ne suis pas capable de dire que les poumons sont endommagés à tant de pour cent et donc ça a tant de conséquences. Je ne suis pas capable de dire. Ce sont les médecins qui disent. Eux seuls savent quelles sont les conséquences de tel dommage, de telle infection.*

Reste les sept autres couples de parents qui ont bénéficié d'une annonce selon le modèle de « la mort naturelle ». Parmi eux, quatre couples acceptent cette version des faits et ignorent qu'une décision d'arrêt de vie a été prise, mais trois autres se demandent néanmoins si un acte médical n'a pas, à leur insu, entraîné le décès. Pourtant, même plusieurs mois après le décès de leur enfant, les parents ne cherchent pas à faire part de leurs interrogations au médecin alors même qu'ils en auraient eu l'occasion, lors de la transmission des résultats de l'autopsie par exemple. Pas plus qu'ils n'ont profité de la présence de l'enquêteur pour tenter d'y voir plus clair.

Au final, sur les quatorze couples de parents, seulement trois couples se sont impliqués dans la décision d'arrêt de vie, alors que quatre couples auraient potentiellement pu le faire et que trois auraient pu *a posteriori* demander des comptes à l'équipe médicale. Les résultats de notre étude montrent donc que les parents cherchent peu à s'impliquer dans une décision d'arrêt de vie. Quand on leur donne la parole, tous s'accordent autour de la nécessité d'être informé du déroulement du processus décisionnel :

- *Maman : Je pense que ces décisions, il faut les prendre entre les deux parties, entre les familles et les médecins. Il faut que les deux soient conscientes de la réalité, il ne faut pas non plus que ce soit uniquement les médecins qui disent « on va arrêter ». Je pense que la famille a le droit aussi d'être au courant. Parce que sinon il peut y avoir des abus de ce côté. Je pense qu'il faut aussi penser aux abus.*

- *Enquêtrice : Mais est-ce qu'elle doit participer ?*

- *Maman : Là... Je ne sais pas... Je pense que ça dépend des familles (C4.13).*

Les parents revendiquent un droit à l'information concernant les évolutions médicales et les décisions prises, mais pas un droit de participation à la décision d'arrêt de vie.

Ces résultats vont dans le sens de la littérature qui souligne que même si les patients désirent fortement être informés, ils ne souhaitent pas toujours participer à la décision, même si le pourcentage des préférences est contrasté selon les études[1]. Pour Hack et al[2], 80 % des patients étudiés préfèrent participer à la décision, et Baider et al.[3] parviennent à un taux de 81 %. Au contraire dans l'étude de Sutherland[4], 63 % des patients estiment que le médecin devrait endosser la responsabilité principale de la décision. Que les parents consentent ou formulent explicitement leur accord, ils préfèrent se reposer sur les cadres décisionnels, consentir à l'avis médical proposé, ils sont ainsi informés sans avoir à s'impliquer.

L'action collective en contexte de choix dramatique

Nous avons été surpris par l'attitude des différents protagonistes marquée par l'absence de délibération, au point que le processus décisionnel semblait se dérouler « en dehors » des acteurs. Nous sommes maintenant en mesure d'expliquer la structuration de l'action collective en contexte de *choix dramatique*. Alors que la capacité

---

[1] N. Moujid, M-O. Carrere, 2000, « la relation médecin-patient, l'information et la participation des patients à la décision médicale : les enseignements de la littérature internationale », *Revue Française des Affaires sociales*, 2 (avril-juin), p. 73 -95.

[2] TF. Hack, LF. Degner, DG. Dick, 1994 « Relationship between preferences for decisional control and illness information among women with breast cancer », *Social Science and Medecine*, 39(Aug), p. 279-289.

[3] L. Baider, P. Ever-Hadani, A. Kaplan De-Nour, 1995, « The impact of culture on perceptions of patient-physicians sasifaction », *Israeli Journal of Medical Science*, 31, p. 179-185.

[4] HJ. Sutherland, HA. Llewellyn-Thomas, GA. Lockwood, DL. Trichler, JE. Till, 1989, « Cancer patients : their desire for information and participation in treatment decisions », *Journal of the Royal Society of Medicine*, 82, p. 260-263.

décisionnelle est souvent comprise comme la capacité d'un acteur à exploiter les contraintes et les opportunités de la situation pour imposer les termes de l'échange favorable à ses intérêts[1], en situation de *choix dramatique*, les intérêts sont définis en négatif : l'incertitude que j'aimerais ne pas maîtriser, le poids de la décision que j'aimerais ne pas subir, les conséquences d'un acte que j'aimerais ne pas assumer.

Par conséquent, bien que les services diffèrent sur de nombreux points, ils gèrent le *choix dramatique* de la même façon, en évinçant la délibération. Professionnels et parents préfèrent se défausser sur les procédures et se saisir des ressources proposées par l'organisation. La caractéristique de ce type de régulation est que l'accord n'est jamais le résultat de négociations entre les acteurs. Celui-ci s'opère à travers les construits sociaux, les procédures élaborées en amont. C'est de cette façon qu'une décision est « routinisée » pour prévenir les acteurs d'un engagement individuel trop coûteux.

5. Implications des cadres decisionnels pour les professionnels

Si la tendance générale est au désengagement, les acteurs ne sont pas néanmoins affranchis du coût de la participation à une décision aussi difficile. L'attitude des acteurs face à une décision d'arrêt de vie a déjà été analysée principalement en montrant que, selon leur groupe professionnel d'appartenance, médecins ou infirmières, ne sont pas sensibles aux même faits, n'en donnent pas les mêmes interprétations[2] et les médecins les moins engagés dans le travail clinique autour de

---

[1] Voir notamment les ouvrages de J. March et JP. Olsen, 1972, « *A Garbage Can model of Organizational Choice* », Administrative Science Quaterly, 17, p. 1-26 ; J. March, 1988, *Decisions and organizations*, Basil Blackwell, New York ; J. March et JP. Olsen, 1976, *Ambiguity and choice in Organizations*, Bergen, Univesitätsforlaget. La sociologie de la décision considère souvent que les acteurs prennent un certain type de décision parce qu'ils y ont intérêt. De là, la réalisation d'un accord est souvent vue comme une confrontation entre des acteurs à la recherche de la satisfaction de leurs propres intérêts. Or en contexte de *choix dramatique*, les acteurs n'ont ni envie, ni intérêt à décider. Il n'y a pas de confrontation. L'intérêt est au désengagement.

[2] R. Anspach, 1993, op. cité.

l'enfant parviennent plus facilement à maintenir un contexte d'incertitude qui favorise la poursuite de la prise en charge d'un enfant très instable[1]. Compte tenu des contrastes importants que nous avons relevés entre nos deux services d'étude, nous faisons l'hypothèse que l'attitude des acteurs pourrait dépendre moins de leur groupe professionnel d'appartenance que du contexte organisationnel au sein duquel ils travaillent. Nous tâcherons donc d'identifier les mécanismes par lesquels les acteurs cherchent à cadrer leurs délibérations autour d'événements qui ne trouvent pas de réponses immédiates et les moyens par lesquels ils s'engagent dans une décision qu'ils n'ont *a priori* aucune envie d'assumer.

Homogénéité à l'intérieur d'un service

Selon Raymond Boudon, « *l'acteur doit souvent construire sur un mode plus ou moins intuitif une théorie lui permettant de faire face à une situation de décision. Il cherche un système de raisons ; il élabore un système d'arguments, sans tenter de maximiser des coûts ou des avantages. L'acteur adhère à une croyance, prend une décision donnée, accomplit une action donnée lorsqu'il a l'impression que ladite croyance, que ladite action ou que ladite décision repose sur un système de raisons fortes* »[2]. La participation des acteurs à une réalité sociale passe par l'attachement à différentes valeurs ou processus d'identification qui peuvent varier excessivement d'une organisation sociale à l'autre. Dans nos situations étudiées, chaque service élabore en effet son propre système d'arguments et quelle qu'en soit la nature, les professionnels, médecins et infirmières, se les approprient. Il existe donc une homogénéité des groupes qui se caractérise par une adhésion à un système de raisons fortes propres à chaque service.

Pour Antoinette Chauvenet[3], l'apparition des unités hautement spécialisées entraîne une sorte de recomposition du travail, « l'acte médical est pris en charge par un collectif de travail dont chacun des

---

[1] A. Paillet, 2007, op. cité.

[2] R. Boudon, 1999, *Le sens des valeurs*, Quadrige, PUF, p.93.

[3] A. Chauvenet, 1972, op. cité.

membres occupe une place hiérarchique distincte d'autant moins élevée qu'échappe davantage à l'individu la maîtrise de l'ensemble de l'acte médical ». En réanimation néonatale – tout comme au bloc ou chez les brûlés – le sentiment d'homogénéité d'appartenance se diffuse à l'ensemble de l'unité de soins. Il s'agit, comme le décrit Yvan Sainsaulieu, de la communauté des « petits mondes fermés » qui se manifeste notamment par l'attachement aux autres membres du service, la confiance dans le médecin chef et l'attachement aux patients[1]. L'apprentissage de normes communes de comportements et de pensées propres à un service, à une organisation, présente l'avantage, comme le souligne Everett Hughes de « développer des justifications pour se soutenir, il existe un système commun de justifications qu'ils se répètent les uns aux autres pour garder courage et qui constituent aussi des défenses communes vis-à-vis du monde profane »[2]. Les services de réanimation néonatale sont des lieux matériels où se construisent des cultures de service et le sentiment d'appartenance à une communauté. Notre approche organisationnelle nous a permis de mettre en évidence les valeurs et systèmes de justifications qui y sont défendus localement. Ces valeurs transcendent les corps de métiers et segments professionnels. Malgré la volonté de normalisation de la Fédération Nationale des Pédiatres Néonatologistes, le consensus professionnel n'est pas acquis. Les attitudes divergent entre les services sur la place à donner aux familles dans la réanimation néonatale, ou la définition du *sens de la mission*. C'est bien le fait d'appartenir à une même organisation qui influence le système de valeurs défendu individuellement.

Plus la décision est routinisée, plus elle est consensuelle

L'enjeu pour les chefs de service est double, il leur faut obtenir le désengagement des professionnels pour dérouler les mécanismes décisionnels et en même temps maintenir un degré d'adhésion

---

[1] Y. Sainsaulieu, 2006, « Les appartenances collectives à l'hôpital », *Sociologie du travail*, 48(1), p. 72-87.

[2] E. Hughes, 1956, « Social Role and division of labor », *Midwest Sociologist*, 17(1), et traduction en français in E. Hughes, 1996, *Le regard sociologique. Essais choisis*, textes rassemblés et présentés par J-M Chapoulie, Paris, Edition de l'EHESS.

minimal pour que le reste des participants ne « sorte » pas complètement de la décision. Aussi, en situation de *choix dramatique*, le problème pour les cadres dirigeants n'est pas tant d'obtenir l'accord des acteurs puisqu'ils préfèrent consentir à la décision, que de s'assurer de leur participation minimale au processus décisionnel. Le pouvoir que les chefs de service exercent, est plus une tentative d'orientation du comportement des autres de telle sorte qu'ils deviennent contrôlables pour laisser place à la construction de cadres décisionnels qui les soulagent eux-mêmes. Pour cela, les chefs de service ont élaboré deux types de solutions.

Le chef de service A a construit un modèle très formalisé de la décision qui a le mérite de contribuer à une standardisation des pratiques au niveau des arrêts de vie : à partir du moment où un critère considéré comme inquiétant apparaît, des procédures sont disponibles pour supporter le processus décisionnel. Les acteurs s'appuient pleinement sur les construits sociaux de l'organisation : le processus décisionnel est consensuel et efficace, ce qui suscite l'adhésion à ces construits sociaux qui vient elle-même renforcer ces construits sociaux. Dans le service B, les médecins-dirigeants ont tendance à se préserver leur marge d'influence en faisant apparaître de manière aléatoire sur la scène décisionnelle le cas problématique : comme aucune formalisation ne pousse à remettre en cause la poursuite de la prise en charge, le cas problématique peut, pour un temps, être évincé du circuit décisionnel. Ces ajournements de la décision ainsi générés sont pesants et usants pour les infirmières et médecins qui interviennent directement dans la prise en charge. Ainsi peut s'expliquer le fort *turn over* chez les infirmières du service B.

Les modèles décisionnels peuvent donc entraîner des implications très différentes pour les acteurs. Celui proposé par le service B est beaucoup plus coûteux que celui proposé par le service A, parce qu'il guide moins strictement les professionnels dans leurs actes et dans la justification à donner à ces actes. Si un certain relativisme médical rend des marges de négociations possibles, la participation est aussi plus difficile. Outre des degrés d'implications différents sollicités auprès des médecins et infirmière, les vives critiques qui s'expriment dans le service B quant à la décision de poursuivre la prise en charge ne peuvent s'expliquer uniquement par la structure des cadres décisionnels qui accompagnent la décision. Un écart, source de tension entre les cadres décisionnels et le comportement effectif des acteurs, apparaît.

La légitimité du principe « savoir maîtriser la mort »

Les professionnels de santé ne sont pas toujours d'accord avec la traduction au quotidien du *sens de la mission* défendu par le service B et souhaitent parfois interrompre la prise en charge quand la survie d'un enfant est trop incertaine et le risque de séquelles élevé. La prise en charge peut devenir difficile et très inconfortable pour les médecins et infirmières chargés de soigner ces enfants qui font régulièrement l'objet de discussions sans qu'aucune décision ne soit prise. L'interne laisse ici éclater sa colère : « *Moi cette gamine, je ne peux plus m'en occuper. C'est l'horreur. Elle à la tête niquée, elle a les poumons niqués. Qu'est-ce qu'elle va devenir cette gamine ? C'est pas possible !* » (interne du service B).

Par conséquent, les acteurs ne se reposent pas inconditionnellement sur les cadres décisionnels mis en place. Ceux-ci sont loin de fonctionner comme des prescriptions qui assurent le bon déroulement d'un processus décisionnel. Pour qu'ils réussissent effectivement à orienter la décision, il faut que les acteurs parviennent à se les approprier, à s'accorder avec les valeurs défendues, sinon des tensions peuvent émerger. L'orientation, prise par le service A, vise à « maîtriser la mort » et pour cela conduit à construire un cadre décisionnel qui amène à sélectionner le plus finement possible les trajectoires et à donner une définition étroite de la qualité de vie acceptable. Dans le service B, les acteurs, confrontés à la souffrance et chargés de l'accompagner reprochent ainsi aux médecins décideurs de ne pas vouloir « maîtriser la mort », de ne pas prendre la responsabilité de la donner et de l'accompagner, jusqu'au bout. Le fameux principe « *primum non nocere* » est aujourd'hui traduit par les professionnels par une injonction à savoir fixer des limites aux prouesses techniques. Les acteurs parviennent à être relativement sereins et acceptent de ne pas faire jouer leur marge de négociation tant que ce principe est respecté, non pas parce qu'ils y trouvent un intérêt, mais parce que ce principe constitue en quelque sorte le seuil d'accord minimal acceptable d'un point de vue moral.

Cadres décisionnels, appartenance professionnelle et consentement individuel

Le point de convergence que l'on retrouve dans chacune des études étayant l'existence de tensions dans les services hospitaliers autour des décisions médicales est la position des acteurs en fonction de leur appartenance aux groupes professionnels. Renée Anspach[1] montre que les dispositions professionnelles (connaissances et pratiques de travail) sont structurantes pour expliquer l'opposition fréquente entre infirmières et médecins seniors, les premières étant plus ancrées dans le travail autour de l'enfant que les seconds. Toujours dans une analyse en termes de « positions professionnelles », le travail d'Anne Paillet[2] montre, plus récemment, que les professionnels les moins engagés dans le travail clinique autour de l'enfant parviennent plus facilement à maintenir un contexte d'incertitude diagnostique et donc à prolonger la réanimation. Le groupe, incluant les médecins dirigeants et professeurs agrégés assistants « peut se permettre » de prolonger la réanimation, ce qui crée des tensions avec les autres groupes professionnels. En adoptant une approche en termes de « positions professionnelles », on pourrait en venir à avancer l'idée – certes quelque peu cynique – selon laquelle l'adhésion au processus décisionnel serait indexée sur les intérêts individuels, eux-mêmes déterminés par la place des professionnels dans la structure : plus les professionnels partagent la souffrance des autres plus ils ont intérêt à la voir s'interrompre[3].

Une analyse en terme de positions professionnelles est séduisante car elle permet d'expliquer les différences d'attitudes des infirmières entre le service A et le service B. Alors que dans le service A, les

---

[1] R. Anspach, 1993, op. cité.

[2] A. Paillet, 2007, op. cité.

[3] C'est ce que laissent d'ailleurs entendre les conclusions d'A. Paillet (2007, op. cité.) qui fait l'hypothèse selon laquelle : « chacun a un intérêt objectif à minimiser la survenue de l'option dans laquelle il a le plus à perdre. Cette hypothèse permet de comprendre que chacun développe une aversion prioritaire envers le risque d'erreur lié à l'option prise (...). Ayant le plus à perdre dans le travail de poursuite douteuse, les infirmières ont ainsi intérêt à développer une aversion morale prioritaire envers les risques de poursuite à tort ».

infirmières sont satisfaites parce que la réanimation est arrêtée promptement, dans le service B elles sont plus amères et critiques, parce qu'elles souhaiteraient que la réanimation s'interrompe plus promptement. Ainsi peut également s'expliquer pourquoi le groupe incluant les médecins dirigeants et certains chefs de clinique « peut se permettre » de prolonger la réanimation.

L'existence de ce type de tensions ressort également de l'observation du service américain que nous avons étudié[1]. En témoigne cet exemple de scission forte entre médecins et infirmières autour du cas d'un ancien prématuré. Suite à une entérocolite nécrosante tout l'appareil digestif de l'enfant avait été détruit, inopérable, il était condamné. Cependant, parce qu'il était devenu autonome sur le plan respiratoire, le seul recours possible conformément à la législation en vigueur, était la suspension de tout apport nutritif. Le chef de service a choisi de suivre la voie légale et s'est refusé à toute possibilité de négociation. Les infirmières n'ont pas supporté de voir un enfant mourir de faim et de soif « sous leurs yeux », elles ont vivement critiqué la position du chef de service et saisi le comité d'éthique de l'hôpital.

Ce paradigme explicatif en terme de position professionnelle, est intéressant parce qu'il permet de souligner le contexte de travail, la difficulté quotidienne à laquelle infirmières et médecins engagés dans le travail clinique doivent faire face et les réactions parfois brutales qui en découlent. Il présente cependant des failles et le niveau de généralisation qu'il propose peut même induire en erreur. En effet, une analyse en termes de position professionnelle ne permet pas de rendre compte de l'ensemble de nos résultats. Ils contredisent même en partie ceux attendus par une analyse en termes de position professionnelle. D'abord, ce n'est pas le simple fait d'être en contact direct, mais aussi de posséder une meilleure visibilité du devenir de l'enfant qui appelle à la volonté d'une restriction de la prise en charge. Les experts du service B, qui suivent ensuite les enfants à la sortie de la réanimation, se rallient le plus souvent au groupe le plus prompt à

[1] Nous reviendrons plus longuement sur les observations réalisées dans le service américain. Mais il nous est paru pertinent d'introduire ici son exemple pour étayer la portée du paradigme explicatif en terme de positions professionnelles.

vouloir suspendre la réanimation. De même dans le service A, les médecins tiennent tous des consultations de suivi des enfants sortis de la réanimation. Confortés par la lourdeur des séquelles de ces enfants, ils estiment la politique restrictive en vigueur comme légitime. Mais surtout, dans le service A, ce sont les médecins du premier cercle – ceux qui ne sont pas en contact direct avec les enfants – qui cherchent à « casser » l'incertitude diagnostique pour toujours la tourner vers la certitude et arrêter promptement la réanimation.

L'analyse des processus décisionnels révèle en fait que les processus d'accord reposent sur la médiation d'éléments tels que les règles de pratiques, les critères médicaux et les valeurs défendues localement. Aussi pour Erhard Friedberg, « des jeux stabilisés autour de tels accords ou compromis auront toutes les chances de donner naissance à un ensemble de valeurs et normes communes sur lesquelles ils s'appuieront et qui viendront cimenter et solidifier les arrangements implicites auxquels les acteurs du champ sont parvenus »[1]. Ces arrangements implicites transcendent les corps de métiers et les positions professionnelles. Encore faut-il qu'ils soient acceptés de tous. Le processus décisionnel est consensuel quand il existe une congruence entre le *sens de la mission* de l'organisation et les valeurs individuelles elles-mêmes reliées à des valeurs sociétales qui apparaissent en creux à travers la légitimité supérieure du principe de « maîtriser la mort ».

6. CAPACITES DECISIONNELLES ET VECU DES PARENTS

Intéressons-nous maintenant à la capacité décisionnelle et au vécu des parents, à l'intérieur de chaque service, ce qui nous permettra ensuite de discuter plus largement de leur rôle dans les institutions hospitalières.

Service A : une marge d'action inattendue pour les parents

Dans le service A, les parents sont invités à se maintenir strictement à la place laissée par l'institution : être présents, s'investir auprès de leur enfant, s'informer, sans pour autant s'impliquer dans

[1] E. Friedberg, 1993, *Le pouvoir et la règle*, Seuil, p.270.

les décisions médicales. Les parents sont très entourés et bénéficient d'un soutien affectif et humain, tel que le prévoit la politique d'encadrement.

Quand ils rencontrent les médecins, ils sont conduits à discuter sur un registre médical. En même temps que les professionnels cherchent à coopter les parents à l'univers médico-technique, ces derniers s'investissent dans cette voie. Parce que les repères donnés sont médicaux, l'information provenant de ce même registre est essentielle : c'est par son intermédiaire qu'ils interprètent la situation et sont rassurés ou inquiets. Ainsi, il est frappant de constater qu'il n'existe pas de rupture entre professionnels et profanes, mais au contraire un ajustement entre les cadres référentiels.

A force de manipuler ce type d'informations, les parents deviennent plus familiers de cet univers médico-technique. Ils parviennent à poser les « bonnes » questions ; celles qui les renseignent véritablement sur leurs préoccupations naissantes ; celles qui permettent de repousser les limites de l'information posées par les professionnels. Plus encore, la compréhension de l'univers technique leur fournit une certaine autonomie dans la recherche d'information, et peut même, dans certains cas, permettre de superviser la prise en charge de l'enfant. Aussi le rôle qui leur est dévolu dans le service A est une ressource pour gérer la situation, mais plus encore il confère une certaine marge d'action aux parents qui deviennent capables de décrypter la situation médicale et d'en comprendre les enjeux. Au point d'ailleurs que la professionnalisation des parents peut être un facteur de conflit avec les professionnels, ainsi que le souligne Olgried Kuty[1], dans son analyse de la relation thérapeutique à l'intérieur des unités de dialyse :

- Ces relations intensément affectives vont conduire à une guérilla des malades contestant les décisions médicales. Et comme ils connaissent le fonctionnement des machines, ils exerceront une grande pression pour forcer les professionnels à se conformer à leurs propres décisions techniques.

---

[1] O. Kuty, 1975, op. cité.

Effectivement, des tensions se font jour quand les parents vont trop loin dans le rôle qui leur est prescrit et cherchent à s'impliquer dans les décisions médicales[1]. Pour les contraindre, médecins et infirmières commencent par rappeler les règles, les contours du rôle prévu : « *le principal c'est que vous soyez auprès de votre enfant, le reste on s'en occupe* » (infirmière). Mais parfois les revendications sont trop fortes et doivent être prises en compte. Des négociations ou compromis peuvent être trouvés, via le médecin-référent. Il les reçoit en entretien, explique les contraintes des uns et des autres, fournit des explications médicales pour justifier des attitudes thérapeutiques et décisions médicales prises.

Le service A adopte une position finalement assez risquée pour lui : il donne aux parents les ressources pour s'impliquer mais doit ensuite limiter leur implication. Ce paradoxe s'explique, nous l'avons vu, par le fait que le service A cherche à engager les personnes qui gravitent en son sein pour favoriser la cohésion et la stabilité afin de garantir le respect des orientations qu'il s'est fixé. La structure organisationnelle est intégrée, elle est mise à mal si certains s'en échappent. Autrement dit, la marge d'action laissée n'est pas le résultat d'une politique orientée dans ce sens, elle est la conséquence de la nécessité qu'éprouve le service A à coopter ses membres.

En même temps, les pouvoirs s'équilibrent, les tensions restent isolées et ne débouchent que très rarement sur un conflit ouvert. Les parents tendent majoritairement à se conformer à leur place, même s'ils en ressentent parfois amèrement les limites. Non pas seulement parce qu'ils ont peur des réprimandes qui pourraient leur être faites, mais parce qu'ils trouvent un intérêt à s'y tenir : soutien affectif, informations détaillées, possibilité de s'impliquer dans la prise en charge.

Quand une trajectoire emprunte un tournant critique, les parents sont surtout sensibles à ce halo entremêlé d'attentions et d'informations qui se construit autour d'eux. Ils trouvent plus confortable de se saisir de ce qui

---

[1] Ainsi Erving Goffman soulignait ce risque « tout cadre implique des attentes normatives et pose la question de savoir jusqu'à quel point et avec quelle intensité nous devons prendre part à l'activité cadrée », E. Goffman, 1974, *les cadres de l'expérience*, Le seuil, Ed de Minuit, p.338.

leur est proposé plutôt que de chercher à superviser la situation médicale. En conséquence, les parents se confinent le plus souvent dans leur rôle prescrit ; ils ne sont investis d'aucune capacité décisionnelle, mais se sentent associés à chaque étape de l'évolution médicale et en éprouvent une grande satisfaction. De cette forte situation d'interdépendance entre médecins, infirmières et familles, émerge un grand sentiment de reconnaissance de la part des parents. La politique du service informe, inquiète et encadre fortement. Les médecins et les infirmières apparaissent comme des experts « *ils ont sauvé l'enfant* », dotés de qualités humaines exceptionnelles « *c'est comme s'ils sentaient ce dont on avait besoin* ».

Service B : la difficulté pour les parents de s'emparer de leur marge d'action potentielle

A l'intérieur du service B, l'encadrement n'est pas standardisé : la rencontre avec les parents est laissée à l'appréciation du médecin de garde de la semaine, les contacts ne sont pas réguliers et systématiques. Comme le système de communication n'est pas formalisé, les parents pourraient maîtriser une importante marge d'action en jouant avec les règles de l'organisation et en utilisant les multiples interlocuteurs possibles. Et pourtant ils ne s'en saisissent pas, s'impliquent peu dans la prise en charge, participent de manière aléatoire aux soins de nursing et se contentent le plus souvent du discours des médecins, sans poser d'autres questions :

- *Il y a très peu de parents qui demandent, mais si un des parents demande à voir l'écho de l'enfant, je leur donne, je leur dis qu'ils risquent de rien comprendre et donc dans ce cas-là, je leur dis que je vais les aider à comprendre (un PU/PH).*

En fait, le service B ne cherche pas à coopter les parents à l'univers médical. La structure organisationnelle fonctionne par ajustements. L'enfant est au centre des relations. Et chacun peut gravir autour de lui avec ses propres compétences. Une grande capacité d'adaptation est accordée aux parents. Mais la marge de liberté potentielle n'est pas une ressource car les parents éprouvent des difficultés à s'en saisir : leur adaptation à l'univers médical est faible. Et quand les parents se saisissent de cette marge d'action possible – soit de leur propre initiative, soit sur proposition du médecin, en l'absence de consensus médical –, leur situation peut devenir rapidement inconfortable. Ainsi le parent, libre de mettre à profit la marge d'autonomie qui lui est offerte, consulte différents médecins parfois même extérieurs à la réanimation (médecins généralistes, pédiatres, amis médecins) et se documente par lui-même. Il a alors en sa possession pléthore d'informations sur les différents risques et options thérapeutiques possibles. En même temps que sa connaissance augmente, il devient moins rassuré sur l'attitude thérapeutique adoptée ou les décisions médicales prises dans le service. Comme le système d'encadrement est faible, aucun mécanisme ne l'aide à regagner confiance. Aussi les parents peuvent se retrouver en porte-à-faux avec le service. Ils acceptent les décisions prises, sans avoir la capacité d'intervenir. Ils sont reconnaissants du travail rendu, même s'ils ne sont pas persuadés de sa qualité :

> - *Ce qui était bien, c'est qu'ils venaient parler beaucoup, ils demandaient sans arrêt si ça allait. Ils parlaient beaucoup des enfants. Quand on leur demandait ce qu'ils faisaient, ils nous expliquaient bien. Dès qu'un enfant n'allait pas bien, on avait tout de suite un coup de fil. Ils ne cachaient rien. Sinon, non, ça s'est bien passé. A part que nous, on juge que pour Adrien, ils auraient dû l'opérer avant, pas attendre que son état s'aggrave, je pense qu'on aurait pu faire quelque chose (M1.1).*

Au final, la marge d'action des parents du service B est faible. Mais ces derniers ne semblent pas en être affectés outre mesure. Le service B informe peu et inquiète peu. Médecins et infirmières ne représentent pour les parents ni des experts incontournables, ni des êtres dotés de qualités humaines exceptionnelles : ils sont des professionnels consciencieux. Le discours à leur égard est positivement neutre. Il devient négatif quand la trajectoire de l'enfant emprunte un tournant critique : les parents plus inquiets cherchent à s'investir dans le domaine médical et recueillir un maximum d'informations pour comprendre et suivre la situation. Or le système de communication mis en place répond difficilement à leurs attentes : les résultats des différents examens sont transmis au jour le jour, sans que les parents saisissent l'évolution générale de la situation et les options thérapeutiques vers lesquelles se dirige l'équipe médicale. Le processus décisionnel est de toute façon souvent chaotique ce qui nuit à la transmission par l'équipe médicale d'informations claires et structurées. Les parents possèdent une faible visibilité des enjeux médicaux, ils ont donc difficilement prise sur le déroulement de la prise en charge, mais surtout – ce dont ils se plaignent le plus – ils regrettent le manque d'accompagnement et d'informations claires.

Rôle, quand la contrainte devient une ressource dans les services de réanimation néonatale

En étudiant les hôpitaux psychiatriques, Erving Goffman remarquait que « le malade doit se montrer docile et respecter la psychiatrie ; celui qui se comporte ainsi verra, en récompense, ses conditions d'existence améliorées tandis que celui qui s'y refuse se fera sanctionner par la réduction des avantages dont il jouissait »[1]. Ainsi d'après lui, « toute organisation impose donc une contrainte mais, ce qui nous intéresse ici, c'est qu'à un certain stade elle implique aussi une contrainte de l'être lui-même, c'est-à-dire l'obligation d'avoir tel ou tel trait de caractère et de participer à tel univers »[2]. Pour Goffman, toute organisation, qu'elle soit un conservatoire de musique ou un camp de prisonnier allemand, impose à ses membres de se plier à un rôle prescrit qui est forcément une contrainte[3].

L'on peut et l'on doit en réalité préciser les analyses de Goffman. Un rôle prescrit n'est pas forcément une contrainte, tout dépend de ce qu'il impose et propose aux acteurs. Dans le cadre d'une institution totalitaire – définie par Goffman – le rôle prescrit s'accompagne de la privation de droits et de la liberté d'être. Dans d'autres types d'institutions, le rôle prescrit peut conduire à une cooptation technique et un soutien englobant qui offrent aux parents les moyens

---

[1] E. Goffman, 1968, *Asiles, études sur la condition sociale des malades mentaux et autres reclus*, Ed. de Minuit, Coll. Le sens commun, p.361.

[2] E. Goffman, op. cité., p.243.

[3] Même si Goffman précise que les acteurs peuvent savoir jouer de cette contrainte. Les individus ont cette disposition « d'utiliser des moyens défendus, ou de parvenir à des fins illicites (ou les deux à la fois) et de tourner ainsi les prétentions de l'organisation relatives à ce qu'il devait faire ou recevoir, et partant à ce qu'il devrait être ». L'individu peut de cette manière « s'écarter du rôle et du personnage que l'institution lui assigne tout naturellement ». E. Goffman, 1968, op. cité., p.265.

de faire face à la situation d'hospitalisation de leur enfant. Un rôle peut donc constituer une ressource et la contrainte imposée n'implique pas forcément isolement et limitation de la marge d'action.

Il est vrai que le rôle prescrit par chacun des services limite à sa manière la marge d'action des parents. Le service A accompagne, contrôle et donne des ressources, mais du coup, décourage la prise d'initiative individuelle qui permettrait de sortir de la dépendance informationnelle. Le service B maintient les parents dans une situation de profane, mais ces derniers peuvent, en fonction de leurs compétences (sociales) choisir d'en sortir en glanant de l'information.

Des variations peuvent néanmoins être constatées concernant le pouvoir de coercition de chacun de ces rôles. A cet égard, il est intéressant de remarquer que paradoxalement le service qui encadre et contrôle le plus les parents, est aussi celui qui, d'une certaine manière, laisse une plus grande marge de pouvoir. Cette contradiction n'est qu'apparente. Informer, donner libre accès au service, ce n'est pas forcément, comme le voudrait le Centre Consultatif National d'Ethique, ou les récentes avancées législatives, donner plus de pouvoir aux usagers. Vouloir d'emblée instaurer une relation égalitaire entre le médecin et les usagers, c'est oublier la nécessité d'une première phase d'adaptation, d'accompagnement, d'initiation.

C'est au cours de cette première phase que les professionnels peuvent orienter les parents dans la recherche autonome d'information : leur montrer ce qu'il est important de regarder et vérifier, leur signaler quels sont les examens clés, leur donner les échelles pour interpréter eux-mêmes les résultats. C'est cette première phase qui permet en même temps de lisser les différences sociales entre les parents. Nous n'avons pas noté de différences notables dans la manière qu'avaient les médecins et infirmières d'informer les parents selon leur appartenance sociale[1]. Cependant, il semble aller de soi qu'à leur entrée dans le service, les parents de niveau social supérieur[2] ou ceux qui voguent dans le milieu médical ou

---

[1] A la différence de ce que constate R. Anspach, 1993, op. cité.

[2] Voir aussi les travaux de M. Van Stuijvenberg, and al, op. cité ; IH. Vandvik, R. Forde, op. cité.

paramédical sont plus à l'aise pour poser des questions, mieux équipés pour faire le tri entre les nombreuses sources d'information, que les autres parents. Un accompagnement dans ce nouvel univers médico-technique permet de réduire ces différences. Dans le service A, les parents, sous l'attention constante et systématique des médecins et infirmières, bénéficient d'une sorte de formation permettant l'autonomie dans le recueil d'information. Dans le service B, tout porte à croire que cette marge d'autonomie reste dépendante des dispositions sociales de départ.

Nous pouvons à présent mieux comprendre les implications respectives des cadres décisionnels pour les parents. En fait tous les parents sont demandeurs d'un accompagnement qui dépasse la simple transmission d'informations pour les guider tout au long de l'hospitalisation de leur enfant – et cela passe notamment par une traduction en terme profane des pathologies et enjeux médicaux. Ainsi se comprennent les écarts entre le vécu des parents selon les cadres décisionnels.

Dans le service A, le discours des parents est très élogieux à l'égard des travailleurs du service. Les qualités professionnelles et humaines des soignants sont largement soulignées. Ils sont considérés comme des experts et plus largement des « êtres exceptionnels ». Quand la trajectoire de l'enfant emprunte un tournant dramatique, les parents sont solidement encadrés et accompagnés dans l'inéluctabilité de la mort. Ils acceptent plus sereinement une décision présentée comme certaine. Dans le service B, le discours des parents est moins élogieux. Ils sont reconnaissants du travail développé autour de l'enfant, mais sont moins prompts à souligner leurs qualités humaines. Et parmi les parents qui ont perdu leur enfant pendant l'hospitalisation, nous avons vu qu'ils acceptent plus difficilement une décision parfois présentée en des termes confus, dont la teneur varie selon les intervenants et sans que des éléments forts de justifications soient proposés. Par conséquent, plus le service encadre fortement les parents et les accompagne dans la gestion de l'incertitude, quitte à inhiber toute initiative individuelle, meilleur est leur vécu.

Au vu de nos résultats, il est possible d'expliciter les conclusions dégagées par l'étude Euronic[1] qui avaient mis en évidence que les services de réanimation néonatale du nord de l'Europe qui sont les plus ouverts aux parents (horaires de visite, nombreux interlocuteurs) sont aussi ceux qui permettent une plus grande participation des parents à un processus décisionnel. A contrario les services plus fermés (restriction des horaires de visite, seuls les médecins chef transmettent les informations), sont aussi ceux qui prennent la décision pour les parents. Dans notre étude, le clivage ne s'opère pas entre pays du nord de l'Europe et pays du sud, mais à l'intérieur d'un même cadre national puisque le service A se rapproche d'un mode de fonctionnement fermé alors que le service B s'apparente plus à un mode de fonctionnement ouvert. Néanmoins, nos résultats corroborent ceux de l'étude d'Euronic dans la mesure où le service fermé laisse effectivement peu de marge d'action aux parents, alors que le service ouvert invite plus à la participation des parents au processus décisionnel.

De telles conclusions pourraient évidemment paraître logiques parce qu'intuitives : plus le service encadre et contrôle, moins il laisse une marge de participation aux acteurs. En fait notre travail de terrain réalisé sur la base d'entretiens individuels auprès des parents permet de nuancer ces précédentes conclusions et d'en exprimer la complexité. Certes, le service A fermé ne recueille pas l'avis des parents mais en même temps il informe sans faille les parents du déroulement de la trajectoire médicale de leur enfant ; et c'est dans ce service que le vécu des parents tend à être le plus positif. Le service B, plus ouvert, impose peu de contraintes à ses membres et c'est ainsi qu'est possible une participation plus démocratique à la décision d'arrêt de vie. Cependant, les parents ont du mal à se saisir de cette marge participative, ils ont

---

[1] M Cuttini et al., 1999, « Parental visiting, communication, and participation in ethical decisions : a comparison of neonatal unit policies in Europe », *Archive of disease of in Childhood and Fetal Neonatal Edition*, 81, p. 84-91. L'étude européenne montre que « Neonatal Units in northern Europe generally allow the parents to visit whenever they want, expect to be questioned at any time about the baby's progress, and are more inclined to involve parents in decision-making. Units in southern Europe, on the other hand, often restrict visiting hours, expect only the most senior doctor to give our information – and by pre-arrangement – and often make decisions for the parents».

parfois l'impression qu'une partie de l'information leur échappe, le vécu de ces parents est plus nuancé. Par conséquent, il semblerait que le service A s'ajuste mieux aux besoins de son public, alors que le service B, trop optimiste sur la capacité d'adaptation de celui-ci, lui demanderait de faire beaucoup (trop) d'efforts.

CHAPITRE 8
LE MYTHE DE LA PARTICIPATION DES USAGERS A UNE DECISION D'ARRET DE VIE

Pendant longtemps il a été considéré en France que la relation médecin-malade s'inscrivait dans un « modèle paternaliste » dans lequel celui qui soigne a la responsabilité de se substituer au malade pour son bien, en opposition à un modèle « autonomiste » de référence américaine guidé par le principe moral de faire le bien du patient en respectant son autonomie décisionnelle[1].

Pour autant, l'approche du choix individuel devient aujourd'hui incontournable dans nos sociétés occidentales. « Elle prend sa source dans la conception philosophique anglo-saxonne basée sur la primauté de l'individu, son droit à l'autodétermination et à la vie privée »[2]. L'éthique médicale est ainsi largement influencée par des principes d'individualisme et d'autonomie[3] : elle fait du choix individuel un pivot qui garantit le caractère éthique des pratiques médicales. Implicitement, il est demandé au corps médical français de se tourner vers un modèle plus autonomiste. Les dernières avancées législatives[4] et recommandations éthiques[1] insistent pour une

---

[1] S. Rameix, 1996, « Autonomie ou paternalisme ? La relation médecin-patient et la question du consentement aux soins », in S. Rameix, *Fondements philosophiques de l'éthique médicale*, Paris, Ellipses, coll. Sciences humaines en médecine.

[2] B. Champenois-Rousseau, 2003, *Éthique et moralité ordinaire dans la pratique du diagnostic prénatal,* Thèse Socio-économie de l'Innovation, Centre de Sociologie de L'Innovation, Mines de Paris [ENSMP].

[3] R. Fox, 1989, *The sociology of Medicine : a participant Observer's View*, Gerhardt, Uta, Prentice-Hall.

[4] La législation oblige le médecin à recueillir le consentement du patient, comme le montre l'article 36 du code de déontologie médicale : "le consentement de la personne examinée ou soignée doit être recherché dans tous les cas". Cette obligation est réitérée et renforcée par la loi du « droit des malades » du code de la santé publique de mars 2002, qui prévoit que « aucun acte médical ni aucun traitement ne peut être pratiqué sans le consentement libre et éclairé de la personne ». En parallèle, le droit à

information loyale et adéquate et la participation systématique des malades aux décisions le concernant.

Dans ce nouveau contexte de « modernité médicale » apparaît une littérature de plus en plus abondante orientée vers la recherche de solutions pour normaliser la participation des patients ou de leurs proches aux décisions médicales[2]. Le modèle de la décision partagée apparaît alors comme le plus efficace. Selon Catherine Sebban et al.[3], le processus de décision partagée repose sur un arbitrage entre, d'une part la connaissance des risques et des bénéfices de chaque option, d'autre part les préférences de chaque individu sur les résultats potentiels. Selon Cathy Charles et al.[4], le modèle de la décision partagée est défini par trois phases : un échange bilatéral d'informations ; une délibération autour des options de traitement ; une décision qui implique au moins deux décideurs qui sont le médecin et le patient. Ces modèles de décision partagée tentent de rationaliser la participation des profanes afin de garantir la « meilleure » décision, celle la plus respectueuse de leur souhait.

En face certains chercheurs entrevoient de nouveaux rapports des usagers à l'égard de la maladie et de la médecine qui se concrétisent à travers une exigence accrue d'autonomie des patients, et de

---

l'information médicale est consacrée par l'article 35 du code de déontologie qui oblige le médecin à délivrer une information médicale claire et systématique, et l'article L.1111-2 du code de la santé publique qui précise que « toute personne à le droit d'être informée sur son état de santé ».

[1] Dont les avis n° 63 et 65.

[2] N. Moujid, M-O. Carrere, 2000, op. cité.

[3] C. Sebban, G. Browman, A. Gafni, G. Norman, M. Levine, D. Assouline et al., 1995, « Design and validation of a bedside decision instrument to elicit a patient's preference concerning allogenic bone marrow transplantation in chronic myeloid leukemia », *American Journal of Hematology*, 48(4), p. 221-7. Selon l'interprétation faite par Nora Moujid et M-O Carrere, 2000, op. cité.

[4] C. Charles, A. Gafni, T. Whelan, 1997, « Shared decision-making in the medical encounter : what does it mean ? (or it takes at least two to tango)», *Social Science and Medicine*, 44(5), p. 681-92.

négociations avec les médecins[1], le développement d'associations de malades revendiquant un statut de partenaires aussi bien avec les pouvoirs publics qu'avec le corps médical[2] ou les scientifiques[3]. Dans le contexte de la réanimation néonatale, on ne trouve aucune trace de mouvement de mobilisation collective de la part des parents. Les seules réunions d'information et de soutien autour du deuil péri ou post-natal sont organisées par les médecins ou psychologues des établissements hospitaliers. Il n'existe pas d'associations de parents capables de peser sur la politique de réanimation néonatale en France ou sur les prises de décisions de vie et mort au niveau local[4].

Qu'en est-il alors véritablement de la traduction de ces modèles théoriques de délibération partagée quand celle-ci n'est pas soumise au contrôle des intéressés eux-mêmes ? Comment cette décision partagée prend forme face à un choix dramatique pour les parents ? La réponse à ces questions ne pourra se faire qu'en deux temps. D'abord il nous faudra saisir la marge d'action effective des parents ; assiste-t-on véritablement à une ingérence possible du profane dans la décision d'arrêt de vie ? Ensuite, nous étudierons comment les parents

---

[1] C. Herzlich, 1996, « Les nouveaux discours sur la mort et le silence face aux mourants, Principes éthiques et pratiques quotidiennes », in D. Lecourt et P. Fedida (sous la dir.), *La fin de la vie qui en décide ?*, PUF, Forum Diderot.

[2] C. Herzlich, J. Pierret, 1991 (1ère éd : 1984), *De la mort collective au pouvoir de guérison*, Paris, Payot.

[3] J. Barbot, 1999 « L'engagement dans l'arène médiatique », *Réseaux,* 17 (95), p. 155-198 ; J. Barbot, 1998, « Science, marché et compassion. L'intervention des associations de lutte contre le sida dans la circulation des nouvelles molécules », *Sciences Sociales et Santé*, vol. 16 (3), p. 67-93.

[4] P. Bataille, à travers le cas des malades du cancer, repère les conditions propices à la naissance d'une action collective. Une des motivations fortes à parler de son vécu avec d'autres malades est d'« en faire un préambule à une action de transformation sociale, et donc de rejoindre d'autres malades dont on suppose qu'ils ne veulent pas voir se reproduire des situations qu'ils ont personnellement enduré. La conviction est que des souffrances vécues auraient pu être évitées ». P. Bataille, *Un Cancer et la vie, Les malades face à la maladie*, Balland, Voix et regards, 2003. L'absence de mobilisation collective du côté des parents ayant perdu leur enfant en réanimation tient probablement au fait que les institutions ne sont pas ici jugées comme défaillantes, comme responsables d'une augmentation de la souffrance autour de la mort de l'enfant. Le désir de parler entre soi de souffrances communes, autour d'un « accident de la vie » ne suffit pas à créer un mouvement collectif.

s'investissent dans cette décision : les solutions et options possibles perçues puis les critères de satisfaction jugés et/ou employés pour retenir ou réfuter l'une de ces options.

Dans cette entreprise, il nous a semblé particulièrement pertinent dans un souci de généralisation possible de nos résultats d'introduire l'exemple de deux autres services de réanimation néonatale français et d'un troisième service prenant naissance dans un contexte qui prône l'autonomie de l'usager, le contexte américain. Nous pourrons ainsi vérifier si la capacité décisionnelle et le vécu des parents varient selon les contextes éthiques et juridiques nationaux ou au contraire s'en trouvent très peu affectées parce que dépendants du contexte local.

1. LES FRONTIERES DE LA PARTICIPATION DANS LE CADRE FRANÇAIS

Pour mieux cerner le contexte institutionnel de participation des parents et déterminer si les évolutions vont véritablement dans le sens d'une plus grande ingérence des profanes, nous chercherons à reconstituer les évolutions de la place des parents dans les services de réanimation néonatale, du début de leur création à nos jours. Dans cette entreprise nous nous appuierons sur des témoignages provenant de nos deux services étudiés, de la littérature et aussi d'entretiens exploratoires menés, dans le souci d'une plus grande exhaustivité, dans deux autres services de réanimation néonatale, les services C et D.

Vers une réelle ingérence des profanes ?

Trois périodes se distinguent nettement dans l'évolution de la prise en charge des enfants ; nous les déclinerons successivement en nous attardant sur la dernière période, moment où nous avons effectué notre travail de terrain.

De 1970 au début des années 1980, l'absence de questionnement

Au début de leur création, les services de réanimation néonatale sont très fermés aux parents. Tous les professionnels qui y travaillaient durant cette période relatent que les parents n'étaient pas les bienvenus et lorsqu'ils entraient dans cette enceinte très protégée, c'était toujours avec grande parcimonie : seul un des deux parents était autorisé à rentrer, le temps de visite était restreint et les contacts physiques avec l'enfant très limités de peur des microbes. Ainsi cette pionnière en réanimation néonatale se souvient de l'exclusion des parents :

> *Contigu à l'entrée du service est situé le bloc vitré de la surveillante qui avait l'œil sur tout mouvement intérieur. Il arrivait d'y faire entrer un incubateur ou un lit chauffant occupé par un nouveau-né, pouvant ainsi être montré à sa mère debout dans le couloir, avide de le voir vivre et de converser avec l'infirmière soignant son enfant.(…) Ce nouveau-né admis dans le service, même s'il n'avait que quelques heures de vie, avait déjà toute une histoire et elle nous était inconnue ; celle de sa mère, de sa gestation, de l'accouchement. Et nous ne savions rien de cette mère brutalement coupée de son bébé par le danger encouru par lui, rien non plus de ses réactions propres.*

Le référentiel des pratiques est essentiellement hygiéniste. L'enfant est vu comme un objet de soins et la famille comme une entité à maintenir à l'écart pour prévenir des risques infectieux. Des décisions n'interrompent que très rarement la poursuite de la réanimation, la plupart des enfants décèdent très majoritairement de leur pathologie ; ensuite les réanimateurs ont peu de recul sur le devenir des enfants qui sortent des services, ils ne savent pas encore quel sera l'avenir de ces enfants dont ils sauvent les vies. Néanmoins, quand un enfant atteint un seuil critique, il peut être décidé d'arrêter les machines. Dans ce cas, les décisions sont prises à l'initiative d'un seul médecin, sans que s'exerce le contrôle du groupe médical. Cependant, l'enfant au seuil critique peut faire l'objet d'une suspension de la prise en charge :

> - *Des fois, quand ça n'allait vraiment pas, le médecin de garde prenait seul la décision d'arrêter les machines. Ça se faisait dans la nuit et puis le matin on appelait les parents (infirmière service A).*

Aucune place n'est reconnue aux familles, elles sont exclues du processus décisionnel et sont incapables de le suivre car aucune information ne leur est donnée.

Les années 1980, le début de l'éthicisation des pratiques

A partir des années 1980, de nets changements sont observables. Tout d'abord, les services s'ouvrent aux parents :

> *- Le réveil par rapport aux parents s'est fait dans les années 85. On a fait entrer les deux parents, on a mis en place un accueil. On a organisé des relations humaines qu'on n'avait pas. Avant, ce qu'on voulait, c'était être les meilleurs, avoir les meilleurs résultats, c'est tout (surveillante générale du service A).*

Les parents peuvent désormais jouer un rôle, leur place est reconnue en tant que personnes pouvant apporter amour et réconfort à leur enfant. Les professionnels modifient de leur côté certaines de leur logique d'action : les exigences de performance des services se déplacent vers une plus grande qualité de la prise en charge et les références hygiénistes sont remplacées par celles de la maternité et de la construction d'une relation parents/enfants.

Ces évolutions renvoient à deux facteurs exogènes coexistants. Le premier est l'émergence de réflexions éthiques autour d'une plus grande transmission d'informations et implication des usagers. Le deuxième est l'apport des recherches sur la science psychologique des nouveau-nés. Jusqu'à la fin des années 1980, de l'avis général, l'enfant ne souffrait pas et donc ne justifiait pas de traitement antalgique. Depuis, tous les services savent reconnaître la douleur aussi bien du nouveau-né à terme que du grand prématuré et cherchent à la soulager. Cette prise de conscience de la souffrance chez l'enfant a contribué à une éthicisation des pratiques :

> *- Ce besoin d'humanité s'est développé surtout grâce aux travaux sur la douleur. Quand on prend conscience que c'est un être humain que vous soignez, alors le travail change du tout au tout (surveillante du service A).*

En parallèle, le développement des recherches en néonatalogie débutées dans les années 1970 a permis « d'insister sur les méfaits de l'isolement social et sensoriel du bébé prématuré dont il devenait nécessaire d'adoucir l'état d'abandon et le dénuement de son milieu ». Ces recherches scientifiques ont contribué à une politique d'humanisation des services.

Alors que jusqu'ici la décision se prenait sous la responsabilité d'un seul médecin agissant dans l'ombre quand l'enfant était vraiment dans un état critique, on voit se développer dans les années 1980 des réunions où se discutent la poursuite de la réanimation au regard de la qualité de vie future de l'enfant. Désormais les médecins et éventuellement à titre consultatif, les infirmières, se concertent sur la poursuite ou l'arrêt de la réanimation. Cette communication interindividuelle modifie la construction du processus décisionnel ; la décision est désormais collégiale, puisque entérinée par l'ensemble des médecins, mais surtout elle devient visible. Il est alors possible de suivre la décision, de comprendre les arguments et éventuellement de les critiquer. Les médecins sont conscients du caractère illégal de leur pratique et des antagonismes avec les discours normatifs émergeants. Ils tentent de réduire les écarts par une éthicisation des pratiques qui passent d'un côté par une plus grande information et place donnée aux familles et de l'autre, par une plus grande traçabilité de la décision d'arrêt de vie qui repose sur un recentrage de la responsabilité de l'équipe médicale toute entière.

Des années 1990 à nos jours, le rôle reconnu des parents dans les services de réanimation néonatale

La dernière étape s'inscrit dans ce prolongement. Dans tous les services s'affirme l'implication des parents : ils sont non seulement reconnus comme pouvant apporter de l'amour – et stimulations affectives – à leur enfant, mais aussi comme étant capables de s'investir dans la prise en charge :

> - *Les parents participent plus aux soins. Avant, on avait des réticences en disant qu'on allait infliger ça aux parents et qu'on allait les faire changer de rôle. Ça faisait peur à tout le monde, en disant : « les parents sont là pour donner leur amour, leur affection et pas du tout pour s'occuper du côté nursing, soins ». Ça, c'était dans les années 93-94, maintenant, c'est fini : les parents ont leur place (médecin senior, Service D).*

Les professionnels insistent sur la nécessité d'entourer les familles et dans leurs écrits les arguments sont empruntés à deux registres de justifications. Le premier est celui du soutien affectif voire psychologique et à ce titre, les professionnels recommandent un accompagnement précoce des familles :

- *Quand commence l'accompagnement précoce d'un enfant à risque et de sa famille ? Il nous semble justifié, dès lors que l'on a dû, pour des raisons médicales, séparer un enfant de sa mère.*

Le second argument pour justifier l'encadrement – beaucoup moins développé – est celui des mesures de sécurité :

- *Dans un service où des professionnels travaillent, où il existe des règles de sécurité et de surveillance à respecter, les parents ne peuvent pas être laissés à eux-mêmes et doivent être « pris en charge ».*

Toujours est-il que sur les cinq services faisant partie de notre échantillon, la relation et l'accompagnement des familles font l'objet d'une attention particulière pour les professionnels. On serait alors tenter d'en conclure que les pratiques des réanimateurs se sont radicalement modifiées. Mais avant d'assumer une telle assertion, il nous faut regarder précisément ce qu'il en est, s'agissant spécifiquement de la participation des parents à une décision médicale d'arrêt de vie.

Structuration de l'annonce par les médecins : le verrouillage des choix

Quand une décision d'arrêt de vie est prise, la famille est tenue au courant du décès à venir en suivant deux modèles d'annonces qui coexistent dans aussi bien dans le service A que dans le service B, , celui de « l'accompagnement » et celui de « la mort naturelle ». Dans le modèle qualifié « d'accompagnement », les médecins annoncent, dans une relation de face à face avec les familles que l'enfant va mal, qu'« il n'y a plus rien à faire » et qu'il va falloir l'accompagner jusqu'à la mort. Les parents savent qu'un acte médical précipitera le décès, par l'administration « d'antidouleurs ». L'autre formule d'annonce est celle que nous avons qualifiée de « mort naturelle » : le médecin annonce aux parents que l'enfant, très malade, va décéder de sa pathologie. Dans ce cas, l'information est très fermée et peu transparente.

L'utilisation de ces deux formules d'annonces dépend d'abord de l'expérience des médecins. Ceux qui manquent d'assurance préfèrent employer le modèle de la « mort naturelle » qui a l'avantage de couper court à tout débat et justification de la décision. L'emploi de cette formule d'annonce peut également être choisi à l'issue d'une présélection des parents : si d'éventuelles réticences de la part des parents sont à craindre, les pédiatres préfèrent présenter le décès comme naturel gardant ainsi la maîtrise du processus décisionnel. Le service B propose, nous l'avons vu, une autre formule d'annonce moins formalisée qui consiste à dévoiler les alternatives possibles et inviter les parents à se prononcer. Cependant, cette participation possible se fait à la marge : ce n'est qu'en l'absence de consensus médical que la délibération est possible.

Au final, quel que soit le type d'annonce, une partie de l'information est « masquée » ou « arrangée ». Il est très rarement exposé aux parents les différents choix possibles et celui retenu par l'équipe médicale. Les pédiatres formulent le pronostic en des termes médicaux et ne le traduisent pas dans des représentations sociales des séquelles possibles, pourtant plus intelligibles pour des profanes. Ils laissent planer le doute autour d'un possible décès de l'enfant, « *il n'y a plus rien à faire* », puisant ainsi un fort argument de justification de la décision d'arrêt de vie car il se traduit chez les parents par « *il serait mort de toute façon* » – quand bien même c'est le pronostic neurologique et non vital qui pose question.

Dans les deux services, s'il existe un consensus médical autour de l'arrêt de vie, les pédiatres laissent peu d'espace de négociation et tentent, si les parents montrent certaines réticences, de les convaincre : ils revoient plusieurs fois les parents en entretien, leur dressent un tableau futur terrible, cherchent à les orienter vers ce qui leur semble être le mieux pour l'enfant. Il existe certes des variations entre les deux services étudiés. La plus importante est qu'en cas d'opposition des parents, les médecins du service B acceptent de poursuivre la prise en charge, même s'ils sont persuadés que cela sera une « catastrophe » plus tard. Alors que dans le service A la décision d'arrêt de vie est prise et le décès est présenté comme le résultat d'un processus naturel. Mais ces cas d'opposition des parents restent rares et isolés (un à deux par an) ; les médecins parviennent, la plupart du temps, à garder la maîtrise complète du processus décisionnel.

Les entretiens exploratoires, réalisés dans les deux autres services de réanimation néonatale, montrent aussi que la décision est largement maîtrisée par l'équipe médicale. Dans le service C, la décision est purement médicale, les médecins se réunissent et décident entre eux d'une éventuelle décision d'arrêt de vie. L'annonce tend à être transparente, c'est-à-dire « *que de plus en plus, on leur dit qu'on va faire un geste qui va donner la mort* » et rares sont les parents qui s'opposent. En revanche, si l'enfant est extubé, s'il respire seul, « *là, c'est plus difficile, on n'a pas passé le pas de dire aux parents qu'on allait faire de l'euthanasie active* ». A ce moment-là, le discours tenu aux parents consiste à dire que « *l'enfant a des lésions cérébrales majeures qui touchent des centres de commandes de la respiration et qu'on a deux solutions, soit de reprendre le traitement, soit de le laisser faire, c'est-à-dire de l'accompagner au décès, et que compte tenu des lésions, il paraîtrait déraisonnable de poursuivre* ». Le service D quant à lui, a instauré une présélection des parents ; quand les réanimateurs estiment que les parents seront compréhensifs et accepteront la décision, ils leur annoncent que « *voilà, nous pensons ne pas poursuivre les soins et puis on va privilégier la non-souffrance, lui donner des sédatifs et il va partir tout seul* » ; quand les réanimateurs pensent que les parents n'accepteront pas la décision, l'information transmise est fermée : « *on essaie d'être transparent, de le faire au maximum avec la famille si c'est possible, mais il y a des fois de tels problèmes religieux et autres de compréhension, pour les familles africaines notamment, qui font que pour eux, ce n'est pas vraiment pensable. Donc si on pense que vraiment ce n'est pas raisonnable de continuer, on augmente la sédation sans le dire* ».

Retrait des parents : peur de la responsabilité ou peur du handicap ?

Nous venons de voir que l'équipe médicale garde la maîtrise du processus décisionnel en sélectionnant elle-même les options possibles et l'information transmise aux parents. Mais les parents sont-ils complètement déterminés par l'encadrement dont ils bénéficient ? Il est vrai que les arguments avancés par les réanimateurs sont persuasifs : au fur et à mesure des entretiens, ils s'attachent à démontrer la futilité des soins, plaçant ainsi les parents face à l'inéluctabilité de la mort :

> *- Le discours a été assez clair. C'était assez précis, il ne laissait pas de part au doute. Le médecin ne nous a pas demandé ce que nous souhaitions ou quoi que ce soit. Disons que je pense qu'il n'y avait pas*

vraiment de choix à faire parce que vraiment, les dommages étaient trop importants. C'est-à-dire qu'il n'y avait pas d'espoir que ça aille mieux. Là encore, la façon dont ils l'ont annoncé, c'était des discours très clairs, qui sont factuels, qui sont... que vous pouvez comprendre sans interpréter (service A. C5.12).

Cependant, les parents ne semblent pas complètement déterminés par l'encadrement dont ils bénéficient et le discours qu'ils reçoivent. La moitié des parents interrogés savent qu'un acte médical sera à l'origine du décès. Ensuite certains parents s'interrogent voire critiquent l'attitude des réanimateurs. Trois parents dans le service B se plaignent d'avoir manqué d'une information claire, précise et structurée pendant le séjour en réanimation néonatale. Trois parents, services A et B confondus, se sont inquiétés de la brutalité du changement de discours des médecins « *c'est blanc, puis c'est noir* » et doutent du bien fondé du diagnostic.

Enfin, sur les sept couples de parents qui savent explicitement qu'une décision d'arrêt de vie a été prise, trois d'entre eux se disent choqués par la pratique de l' « euthanasie »[1] et surpris par l'institutionnalisation de cet acte illégal – même si cette réaction n'est pas exclusive d'un soulagement à l'annonce du décès à venir :

- *Moi je me rappelle encore leur avoir dit « mais c'est de l'euthanasie alors ? » et ils m'on répondu : « appelez ça comme vous voulez, mais c'est en quelque sorte ça ». C'est finalement arrêter la réanimation comme les enfants ne sont pas autonomes pour survivre et qu'ils dépendent des soins. Parce que l'euthanasie, c'est quoi ? C'est d'arrêter les soins. Enfin, il y a l'euthanasie active, l'euthanasie passive... Arrêter les soins quand on sait que cela peut provoquer le décès, pour moi, c'est une forme d'euthanasie. Visiblement, je crois que c'est pratiqué dans tout le service, même si ça ne s'appelle pas de cette façon-là. On ne leur pose aucune question parce que de toute façon, les décès dans ces services sont quand même relativement fréquents. Ils arrivent à gérer ça, mais c'est quand même de l'euthanasie (Papa C3.10).*

Par conséquent, la confiance accordée au discours du personnel de réanimation néonatale n'est pas totale. Les parents gardent, malgré

[1] Terme employé par les parents eux-mêmes.

le caractère dramatique de la situation, leur libre arbitre ; ils sont en mesure de discerner les pratiques justes, cohérentes, illégales. La majorité d'entre eux possèdent des indices suffisants pour, dans une certaine mesure intervenir, ou tout du moins s'opposer au processus décisionnel.

Une fois cette marge d'action possible reconnue, il convient alors de s'interroger sur le degré de participation des profanes à une décision d'arrêt de vie. Celui-ci est très faible. Nous avons vu (chapitre 7) que sur les quatorze couples de parents interrogés, seulement trois se sont impliqués dans la décision d'arrêt de vie, alors que quatre auraient potentiellement pu le faire, puisqu'ils savaient qu'un geste médical allait entraîner le décès, et trois autres auraient pu *a posteriori* demander des comptes à l'équipe médicale.

Plusieurs raisons peuvent expliquer cette participation restreinte. La première est la difficulté à s'impliquer dans une décision aussi difficile. Les parents préfèrent majoritairement se reposer sur l'avis médical suggéré. Par ailleurs, suite à l'annonce de séquelles neurologiques graves, les parents posent très peu de questions, ils traduisent le handicap futur par des termes très généraux et négatifs, ce sera "une horreur", "une catastrophe" :

> - *Quand on posait des questions, ce n'était pas du tout des questions de savoir si elle va marcher, savoir si elle saura lire, écrire. Non, on n'a jamais posé de questions comme ça. Ça a été un ensemble. C'était un packaging, est-ce qu'elle pourra vivre normalement quoi. Une fois qu'on avait eu la réponse vraiment, on n'avait pas d'autres questions à pose r…(parent service A- C4.11).*

Les parents ne cherchent pas véritablement à se construire une image très précise de la qualité de vie future de l'enfant, « *c'était un packaging* ». Ils se protègent ainsi de tout dilemme éthique. Mais c'est peut-être également la peur du handicap qui pourrait expliquer que les parents se plient majoritairement à la décision médicale d'arrêter la vie, sans chercher à avoir des informations objectives sur la qualité de vie future. En effet, les parents justifient leur consentement à la décision ou se consolent de la mort en avançant comme principal et unique argument la souffrance présente et à venir de l'enfant : « *ce ne serait pas une vie pour lui* », « *on ne fait pas un enfant pour qu'il vive ça* ».

Sans que les médecins aient besoin d'argumenter pour une prise de conscience, l'annonce de séquelles futures opère souvent un tournant très net dans la posture des parents : l'espoir mis dans les chances de survie de leur enfant est vite pondéré, par un autre sentiment, « *on ne veut pas d'acharnement thérapeutique* ».

La participation est d'autant plus réduite, que les parents peuvent se sentir soulagés par le geste des réanimateurs qui leur évite de courir le risque d'avoir un enfant gravement handicapé à charge.

Conjugaison des responsabilités dans les rituels autour de la mort

Dans la première partie de ce chapitre nous avons vu que l'autorité médicale reste structurante dans le déroulement d'un processus décisionnel. Nous avons ensuite constaté que la participation des parents était de toute façon très limitée. Il existe peu de délibération, peu d'explicitation entre les parties. L'accord est tacite. Il semble se finaliser dans un autre temps plus diffus que celui du *contexte d'annonce,* à une autre étape du processus décisionnel.

Barney Glaser et Anselm Strauss[1], étudiant le « process of dying », relevaient trois étapes clés que le médecin était explicitement et légitimement habilité à faire se succéder : *1) Définir la dimension temporelle du passage [au statut de mourant], 2) Annoncer au patient et aux autres personnes investies, le temps du passage, 3) Coordonner le passage en lui-même.* Nous nous sommes déjà attachés à analyser comment se construisaient et se succédaient les étapes 1 et 2 du processus décisionnel de vie et de mort[2]. Nous allons maintenant nous intéresser à cette troisième étape, et plus particulièrement à ce temps de « conscience ouverte », pour reprendre l'expression de Glaser et Strauss, quand chacun sait et que tout le monde sait que l'autre sait.

---

[1] B. Glaser et A. Strauss, 1965a, *Awareness of dying*, weidenfeld and nicolson, London ; B. Glaser et A. Strauss, 1965b, « Temporal Aspects of Dying as a Non-Scheduled Status Passage », *The American Journal of Sociology*, 71(1), p. 48-59. Traduction par moi-même.

[2] Qui se distinguent d'ailleurs de celles étudiées par les auteurs qui sont des situations de fin de vie, de stade terminal de la maladie qui ont constitué le corpus empirique de leur recherche.

L'originalité de l'approche développée par Glaser et Stauss est d'appréhender l'accord non pas à travers le consentement (formel) à la décision médicale, mais à travers l'acceptation (subjective) de la mort à venir. Leur projet n'est pas de regarder comment les acteurs se mettent d'accord, mais comment s'organise le « *passage* » ou pour le formuler autrement « l'accompagnement » vers la mort :

> « *The essential element in shepherding the patient through the dying status passage is co-ordination of the definitions of the passage held by those parties involved, since these parties adjust their behaviour according to their definition* »[1].

Tout l'intérêt de cet angle d'observation est de pouvoir décrypter un accord tacite, à partir de la perception des acteurs sur ce qu'est la « bonne mort ». Les auteurs montrent ainsi que la « coordination » autour de la mort prend différentes formes, de différentes natures. Le patient ou sa famille peuvent accepter ou dénier la mort à venir. S'ils acceptent, l'aide apportée par l'équipe médicale pourra être d'autant plus forte et adaptée. Médecins, infirmières, travailleurs sociaux et hommes d'église pourront tenter de répondre aux souhaits individuels. S'il y a déni de la mort à venir, l'aide des professionnels est moins importante, et le patient et sa famille peuvent se sentir seuls dans cette épreuve. C'est donc au cours de cette troisième étape, à travers une série d'interactions, que se construit ou non, l'accompagnement vers la mort.

Dans les services de réanimation néonatale, une fois la mort annoncée et la fin de tout espoir, peu de discussions ouvertes se tiennent à ce sujet ; tout au plus, certains parents y font allusion « *est-ce qu'il souffre ?* » ou « *elle a l'air paisible* ». Le temps du mourir est surtout souligné par les multiples attentions qui se développent autour de l'enfant et de ses parents. Dans la chambre l'ambiance est feutrée, les gestes sont calmes et attentionnés : « *on fait un peu plus attention à l'enfant, on passe un peu plus de temps avec lui* » (une infirmière). Dans ces moments, la plupart des parents sont très présents, restent en contact étroit avec les médecins et participent au maximum de soins, guidés par les infirmières, Un certain nombre de règles sont levées, notamment dans le service A : les parents ont la

---

[1] B. Glaser et A. Strauss, 1965b, op. cité.

possibilité d'entrer dans le service à n'importe quelle heure de la journée et peuvent se faire accompagner de leur famille ou amis.

Les parents se voient ensuite mentionnés la possibilité d'organiser un baptême ou toute autre cérémonie religieuse. Ils sont souvent surpris de cette attention : « *j'ai trouvé ça bien qu'ils le proposent, je ne suis pas croyante, mais j'ai été touchée qu'ils me le proposent* » (maman du service A). Cette cérémonie est pour les parents l'occasion de donner à l'enfant sa place, de faire venir la famille, de célébrer avec l'éventuel jumeau un moment avant d'être séparé :

- A part l'accouchement et la vie en couveuse, je voulais qu'il partage ça avec sa sœur. Je me disais, si jamais il continue à vivre, que je puisse au moins lui raconter qu'il a partagé ça avec sa sœur. Et puis bon, ça tombait bien parce que comme il est parti peu de temps après, comme ça, ils ont été baptisés tous les deux. Et là, c'est la néonat qui s'occupe de tout, de faire venir quelqu'un, ils ont tout le matériel qui est sur place. Vraiment quand je vous dis... c'est vraiment un ensemble d'attentions, de gestes pour accompagner les familles. C'est important (C5.13).

Lors du décès, les parents peuvent, s'ils le souhaitent, rester auprès de leur enfant. Généralement, la mère le porte dans ses bras et le père reste à leurs côtés. Les professionnels sont derrière la porte et rentrent régulièrement pour vérifier que tout se passe bien.

- Ils nous l'ont mis dans les bras quand ils ont su qu'il allait partir. Ils l'ont débranché. Ils ont sorti les tuyaux et ils l'ont enroulé dans un drap pour qu'il n'attrape pas froid. On l'a eu dans les bras et ils sont restés à côté de nous, jusqu'au décès de l'enfant. Et puis quand l'enfant a commencé à chuter, ils nous ont dit que l'enfant était en train de partir tout doucement. Ils se sont quand même reculés pour nous laisser les derniers instants avec lui, pour lui parler et tout. Ils se sont éloignés, mais ils étaient toujours à côté de nous. Quand il est parti, ils sont venus à côté de nous et ils nous ont dit qu'il était parti. Puis ils nous l'ont laissé quand même encore un moment avec nous, pour qu'on l'ait dans les bras. Ensuite, ils lui ont enlevé tous les tuyaux et après, ils sont venus demander s'ils pouvaient faire la toilette et on a dit oui (M2.3).

Quand le pédiatre a vérifié avec son stéthoscope que le cœur de l'enfant ne bat plus, les parents se voient proposer de participer à la toilette mortuaire, même si généralement ils préfèrent attendre dans une pièce à côté. Ils peuvent après passer du temps avec leur enfant pour la première fois habillé et sans machine.

L'enfant est ensuite descendu à « l'amphithéâtre ». Ce terme qui fait référence à l'amphithéâtre d'anatomie est toujours employé alors que son origine est aujourd'hui oubliée. Il désigne un univers plus neutre que celui de « morgue » ou « funérarium ». Les réactions positives des parents à l'égard du personnel de ce lieu font penser que l'accueil y est particulièrement attentionné. Des cérémonies du « souvenir » sont organisées spécifiquement pour les parents ayant perdu un enfant en période néonatale. Il est aussi discuté avec du devenir des corps et des différentes alternatives possibles. Les parents choisissent soit l'enterrement soit l'incinération. Quand les enfants sont restés longtemps dans le service, il est très fréquent que les infirmières et les médecins assistent à la « levée du corps ». Dans un monde hospitalier souvent froid et impersonnel, se mettent en place des rituels qui permettent aux parents de vivre plus sereinement la situation.

Nombre d'analyses ont vu la mort comme étant reléguée « derrière les coulisses de la vie sociale »[1], désertée de l'accompagnement des familles[2]. Les enquêtes des sociologues ont alors dénoncé les effets pervers du travail hospitalier autour de la mort ; « *pour que le travail du soignant puisse s'accomplir, la mort doit rester à sa juste place. On doit lui enlever son caractère spectaculaire de crise qui vient abolir les règles habituelles. On doit la dédramatiser et la routiniser. Il faut aussi que le malade laisse s'accomplir sans y faire obstacle, le travail de chacun qui a pour objet sa propre mort. La mort inconsciente d'elle-même, donc aisée à cacher et à manipuler, devient l'idéal pour l'institution occupée*

[1] N. Elias, 1998 [éd. Originale 1982], *La solitude des mourants*, trad. Fr., Christian Bourgeois éditeur, coll. « détroits ».

[2] La Documentation Française, *Aux frontières de la vie : une éthique biomédicale à la française*, 1991.

du travail de la mort »[1]. Certains d'ailleurs se sont employés à la réhabiliter comme thème de débat social[2].

Les analyses de Jean-Hugues Dechaux[3] permettent de renouveler avec force ces approches trop partiales : « *faire du « refoulement » une particularité de la société moderne, c'est oublier que celui-ci est partout dès lors qu'il est question de la mort et que, faute d'être discriminant, ce n'est pas une catégorie d'analyse d'un grand secours pour comprendre les attitudes actuelles* ». Il en vient à souligner que, dans la société occidentale contemporaine, la conjuration de la mort par la médiation du protocole rituel s'atténue, « *tout se passe davantage à l'échelle de l'individu, ou plus précisément des relations interpersonnelles, et donne lieu à des cérémonies qui le plus souvent sont à géométrie variable* »[4]. Par ailleurs, Jean-Hugues Dechaux ajoute que cette propension à la personnalisation s'accompagne paradoxalement d'une incontestable « professionnalisation » de la mort. Ce paradoxe n'est qu'apparent, parce que les professionnels en charge de la mort sont dans l'ensemble les promoteurs et parfois même les militants d'une resocialisation de la mort qui passe par la personnalisation de la fin de vie. Toujours selon Jean-Hugues Dechaux, les professionnels jouent le rôle d'« entrepreneurs de morale » ; leur recommandation essentielle tient en deux mots, la parole et l'écoute, seules à même de rompre avec l'occultation de la mort.

Nos observations et entretiens portant sur cette dernière étape du processus décisionnel montrent qu'effectivement, la mort n'est pas reléguée

---

[1] C. Herlizch, 1976, « Le travail de la mort », *Annales d'Economies, Sociétés et Civilisation*, n°1, p. 197-217.

[2] M. (de) Hennezel, 1996, *La mort intime, ceux qui vont mourir nous apprennent à vivre*, Pocket ; M. (de) Hennezel, 1997, *L'art de mourir, Traditions religieuses et spiritualité humaniste face à la mort aujourd'hui*, Robert Laffont.

[3] J-H. Déchaux, 2001, « La mort dans les sociétés modernes : la thèse de Norbert Elias à l'épreuve », *L'année sociologique*, 51(1), p. 161-184 ; J-H. Déchaux, M. Hanus, F. Jésu, 1998, « Comment les familles entourent leurs morts », *Esprit*, 11 (247), p. 81-97.

[4] Voir aussi E. Morin, 1976 [1953], *L'homme et la mort*, Points-Le Seuil ; P. Ariès, 1985 [1977], *L'homme devant la mort*, t. I : *Le temps des gisants*, et t. II : *La mort ensauvagée*, Point – Le Seuil.

dans les coulisses des services hospitaliers. Les médecins et infirmières organisent cette dernière étape de l'accompagnement, fruit de leurs réflexions :

> *« Le choix de l'abstention ou du renoncement thérapeutique doit être considéré comme un nouveau projet pour l'enfant, projet de fin de vie impliquant l'équipe soignante et, dans la mesure de leurs possibilités, les parents »*[1].

Cependant, même dans cette dernière étape, les services impriment leur propre manière de faire. Dans le service A, l'encadrement est fort et la présence des professionnels très prégnante. Des discussions quotidiennes se tiennent dans la chambre de l'enfant ou dans un petit salon à part. Les infirmières passent plus de temps avec l'enfant et ses parents. La psychologue va systématiquement à leur rencontre. Les démonstrations d'émotion ne sont tolérées que dans la mesure où elles restent confinées à l'intérieur de la chambre de l'enfant : médecins et infirmières sont très vigilants à ce que ces « moments » se déroulent à l'abri du regard des autres parents. De leur côté, les parents bénéficient d'une véritable autonomie dans les choix d'accompagnement de leur enfant. Cependant, souvent confinés au rôle prescrit par le service, ils sont un peu inhibés dans leur prise d'initiative et dérogent faiblement aux règles habituelles, alors qu'ils en ont la possibilité : ils invitent peu de familles et de proches et ne demandent pas forcément l'autorisation de les faire entrer dans la chambre de l'enfant, ce qui peut susciter des regrets *a posteriori*.

Dans le service B, les professionnels sont plus en retrait dans l'accompagnement. Certains parents ont même vécu très douloureusement ces derniers instants dans la mesure où ils continuaient d'espérer que l'enfant survive. Néanmoins, en raison du faible degré coercitif de l'encadrement, les parents se sentent libres d'importer leurs propres rituels. C'est ainsi que pour un baptême, une vingtaine de personnes, familles et amis entrent dans le service. Ils défilent dans le couloir, les yeux rougis par les larmes, puis en rangs serrés dans la chambre, ils parviennent tout juste à marquer un cercle autour du berceau de l'enfant. Le même nombre de personnes reste à l'extérieur et assiste à la scène à travers la vitre. L'arrivée du prêtre

---

[1] M. Dehan, F. Gold, M. Grassin, J.C Janaud, C. Morisot, J.C. Ropert, U. Siméoni, 2001, « Dilemmes éthiques de la période périnatale : recommandations pour les décisions de fin de vie », *Archives Pédiatriques*, 8, p. 407-19.

semble apaiser les murmures et les sanglots. Des photos et caméras immortalisent la scène. Ces mouvements sont perceptibles par les autres parents, ce qui déstabilise pour un moment la vie du service.

Empruntant des chemins quelque peu divergents, les professionnels travaillent tous à ce que les parents parviennent plus facilement à « faire le deuil », par la médiation de rituels organisés, qui correspondent à nos rites traditionnels : l'attente au chevet du malade, la religiosité, la toilette mortuaire, la veillée du corps. Mais aussi par un accompagnement attentionné et individualisé.

Dans ce contexte, la famille bénéficie d'une réelle latitude dans la personnalisation de l'accompagnement : choisir une cérémonie religieuse (il s'agit alors plus d'un baptême plutôt que d'un dernier sacrement[1]), assister ou non au décès, décider des vêtements mortuaires, choisir le mode d'inhumation. Ainsi les parents participent, pleinement, activement à ce dernier passage : « *la mort de mon fils, c'est le seul moment où j'ai pu décider de tout* » (maman service A). Ce n'est pas la mort qui est reléguée derrière les coulisses, mais les médecins : après avoir pris la responsabilité de la décision et orchestré le contexte d'annonce, les médecins quittent le devant de la scène, pour laisser place aux parents et s'ajuster à leurs attentes. Les parents éprouvent alors la satisfaction d'avoir été écoutés, et d'avoir pu agir, œuvrer dans la destinée de leur enfant. Cet accompagnement, ce soutien, qui passe aussi bien par la parole que par les gestes et les rituels, permet, comme l'ont montré B. Glaser et A. Strauss[2], la coordination entre les acteurs :

> *- La fin s'est très bien passée. C'était vraiment très humain. Il n'y avait plus de barrière entre les médecins et nous. On parlait beaucoup et j'avais l'impression qu'ils savaient ce dont on avait besoin. Ils ont tous été vraiment très bien (maman service B).*

C'est dans cette période de temps intermédiaire que s'achemine le consentement à la décision : l'acceptation de la mort à venir.

---

[1] Confirmant ainsi les analyses de J-H. Déchaux : « Les rites de passages sont remplacés par des cérémonies plus diverses, plus informelles, et qui célèbrent tout autre chose que des « passages » d'une position familiale à une autre », 2001, op.cité.

[2] Glaser et Strauss, 1965a, op. cité. Glaser et Strauss, 1965b, op. cité.

2. Le modele americain ou les limites du choix individuel

Avant de nous intéresser à la décision en acte aux Etats-Unis, il est important d'en rappeler le contexte juridique et éthique. L'euthanasie est illégale dans tous les Etats. Elle est, comme en France, poursuivie sur le fondement de meurtre ou d'assassinat.

L'euthanasie passive est néanmoins admise, dans certains cas, suite à l'« arrêt Cruzan » de 1990. Les parents de Nancy Cruzan, en état végétatif depuis 1983 à la suite d'un accident, demandent qu'on arrête toute nutrition et hydratation artificielle et qu'on la laisse mourir en paix, en arguant du fait que « Nancy n'aurait jamais voulu vivre ainsi ». Le jugement va dans le sens de cette requête et assimile nutrition et hydratation artificielles à un traitement médical. Après le jugement, ces « traitements » sont suspendus et Nancy meurt le 26 décembre 1990. Désormais, dans le cas des malades incapables de donner leur consentement, l'arrêt du traitement est admis dans la mesure où la volonté préalable du patient peut être établie sans aucune ambiguïté. Il peut dans un premier temps être décidé un « Do Not Ressuscate (DNR) order ». Le patient ne sera pas réanimé s'il fait un malaise. Puis dans un deuxième temps il peut être décidé d'une suspension des traitements (assistance respiratoire, sonde gastrique...).

L'« arrêt Cruzan » marque un tournant dans les droits du patient : au lieu de se référer à un hypothétique « bien du patient », les souhaits préalablement exprimés par le patient lui-même, devenu incapable, sont privilégiés. A partir de là, la majorité des Etats vont légaliser ce recueil des souhaits des patients par le testament de vie ou encore par la désignation d'un représentant décisionnel. Concernant plus particulièrement le cas de la néonatalogie, le rôle décisionnel des parents est reconnu : comme ils sont investis de la prise en charge future de l'enfant, c'est aux parents qu'incombe la prise de décision : ils doivent décider jusqu'à quel point il faut traiter de manière interventionniste leur enfant[1].

[1] Pour plus d'information sur ce point, voir K. Orfali (avec la collaboration d'E. Gisquet), 2001, op. cité.

Le cas de Jahari

Pour comprendre comment dans ce contexte éthique et juridique s'obtient le consentement, nous présenterons le cas du petit Jahari. Cet enfant prématuré de 29 semaines a contracté au bout de deux mois passés dans le service une infection qui a endommagé son cerveau. L'état de l'enfant est très préoccupant sur le plan neurologique et le chef de service organise un meeting pour la deuxième fois. Les parents, le grand-père paternel qui est pasteur et les deux grands parents maternels sont présents ainsi que deux « physicians » dont l'un est le chef de service du moment (une rotation est mise en place tous les trois mois) et l'autre est le chef de service qui prendra le relais.

La famille s'assoit en silence. Ils sortent leurs crayons et papiers sur lesquels ils ont inscrit plusieurs questions. Le papa distribue ensuite un texte dactylographié à travers lequel les parents se plaignent du manque d'attention et de tendresse dont leur fils fait l'objet. Le père explique :

- Père : On regrette beaucoup la façon dont les infirmières s'en occupent. On voudrait être sûr qu'il soit entre de bonnes mains et qu'on s'occupe bien de lui.

- Physician 1 : Oui, c'est bien que vous ayez écrit ce papier. C'est important pour nous. Et vous avez raison de souligner que, indépendamment de son état de santé, il doit être bien pris en charge. Mais il faut savoir aussi que ce n'est pas toujours évident pour les infirmières de prendre en charge ce type de bébé. Est-ce que vous avez des questions ?

- Père : Oui, pourquoi le département des infections n'a pas été contacté ?

- Physician 1 : En fait l'infection qu'a contracté le bébé est une bactérie que nous avons tous et que tous les bébés ont quand ils naissent. Il n'y a que chez certains enfants que l'infection va se développer et les mettre en danger.

- Père : Est-ce que ça arrive souvent ?

- Physician 1 : En un an, il y a environ 3-6 cas. C'est assez rare, on peut la soigner. Ce qui s'est passé c'est qu'on lui a donné des antibiotiques qui ont marché, mais pendant que les antibiotiques ont fait leur effet, il y a eu des dommages très importants sur le cerveau.

- Père : Lesquels ?

- Physician 1 : Je vous ai dit la semaine dernière qu'on ferait des tests supplémentaires. Alors on sait qu'il ne pourra pas voir : on a fait des tests pendant lesquels on l'expose à la lumière et on voit s'il y a une activité cérébrale. Donc là quand on a fait le test, il n'y a pas eu du tout d'activité. Pour l'ouïe, c'est pareil. D'un côté ça n'a pas marché et un peu de l'autre. On a aussi refait un EEG et c'est une catastrophe. Je dois vous le dire. C'est difficile pour moi de vous dire cela et c'est difficile pour vous de l'entendre, mais il est CE-RE-BRA-LE-MENT MORT [insiste sur chaque syllabe]. Nous avons réussi à soigner l'infection, ça nous le savons parce que tous les tests sont négatifs. Mais il ne peut pas entendre, pas voir et pas respirer. Il est mort cérébralement. Depuis vingt ans que je suis là, je n'ai jamais vu un enfant aussi abîmé par l'infection. Les tests sont fiables et je pense qu'ils ne changeront pas. Il ne pourra pas respirer seul. Si on retire l'assistance respiratoire, il mourra, vous devez le savoir.

- Mère : Mais quand je mets mon doigt dans sa main, il me serre les doigts.

- Physician 1 : Oui, ce sont des réflexes, c'est comme quand on vous teste les réflexes sur votre genou. C'est la mœlle épinière qui fait la connexion, ce n'est pas le cerveau.

- Grand-mère : Est-ce qu'il souffre ?

- Physician 1 : C'est une très bonne question. Je ne pense pas qu'il souffre. Il ne peut pas entendre, il ne peut pas voir, mais je ne pense pas qu'il souffre.

- Grand-mère : Est-ce que vous avez fait tous les tests possibles ?

- Physician 1 : Oui on a fait tous les tests. On pourrait en refaire d'autres, mais je pense que les résultats seront les mêmes. Je ne dis pas que vous devez décider tout de suite ou demain, mais vous devez le savoir, il est mort cérébralement et on ne peut rien faire. On a aussi essayé de voir s'il pouvait respirer. Tous les jours, je baisse le ventilateur pour voir s'il pourrait respirer et il ne peut pas.

- Grand-père (pasteur) : Vous avez fait ce test-là aussi ! Bon je suis rassuré de savoir ça. Et puis donc bien-sûr pour le cerveau, il n'y a rien à faire, ce n'est pas comme les reins ou quoi ?

- Physician 1 : Non. On peut faire des greffes de reins, de cœur, mais pas de cerveau

- Mère : Mais alors qu'est-ce qu'on peut faire d'après vous ?

- Physician 1 : Oui, c'est une très bonne question. Vous savez, il est stable depuis maintenant une semaine et comme vous l'avez très justement demandé, on pourrait le laisser comme ça, sous assistance respiratoire pendant des années. Mais je ne pense pas que ce soit une solution. Votre vie ne doit pas être ça, vous êtes autre chose que ça. Je ne prétends pas dire qui vous êtes, mais vous êtes autre chose que ça. Pour le moment, toute votre attention est portée sur cet enfant mais vous êtes un couple jeune et sympathique et vous pourrez dépasser cette épreuve. C'est une épreuve de la vie qui vous rendra plus forts, et plus grands dans la foi si vous y arrivez. Probablement vous penserez à lui tous les jours de votre vie, mais probablement d'une autre façon.

- Grand-père (pasteur) : je suis content de vous entendre dire ça docteur. Vous savez, je suis pasteur et pour nous, dans notre tradition, nous sommes un point dans la galaxie. On peut exister d'une autre manière. La vie ne s'arrête pas avec le corps.

S'ensuit un long monologue sur la mort. La maman a la tête tournée vers lui, ses yeux sont clos et des larmes coulent sur son visage. Le père écoute d'un air attentif et grave.

- Physician 1 : Donc voilà où nous en sommes. On pourrait le laisser sous assistance respiratoire comme ça pendant peut-être deux ans, mais ce ne serait pas je pense un bénéfice ni pour lui, ni pour vous. Je vous parle, vous êtes mes patients autant que Jahari l'est. Je vous l'ai dit, ce n'est pas une torture pour lui, il ne souffre pas, mais si on le retirait du ventilateur, il mourrait dans les 20 minutes, vous devez le savoir.

- Mère : Je le vois, des fois il lève son bras comme ça. C'est des convulsions ?

- Physician 1 : Non, je ne crois pas, c'est la même chose que pour les doigts, je pense que c'est plutôt ça. C'est plutôt des réflexes

La mère hoche la tête et baisse les yeux.

- Physician 1 : Bon voilà, je vous laisse réfléchir à tout ça. Vous n'êtes pas obligés de décider tout de suite, on peut refaire d'autres examens dans la semaine. Comme lundi ?

- Père : Oui, oui on peut en faire un lundi

- Physician 1 : Par contre, c'est la fin de mon service. C'est une autre personne qui va prendre le relais pour les mois suivants donc si vous souhaitez me revoir, il faut le faire avant samedi. Sinon John [il montre le « Physician 2 »] peut s'occuper de vous, c'est lui qui prendra le relais et c'est bien de connaître une personne.

Nous nous retirons, la famille reste quelques minutes dans la salle.

Le physicien 1 et le physicien 2 discutent.

- Physician 1 : Je crois qu'ils ont bien compris et puis avec la pression des générations plus âgées, je pense qu'ils vont bien accepter.

- Physician 2 : Oui, tu ne leur as pas proposé de rentrer à la maison avec le ventilateur ?

- Physician 1 : Non, je préfère qu'ils se sentent à l'aise dans cette situation et ce choix. Qu'est-ce qu'ils auraient dit en France ?

- Observateur : Je pense qu'ils auraient dit qu'il n'y a plus rien à faire, que la réanimation est disproportionnée, qu'il faut lui dire au revoir, le laisser partir.

- Physician 2 : Oui, c'est bien, nous aussi, c'est ce qu'on essaie de faire.

La famille arrive dans le couloir. Nous nous séparons.

Deux semaines plus tard, les parents donneront leur accord pour arrêter la réanimation.

A travers ce cas et les réactions qu'il suscite, nous proposerons une réflexion sur la décision médicale aux USA en néonatalogie autour de deux axes : l'interventionnisme médical et les conséquences du « modèle autonomiste » pour les familles.

Un interventionnisme médical incontournable

Cette réunion autour du petit Jahari est organisée par le médecin chef : les parents sont invités et conviés à se prononcer sur l'attitude thérapeutique à adopter. En dépit du principe d'autonomie clairement affiché, l'ouverture du processus décisionnel reste en fait maîtrisée par les médecins. Dans le service américain comme dans le service français, un staff médical se tient tous les matins qui permet de suivre l'évolution de chaque enfant. C'est le chef de service qui, lors de ce staff, étiquette une trajectoire comme problématique et décide d'ouvrir le processus décisionnel :

- *Habituellement, le chef de service décide que c'est le moment d'aborder le sujet avec les parents. A ce moment-là, il en parle à ces collègues, mais c'est surtout pour avoir leur confirmation (physician 1).*

Les parents ne participent donc aucunement à la construction du problème médical ; ils ne peuvent intervenir qu'à partir du moment où les médecins les y invitent.

Une fois le processus décisionnel ouvert, les parents sont reçus en entretien individuel, mais la marge de négociations des parents n'en est pas moins réduite par l'influence des médecins. L'extrait de l'entretien autour du petit Jahari en témoigne. A travers cet échange perce toute l'ambiguïté de la situation pour le médecin. D'un côté, il ne peut se permettre d'être trop directif afin de respecter le principe de l'autonomie. De l'autre, il est convaincu qu'il faut arrêter la réanimation et tente d'orienter les parents dans cette voie : il insiste sur le fait qu'il est « cérébralement mort », sélectionne les opportunités de choix et ne dit pas que l'enfant pourrait rentrer à la maison sous oxygène.

Plus largement, au cours de la période d'enquête d'un mois il a été proposé à quatre parents dont les enfants présentaient une souffrance fœtale aiguë à la naissance, d'arrêter la réanimation. Lors de la première réunion, les parents ont tous dit vouloir poursuivre la réanimation et pourtant elle a été interrompue dans 3 cas sur 4. Ce qui laisse supposer que le choix des parents n'est pas complètement autodéterminé, mais subit l'influence de mécanismes de persuasion mis en place par les médecins.

Il est maintenant possible de préciser que la manière d'orienter la décision des parents peut être différente selon les chefs de service en place. Le mode de fonctionnement des services est en effet assez particulier : une rotation de six chefs de service est instaurée tous les trois mois pour qu'ils puissent se consacrer entièrement à leur activité de recherche le reste du temps. Aussi, il n'existe pas de politique institutionnalisée de prise de décision : chaque chef de service imprime sa propre façon de faire et s'investit dans la décision avec ses valeurs et intuitions médicales. Les chefs de service sont conscients des différences qui règnent entre eux :

- Certains sont plus prompts à vouloir arrêter la réanimation que d'autres. Moi, je dirais que je me situe plus au milieu (« physician 1 », responsable du service lors de la période d'enquête).

Au final, la capacité décisionnelle des parents se trouve limitée. Ce qui corrobore les conclusions de Robert Zusman dans son étude sur les soins intensifs chez les adultes, qui met en évidence que les patients participaient moins d'une fois sur cinq aux décisions d'arrêt de vie[1]. La capacité décisionnelle est soumise aux contingences locales, même dans un contexte marqué par la primauté du choix individuel.

Conséquences du choix individuel pour les parents

Lors de ces « meeting » où se discute la poursuite ou l'arrêt de la réanimation, les professionnels veillent à ménager la sensibilité des parents et à ne pas employer de termes violents. Ainsi Robert Zusman faisait remarquer que « *if DNR orders were simply written pragmatically, we would expect their language to be prosaic and unadorned. But often it is not. The language is often supplanted by more metaphorical formulations* »[2]. Et dans l'exemple rapporté aussi, le médecin a recours à certaines formulations métaphoriques.

Reste qu'en définitive les parents doivent formuler explicitement leur choix. Au cours de cet échange autour du petit Jahari, le diagnostic et la qualité de vie future de l'enfant sont clairement rapportés aux parents et traduits en termes profanes : il ne parlera pas, il ne verra pas, il n'entendra presque pas. A partir de ces éléments, les parents doivent prendre une décision, sans que médecins et infirmières ne leur proposent d'arguments de justifications, les accompagnent et les soutiennent dans leur cheminement. Des éléments sociaux sont mobilisés pour envisager l'avenir : « *on pourrait le laisser sous assistance respiratoire (...) mais ce ne serait pas un bénéfice ni pour lui, ni pour vous* ». S'ajoutent des éléments religieux pour souligner que la vie peut continuer au-delà du décès de

---

[1] R. Zussman, 1992, *Intensive Care : Medical ethics and the medical profession*, Chicago, the University of Chicago Press.

[2] R. Zusman, op. cité, p.165.

l'enfant : « *cette épreuve qui vous rendra plus forts et plus grands dans la foi, si vous y arrivez* ». Mais en aucun cas la décision d'arrêt de réanimation n'est justifiée au vu du pronostic neurologique ; d'où mon étonnement : « *en France, je pense qu'ils auraient dit qu'il n'y a plus rien à faire, que la réanimation est disproportionnée, qu'il faut lui dire au revoir, le laisser partir* ».

Le revers de ce choix individuel est peut-être alors la naissance d'un sentiment de solitude et d'isolement chez le parent « décideur ». Ainsi dans une étude réalisée auprès d'un échantillon de 20 familles américaines dont les enfants présentaient une hypoplasie du cœur[1], les résultats montraient que pour les huit familles qui avaient fait le choix de ne pas recourir à la chirurgie et accepté des soins d'accompagnement, elles avaient eu l'impression de prendre la décision seules et quatre d'entre elles avaient demandé au médecin ce qu'il aurait fait dans pareille situation. L'on peut se demander si ce sentiment de solitude éprouvé par les parents au moment de la décision n'est pas aussi le fait d'un réel manque d'accompagnement de la part des professionnels. En effet, la politique d'encadrement est faiblement structurée. D'abord parce qu'à cause de la rotation instaurée, les chefs de service n'ont pas le temps de construire une politique formelle d'encadrement. Mais au-delà de cette caractéristique institutionnelle, les médecins reçoivent très peu les parents en entretien individuel et les seuls qui se tiennent sont très formels. Pour le cas du petit Jahari, hospitalisé depuis deux mois, les parents ne rencontrent le médecin que pour la seconde fois et cela dans un cadre presque officiel, le « meeting ». Tout se passe comme si le principe d'autonomie était congruent d'un faible accompagnement, les médecins se sentant (ou s'estimant devant être) désinvestis de cette mission.

Cela étant, aussi limitée que soit la marge de négociation, aussi douloureux que soit le choix à prendre, reste qu'un couple de parents qui souhaite garder, élever, s'occuper de son enfant même lourdement handicapé en a la possibilité. Et livrés à eux-mêmes, les parents semblent plus spontanément s'orienter vers une poursuite de la

---

[1]Insuffisance congénitale du développement du Cœur. Etude de IH. Vandvik, R. Forde, 2000, « ethical issues in parental decision-making. An interview study of mothers of children with hypoplastic left heart syndrome », acta Paediatrica, 89, p. 1129-33.

réanimation – comme l'exemple rapporté le montre, les parents cherchent dans le tableau clinique de leur enfant les signes qui encouragent la poursuite de la réanimation, même après l'annonce de séquelles en cas de survie – qui s'accorde avec la tendance plus générale de la société américaine à défendre et valoriser une position pro-life[1].

3. Les formes possibles de cooperation entre professionnels et familles

Nous pouvons maintenant réfléchir sur l'ingérence des profanes à une décision d'arrêt de vie, à partir de ce que la pratique nous donne à voir à travers des exemples tirés du contexte français et du contexte américain. Nos exemples montrent bien qu'en fonction du cadre juridique, éthique et culturel, différentes tendances se dessinent. Les parents sont clairement impliqués dans la prise de décision aux USA, alors qu'ils le sont de manière beaucoup plus insidieuse dans le contexte français. Ensuite chacun de ces cadres présente des écueils liés soit à un trop plein d'autonomie, le parent devenant livré à lui-même, soit à son absence, le parent ne participant pas aux décisions le concernant.

Mais l'impact de ces cadres nationaux est très relatif : quel que soit le contexte, le processus décisionnel suit rarement les étapes théoriques du modèle de la *délibération partagée* : transmission des connaissances aux usagers, découverte des préférences du patient, délibération entre les deux parties. En fait, ce modèle théorique part du présupposé qu'il est possible d'identifier les préférences ou les « désirs rationnels » [2] des malades ou de leurs proches ; c'est à partir de leur identification que pourrait émerger la solution la plus satisfaisante possible :

> « *Being autonomous thus requires both: (1) forming a rational desire for what is best for ourselves, and (2) having a disposition to realize our rational desires, that is, having a disposition (or tendency) to bring about what we judge to be best for ourselves*[3].»

---

[1] F. Daffos, 1995, *La vie avant la vie La découverte du foetus,*Calmann-Lévy.

[2]J. Savulescu, 1994, « Rational desires and the limitation of life-sustaining treatment », Bioethic, 8 (3), p. 102-109.

[3] J. Savulescu, 1994, op. cité.

Pour faire émerger ce choix, les patients ou leurs proches doivent bénéficier d'une masse d'informations suffisantes concernant les différentes options médicales possibles : « *competency to make this decision autonomously presupposes an ability to make a rational choice based on adequate information* »[1].

Cependant, au fil de la pratique il est apparu que certaines précautions devaient être prises, « *choices are frequently made instantly and intuitively and not after rational calculation of the facts* »[2]. Mais le biais introduit dans le choix rationnel est uniquement imputé à la situation de stress que vivent les patients (ou leurs familles) : « *patients are not ideally autonomous agents but anxious, fearful, depressed, often confused, and subject to ill-considered and mistaken ideas*»[3]. Ce sont d'ailleurs ces arguments qui sont avancés par le service A pour justifier l'exclusion de la participation des parents à la décision médicale. D'où la volonté que doit être celle des médecins d'aplanir ces perturbations émotionnelles pour faire remonter les préférences des profanes : « *patient's psychological capacities for autonomy can be enhanced by searching conversations with their physicians* »[4].

Est sous-jacente l'idée qu'en contournant ces difficultés « psycho - émotionnelles », il pourrait s'ouvrir un temps « pacifié », à l'écart de la douleur et de l'angoisse, durant lequel, les professionnels transmettraient une information objective, exposeraient l'étendue du problème à des parents qui l'étudieraient patiemment. Chacun de nous peut d'ailleurs s'imaginer cette scène « idéale ». Dans un petit salon, loin de l'agitation et du bruit des machines, les parents sont reçus en entretien individuel. Le médecin pose clairement (si tant est qu'il le perçoive ainsi) le dilemme : « *Nous sommes confrontés à un problème très douloureux, votre enfant gardera des séquelles graves de sa naissance prématurée : en l'état actuel de nos connaissances, l'on sait que ses*

---

[1] IH. Vandvik, R. Forde, 2000, op. cité.

[2] IH. Vandvik, R. Forde, 2000, op. cité.

[3] J. Blustein, 1993, *The family in Medical Decision making, Life Choices*, Howell Saule, p. 80.

[4] J. Katz, 1984, *The silent world of Doctor and Patient*, New York Free Press.

facultés intellectuelles seront intactes, mais qu'il ne pourra jamais marcher et qu'il aura probablement de grandes difficultés à se servir de ses mains ». En face, des parents qui ne pleurent pas, qui ne hurlent pas, qui ne s'enfuient pas, mais qui restent et discutent pour déterminer ce qui leur semble être le mieux pour la vie future de leur enfant. Traduire le modèle de la *décision partagée* dans cette scène imaginaire, c'est déjà se rendre compte de ses limites intrinsèques. Détaillons-les et explicitons-les, avant de chercher à comprendre quels sont les modes de coopération pour la réalisation d'un accord entre professionnels et familles.

Les professionnels ne sont pas des agents froids et autonomes

Que ce soit le contexte français ou le contexte américain, c'est l'équipe médicale qui choisit de considérer une situation comme inquiétante, d'engager un processus décisionnel et de sélectionner les différentes alternatives possibles (attendre, ne pas réanimer si malaise grave, suspendre des traitements). Ce n'est qu'en fin de processus, qu'elle entrouvre aux parents les fenêtres de négociation : la sélection des alternatives restantes sera systématiquement soumise à l'appréciation des parents dans le cas du modèle américain, de manière aléatoire dans le cas du service B et jamais dans le cas du service A. Mais, à travers toutes ces configurations, ce sont toujours les médecins qui initient la possibilité de choix.

Un des moyens d'éviter ce biais serait que les parents soient associés à l'ensemble des décisions qui jalonnent le parcours de l'enfant : la réanimation en salle de naissance, l'intubation et des discussions dès qu'une imagerie cérébrale présente une anomalie. Ainsi, en cancérologie, certaines décisions supposent un arbitrage entre toxicité et survie potentielle. Dans un centre de lutte contre le cancer, une équipe a alors élaboré un tableau de décision, support de transfert de l'information pour des patients en situation de choix[1]. Les coefficients de probabilité sont transmis aux malades qui aidés de

[1] M. Morelle, N. Moujid-Ferdjaoui, A. Bremond, M. Charavel, M-O Carrere, 2001, « Comment évaluer la qualité du transfert de l'information du médecin au patient ? Le choix des tests psychométriques d'un tableau de décision dans un Centre Régional de Lutte contre le Cancer », *Revue Epidémiologique Santé Publique*, 49, p. 299-313.

l'équipe, feront le choix entre une plus grande chance de survie sans récidive (grâce à la chimiothérapie) et une meilleure qualité de vie (sans chimiothérapie). Le processus décisionnel est rationalisé et standardisé au maximum pour être sûr que les malades sont associés à tous les choix qui leur sont présentés de manière non coercitive.

Il est peu probable que les décisions médicales d'arrêt de vie puissent à jamais voir la teneur de leur complexité résumée à l'intérieur d'un arbre décisionnel. La décision de vie et mort est orientée par des cadres décisionnels, des outils techniques, des accords profonds, si bien qu'au final, le choix présenté aux parents est le résultat d'actions et d'aiguillages réalisés en amont.

Ensuite, comme le relevaient Barney Glaser et Anselm Strauss[1], déterminer le *moment* où doit se faire le choix n'appartient pas à n'importe quel participant. Le médecin est lui seul mandaté pour dérouler les étapes du processus décisionnel. Et nous avons vu que face à cette responsabilité le médecin préfère se reposer sur des cadres décisionnels locaux.

Enfin, il existe un hiatus irréductible entre les connaissances médicales et l'information transmise aux parents. De nombreux travaux ont montré que la même information présentée différemment selon le registre de langage employé, le recours à des exemples positifs ou négatifs, selon l'ordre de présentation de l'information, pouvaient entraîner des décisions différentes[2]. Il est vrai qu'en ce sens la construction de tableaux décisionnels pourrait permettre de limiter certains biais. Mais il reste que les professionnels face à la mort ne peuvent pas complètement se replier derrière ces standards de la décision[3]. Il est des situations pour lesquelles les professionnels ne

---

[1] B. Glaser et A. Strauss, 1965b, op. cité.

[2] S. Li, 1998, « Can the conditions governing the framing effect to be determined ? », Journal of Economic Psychology, 19, p. 133-153 ; D. Kahneman, A. Tversky, 1979, « Prospect Theory : an analysis of decision under risk », *Econometrica*, 47, p. 263-291.

[3] N. Ferdjaoui, M-O. Carrère, M. Charavel, A. Brémond, B. Fervers, A-C. Gratadour, E. Voog, P. Garrouste, T. Philip, 1999, « La prise en compte des préférences des patients dans la décision thérapeutique en cancérologie : développement d'un tableau de décision », *Journal d'Economie Médicale*, 17 (5), p. 327-342.

s'estiment pas le devoir de tout dire et se réfugient derrière des formulations médicales. Mais il est également des circonstances où les médecins ne peuvent s'empêcher de suggérer ce qui leur semble être le mieux pour l'autre. Ainsi, dans le contexte américain, le pédiatre par les mots choisis et les intonations qui leur sont donnés, laisse suggérer aux parents du petit Jahari qu'il est plus souhaitable de suspendre la réanimation. De même, Renée Anspach remarquait : « *the interviews provide further evidence that some staff members varied their communication styles according to the degree of moral certitude attached to a decision, allowing more latitude for parental discretion in cases they viewed as morally ambiguous* »[1].

En résumé, les médecins sont loin d'être des agents « froids » au service de la transmission objective d'un maximum d'informations aux patients. Ils se reposent sur des cadres décisionnels qui permettent de s'émanciper de la responsabilité qui leur incombe de dérouler les différentes étapes du processus décisionnel, se cachent derrière des termes médicaux et ne peuvent s'empêcher d'insuffler aux parents ce qui leur semble être la « moins mauvaise » décision.

L'impossibilité à penser un choix de vie ou de mort de manière rationnelle

Dans cette volonté nouvelle de rationaliser les processus de décisions, le mouvement de « modernité médicale » défend l'idée selon laquelle un maximum d'informations transmises de manière adéquate aux usagers leur permet de s'impliquer et de contourner le biais éventuel introduit par les détenteurs de l'autorité médicale. Autrement dit « plus d'informations » permettrait forcément « plus de délibération »[2]. Nombre de médecins défendent cette équation. Ainsi

---

[1] R. Anspach, 1993, op. cité, p. 103.

[2] « Il existe un effet potentiel de l'information de l'usager : redonner du pouvoir au malade face au médecin », A. Letourmy, M. Naiditch, 2000, « L'information des usagers sur le système de soins : rhétorique et enjeux », *Revue française des affaires sociales*, n°2, juin, p. 45-60.

Ellen Lazarus[1] a montré dans le cadre du suivi prénatal que l'asymétrie des connaissances entre médecins et patients est telle que le choix d'un test de dépistage/diagnostic prénatal n'est jamais que factice, tant le suivi de grossesse est enserré dans les griffes de l'organisation médicale. Elle en déduit que l'objectif du médecin par rapport à son patient, s'il veut obtenir le consentement médical, serait de réduire au maximum cette asymétrie d'informations pour qu'en connaissance de cause, chaque patient puisse décider.

En fait ce lien entre « plus d'informations » et « plus de délibération » n'est pas forcément automatique. Dans sa thèse sur le dépistage anténatal, Bénédicte Champenois-Rousseau[2] montre les limites du consentement éclairé à partir du cas d'un fœtus présentant une trisomie 18. Le médecin détecte au cours de la seconde échographie du suivi de grossesse (22 semaines) de multiples malformations chez le fœtus et informe la mère de manière très détaillée et objective en même temps que la sonde glisse sur son ventre :

- Là c'est le crâne, la forme du crâne est un peu … Alors votre bébé me pose des soucis… pour plusieurs raisons … il a un retard de croissance… il est trop petit pour son âge, ce qui est quand même … Probablement une anomalie chromosomique (…). Il a des problèmes aux extrémités … Des pieds bot varus … Je vous explique ça parce que vous êtes pharmacienne. Mais je ne vais pas vous annoncer des choses très drôles (…).

Le médecin prévient au final :

- Evocation d'une trisomie 18. Si on confirme qu'il s'agit d'une trisomie 18, ça serait catastrophique. La seule solution qu'on aurait à vous proposer serait l'interruption de grossesse.

La consultation se termine, sans que la patiente, complètement abasourdie, réagisse. La seconde consultation menée par un autre médecin se déroule totalement différemment :

---

[1] E. Lazarus, 1988, « Theoretical considerations for the study of the doctor-patient relationship: implications of a perinatal study», *Medical Anthropology Quaterly,* 2, p. 34-58.

[2] B. Champenois-Rousseau, 2003, Éthique et moralité ordinaire dans la pratique du diagnostic prénatal, Thèse Socio-économie de l'Innovation, Centre de Sociologie de L'Innovation, Mines de Paris [ENSMP].

- Médecin : Ça c'est le crâne, son visage, le profil, son cœur, ses deux cuisses, ses deux jambes, c'est donc sa jambe, donc il est un peu mal positionné … Effectivement, au niveau du cœur … il y a une chose assez importante … C'est ça le plus important … Parce que le reste … Ce sont des petites choses (…).

A la fin de l'entretien, la patiente conclut :

- Patiente : Je n'ai pas envie de faire de l'acharnement thérapeutique.

- Médecin : Ce ne sera pas de l'acharnement thérapeutique… Il faut que vous preniez le temps de réfléchir. Ce qui va se passer après, c'est à vous de réfléchir.

Le second médecin a un avantage, le diagnostic est posé, les parents sont informés et ont commencé à accepter l'annonce. Cependant, deux types d'annonces se distinguent très nettement. La première méthode consiste à dévoiler strictement l'information sans rien cacher, la deuxième permet une redéfinition de la situation, le médecin « humanise » son diagnostic, éclaire sur d'autres options possibles en redécouvrant le fœtus avec la patiente et insiste fortement sur la pathologie cardiaque pouvant compromettre l'avenir du bébé. C'est dans cette situation plus apaisée et mesurée que la patiente révèle ses attentes.

Pour l'auteur, en informant « trop bien » les parents, le médecin ne leur laisse pas tellement de place, ni de possibilités de dialogue. Elle en conclut « *trop d'informations limitent les possibilités de délibérations* ».

De notre côté, nous avons montré dans le chapitre 7 qu'il ne suffisait pas de donner une marge d'autonomie aux parents pour leur donner les ressources nécessaires à une implication dans un processus décisionnel. Il faut une phase d'apprentissage et d'accompagnement, comme dans le service A. Et même dans ce cas, les compétences acquises ne sont pas vraiment mobilisées par les parents. En effet, la participation des parents à la décision d'arrêt de vie est permise non pas lorsqu'ils bénéficient de la plus grande autonomie, mais du plus fort accompagnement. Tous les parents, qu'ils soient français ou américains, sont demandeurs d'un maximum d'informations en même temps que d'un grand soutien[1]. Quand les parents peuvent bénéficier d'une certaine autonomie, ils recherchent le consensus avec l'équipe médicale, ils consultent peu d'autres avis, ils demandent aux médecins ce qu'ils feraient dans pareil cas, ils se reposent sur les construits sociaux proposés par l'organisation. Par conséquent, l'autorité des parents s'exprime très rarement non pas seulement en raison de pressions structurelles propres à l'organisation des services de réanimation néonatale[2], mais tout simplement parce qu'ils préfèrent ne pas l'exercer.

Les modalités d'accord entre les parties

C'est à la lumière de ces développements sur les difficultés respectives de chaque partie pour participer à une décision qu'apparaît le décalage du modèle théorique de la « délibération partagée » avec la réalité : un processus décisionnel d'arrêt de vie n'est pas, ne peut pas être rationnel, fut-il respectueux des préférences des parents. D'un côté, des médecins sont affectés par le poids de la responsabilité et de leurs propres ressentis ; de l'autre, les parents ne souhaitent pas s'impliquer et demandent aux médecins ce qu'il serait bon de faire. Au final, la relation qui se tisse entre le médecin et la famille reste le plus souvent déséquilibrée et entretenue par les stratégies individuelles des profanes.

Mais reconnaître les limites de la participation des usagers, n'exclut pas d'identifier certaines formes de coopération permettant aux médecins de s'ajuster aux attentes des parents. Le découpage trop strict qui consiste à identifier d'un côté des médecins qui structurent les choix et de l'autre des parents qui construisent leur propre système de référence ne doit pas conduire à masquer les possibilités d'inflexion des seconds et le repositionnement des premiers dans la réalisation de l'accord. Autrement dit, le déséquilibre des relations

---

[1] La recherche d'information n'est pas voulue pour s'impliquer plus dans les décisions médicales. Ainsi P. Bataille fait très justement remarquer que « la volonté de savoir des malades est [aussi] le signe d'un effort pour mieux orienter leur combat personnel contre le mal. Mieux comprendre la maladie, sert aussi à se mobiliser contre elle ». P. Bataille, op. cite., 2007.

[2] J H. Guillemin, 1988, « The family in Newborn Intensive Care », in K L Michaelson, *Childbirth in America : anthropological perspectives*, Bergin Garvey Publishers.

constaté doit amener à s'interroger sur ce qui rend possible les ajustements entre les parties.

Le degré d'information contenu dans le discours des médecins est mesuré en fonction de l'attitude des parents. Le mode d'annonce possède des inflexions communes à l'ensemble des pédiatres français (des services A, B, C et D). Il est construit dans l'interaction avec les parents : un travail préalable consiste à évaluer s'ils sont prêts à accepter ou non une décision d'arrêt de vie. Ce qui peut d'ailleurs poser certaines difficultés :

- Avec des gens qui ne parlent pas beaucoup, c'est difficile d'annoncer des choses comme ça.

- En quoi c'est gênant ça ?

- C'est plus facile de prendre en charge des gens qui explosent. On n'est pas obligé de... Quand ils ne posent pas de questions, quand c'est que toi qui parles, tu ne sais pas trop où tu vas, ce qu'ils sont capables de comprendre, d'entendre.

Quand les parents ne cherchent pas à s'impliquer dans la décision médicale, ou ne se montrent pas prêts à accepter une telle décision, le degré d'information est minimal. Quand les parents participent, posent des questions, veulent savoir, le degré d'information est maximal. Dans le service B, ils ont même la possibilité, dans une certaine mesure, de faire changer le cours de la décision.

C'est à partir de la disposition estimée des parents que les médecins restructurent les possibilités de choix laissées aux parents, y compris dans le service américain, rappelons cet extrait de la fin de l'entretien avec la famille du petit Jahari :

- Physician 1 : Je crois qu'ils ont bien compris et puis avec la pression des générations plus âgées, je pense qu'ils vont bien accepter.

- Physician 2 : Oui, tu ne leur as pas proposé de rentrer à la maison avec le ventilateur ?

- Physician 1 : Non, je préfère qu'ils se sentent à l'aise dans cette situation et ce choix. Qu'est- ce qu'ils auraient dit en France ?

Lors de cette annonce, les médecins français, comme les médecins américains choisissent des mots appropriés : « *Les médecins disaient*

« elle va partir ». Je trouvais ça joli comme expression (C4) ». Il faut trouver les mots pour « faire comprendre », sans « dire » avec violence. Le risque serait alors de rompre toute possibilité de dialogue avec les parents, rendrait difficile l'accompagnement et nuirait à la construction d'un accord entre les parties.

Or les ajustements entre médecins et familles sont constants. Même dans la dernière étape, celle de l'accompagnement, les médecins et les infirmières s'ajustent aux attentes des familles[1]. Plus encore, nous avons vu qu'ils leur donnent la place sur le devant la scène et restent derrière eux pour les soutenir et les accompagner. Ils rendent possible l'acceptation de la mort à venir de l'enfant.

Cette constante adaptation permet de comprendre comment les praticiens arrivent à faire face à un problème récurrent et fondamental, que les textes de lois et avis normatifs ignorent largement, « *il y a certaines personnes qui veulent savoir et d'autres pas* ». Quarante ans après le travail mené par Glaser et Strauss, malgré les tentatives de rationalisation de la participation aux décisions médicales, nous voyons que la coordination dans le passage à la mort est toujours dépendante de perceptions individuelles, de déni et d'acceptation de la mort ; les ajustements entre les parties sont nécessaires et incontournables. Si la relation avec le corps médical reste déséquilibrée, il n'empêche que les préférences des parents remontent jusqu'à l'équipe médicale qui réajuste ensuite son mode d'encadrement.

Enfin, il est possible que la congruence entre les deux parties résulte d'un apprentissage culturel. En effet, les parents français sont plus à l'aise avec l'idée d'arrêter la prise en charge, dès lors qu'un risque de séquelles graves est avéré, alors que les parents américains tendent à vouloir poursuivre au maximum la prise en charge[2]. Face à

---

[1] Je me base ici seulement sur le travail de terrain réalisé en France. Le « coup de sonde » effectué aux USA n'a pas permis d'étudier cette ultime étape du processus décisionnel.

[2] Je m'appuie essentiellement sur *mes* impressions, ressenties lors de mon travail de terrain (et que je me permets de faire ici intervenir). J'ai été frappée dans le cas du petit Jahari que ses parents cherchent à savoir si l'enfant respirait de lui-même, s'il ne restait pas un espoir, alors qu'en face le médecin leur annonçait qu'il aurait, s'il

une même incertitude, un même contexte de choix, les parents importent des systèmes de préférences différents. Ainsi l'on peut expliquer pourquoi dans le contexte français l'annonce de séquelles graves tend à faire rapidement accord pour un arrêt de la vie et cela sans avoir besoin de détailler objectivement le pronostic neurologique. Dans le service américain, les parties ont du mal à trouver une justification dans cet acte, l'acceptation de la mort est plus difficile.

Nos résultats laissent présager de la très faible probabilité de voir un jour naître un modèle de *décision partagée* à l'œuvre dans le choix d'arrêt de vie. Il n'existe pas de temps à part pour décider *rationnellement*, il n'y a qu'une série d'interactions qui petit à petit ferment le champ des possibles. Il n'y a pas de *choix rationnel* face à la mort de son enfant, il n'y a qu'un choix contingent : la participation des parents à une décision médicale est limitée et se réalise d'abord à un niveau local, dans les échanges avec les professionnels. Cependant il semblerait qu'un apprentissage culturel permette de diffuser les normes d'un accord acceptable. C'est sur ces normes éthiques nationales, implicites et pourtant bien présentes qui orientent l'accord autour de la décision d'arrêt de vie que nous souhaiterions conclure.

---

survivrait, des séquelles catastrophiques. Il me semble que les parents français auraient plus facilement accepté de suspendre la réanimation en avançant comme premier argument qu'ils « ne souhaitaient pas faire d'acharnement thérapeutique ».

Certains faits semblent en outre corroborer ces impressions. Les commandos anti-avortement sont particulièrement actifs aux USA et, récemment, quelques textes législatifs abondent en leur sens. La loi « Unborn Victims of Violence » votée par le congrès le 10 mars 2004, prévoit des poursuites pour les interruptions volontaires de grossesse. Le 6 avril 2004, un avis rendu par la Cour suprême de Californie entérine la notion d'homicide prénatal.
Enfin, l'interprétation d'un fait divers dont le contexte de départ s'apparente au cas de Vincent Humbert relaté dans l'introduction de la thèse peut nous permettre de dresser quelques conclusions sur la posture américaine versus française. Victime d'une crise cardiaque en 1990, Terri Schiavoi, une Américaine de 39 ans survit dans un état végétatif grâce à un tube relié à son estomac qui permet de l'alimenter et la réhydrater. Le mari de Terri réclame depuis 1998 de la laisser mourir. Pour justifier sa démarche, il explique qu'elle lui aurait demandé de ne pas la laisser vivre. Les parents de Terri se battent quant à eux depuis 10 ans contre leur gendre. Ils sont soutenus par le mouvement « pro-life », qui lutte aux Etats-Unis, pour le respect de la vie, contre l'avortement et l'euthanasie. C'est alors une bataille politico-judiciaire qui s'entame. En France, la mère n'a été critiquée par aucun mouvement pro-live, elle a été soutenue par l' « Association pour le Droit de Mourir dans la Dignité », avec la bienveillance de l'opinion publique.

CONCLUSION

L'ETHIQUE MEDICALE EN PRATIQUE

A la fin des années 1990, la Fédération Nationale des Pédiatres Réanimateurs (FNPR) demande au CCNE de se pencher sur les questions d'arrêt de vie. Leur volonté est moins de forcer la réflexion sur les bornes permettant de définir la qualité de vie acceptable ou les personnes légitimes pour participer à la décision que de légitimer la pratique de l'arrêt de vie. Leur souhait sera d'ailleurs entendu, puisque nous l'avons déjà souligné, l'arrêt n°65 du CCNE reconnaît d'une certaine manière la pratique de l'arrêt de vie mais n'entre pas dans la complexité des situations concrètes. A travers cet avis, une ligne de conduite apparaît comme moralement acceptable, celle d'arrêter la vie quand le « *risque de handicap est sévère* ». Cependant, aucune tentative n'est faite pour définir ce « *handicap sévère* ». Par ailleurs la participation des parents est envisagée de manière ambiguë, « *sans leur faire supporter le poids de la décision* ». Le récent rapport de l'Académie de médecine prend position sur le contexte justifiant la mise en œuvre des soins de réanimation (à partir de 25 semaines *d'aménorrhée*), mais reste plus évasif quant aux conditions pour lesquelles la prise en charge médicale pourrait être suspendue : « *Si la réanimation a été efficace en salle de naissance, ultérieurement, au cours de l'hospitalisation, l'équipe doit tenir compte des complications qui peuvent handicaper de façon sévère le futur enfant et adapter sa conduite en fonction de celles-ci* »[1]. Ainsi le questionnement formulé par Simone Bateman s'impose à l'issue de nos constats : « *l'enjeu caché des débats éthiques qui se déroulent sur la place publique serait-il alors de tenir ces idéaux à l'écart de l'épreuve de réalité que constituerait leur confrontation avec les dilemmes éthiques de la pratique ? Démarche perçue comme socialement déstabilisante ?* »[2]

---

[1] B. Salle et C. Sureau, 2006, *Le prématuré de moins de 28 semaines, sa réanimation et son avenir*, rapport pour l'académie de médecine (adopté le 20 juin 2006).

[2] S. Bateman Novaes, 2000, op. cité.

Il est vrai que si nous sommes animés par des principes éthiques communs, acceptables d'un point de vue normatif, ceux-ci deviennent inavouables quand il s'agit de formuler explicitement quels enfants il est envisageable de faire vivre ou de faire mourir. Claudine Herlizch faisait justement remarquer que « *la difficulté de ces décisions [de mort] tient précisément à ce que les principes éthiques généraux sur lesquels chacun s'accorde (agir pour le bien du malade, soulager, ne pas nuire, ne pas s'acharner, etc.) sont clairement insuffisants pour décider. L'éthique en acte ne se déduit pas toujours facilement du discours bioéthique* »[1]. Parallèlement aux réflexions éthiques sur le plan national, les groupements professionnels de réanimateurs ont tenté de définir des repères pour répondre aux exigences nouvelles liées à leur pratique au sein, notamment, de la FNPR. Leurs publications visent à démontrer leur capacité de rationalisation autour de la décision d'arrêt de vie : « *la responsabilité de la prise de décision est médicale. L'accord des professionnels les plus expérimentés de l'équipe médicale est primordial, et doit donc toujours être recherché. En cas de désaccord, la prise de décision doit être différée* ». En d'autres termes, la décision doit être prise par les médecins et seulement dans un deuxième temps, il est souhaitable de recueillir l'assentiment des parents.

En fait, l'entreprise des réanimateurs consiste avant tout à élaborer certains principes qui leur permettent de les guider dans leurs actions et de légitimer leurs pratiques vis-à-vis l'extérieur :

> - *Je propose des codifications éthiques, c'est-à-dire des règles de bonnes pratiques, qui répondent aux deux conditions de la légitimation des pratiques [...] : rigueur pour respecter les droits du fœtus et du nouveau-né ; cohérence méthodologique dans l'élaboration des décisions pour harmoniser les pratiques prénatales et postnatales (Gold 1994).*

Pour se préserver leur marge d'autonomie, les réanimateurs doivent démontrer leur professionnalisme et leur certitude en matière de pronostic. Il s'agit alors d'opérer un contrôle « juridictionnel »[2] qui consiste à sélectionner un ensemble de règles minimales pour formaliser un consensus professionnel qui démontre vis-à-vis de

---

[1] C. Herzlich, 1996, op. cité.

[2] A. Abbott, 1988. The System of Professions. Chicago, University of Chicago Press.

l'extérieur qu'il existe au moins une responsabilisation collective de la profession médicale. Ces règles sont suffisamment générales pour que chaque unité de réanimation néonatale développe ses propres pratiques. Et au final, nous avons pu monter à quel point décisions médicales sont contingentes.

Si aujourd'hui nous souhaitons clarifier les conditions par lesquelles un malade ou ses proches peut choisir sa mort, un débat public est incontournable pour que nous puissions réduire la marge de négociations possible autour de valeurs éthiques acceptées de tous mais suffisamment larges pour donner lieu à de multiples conduites, modes de fonctionnement et (au final) décisions. Pour donner une orientation concrète, commune et acceptable à la décision d'arrêt de vie, il faut donc entrer dans les dilemmes éthiques du quotidien. Toute tentative de légiférer ou de normaliser les décisions d'arrêt de vie doit chercher à guider la construction de cadres décisionnels qui se mettent en place localement.

Mais comment encadrer ces situations concrètes ? Pour cela il convient de ne pas commencer par se demander qui doit décider ou quel est le mieux pour la famille. Les réponses à ces questions ne sont que les conséquences d'un positionnement plus large sur quel sens donner à l'activité de réanimation, ou plus exactement, quel mandat la société veut-elle donner à la médecine[1] : doit-on lui demander de dépister toujours plus loin les anomalies pour affiner un pronostic ? Peut-on la mandater pour limiter au maximum le risque de handicap et garantir une qualité de vie acceptable ? Ou bien doit-on lui demander avant tout de sauver des vies et lui laisser ensuite la possibilité d'ouvrir des espaces de délibérations avec les familles quand le pronostic neurologique est jugé catastrophique ? C'est après avoir répondu à ces questions que les systèmes décisionnels dans les services de réanimation néonatale pourront converger. Les règles de pratique, les critères cognitifs et les valeurs défendues qui orientent

---

[1] Le récent ouvrage dirigé par I. Baszanger, M. Bungener, A. Paillet, soulève très justement ces questions : « C'est la question de la délimitation sociale du mandat de la médecine qui est ouverte. Quelles missions souhaite-t-on lui confier ? Quelles frontières veut-on mettre à ses domaines d'intervention ? Ces questions à l'évidence correspondent à des choix de société ». In I. Baszanger, M. Bungener, A. Paillet (sous la dir.), 2002, *Quelle médecine voulons-nous ?,* La dispute, coll. Etats des lieux.

concrètement la décision, s'ajusteront. A partir de là, se dessinera la marge de manœuvre possible pour les différents participants, sans que leur place et leur rôle dans le système décisionnel soient complètement changeants d'un service à l'autre.

Une réflexion entre néonatalogistes sur les dispositifs techniques adéquats pourrait constituer une autre entrée pour réguler le système décisionnel : c'est en se mettant d'accord sur les critères médicaux et les outils techniques légitimes que les cadres cognitifs pourront s'homogénéiser. Cependant, une telle entreprise ne peut s'affranchir d'une réflexion collective sur les principes moralement acceptables pour traiter ces nouveaux dilemmes éthiques. Comment alors est-il possible de définir la qualité de vie acceptable, celle qui mérite d'être vécue ? N'est-ce pas présomptueux de croire que l'on puisse définir de manière formelle la frontière entre eugénisme et acharnement thérapeutique ? Peut-être qu'une manière raisonnable et heuristique d'aborder ces problèmes serait de réfléchir sur le rapport que nous entretenons avec ce principe de « maîtriser la mort ». Il est nécessaire de réfléchir à ce que nous pouvons, nous devons, demander à la technique. Notre croyance en une technique capable de toujours garantir une vie acceptable quitte à en interrompre le cours est-elle fondée ? Cette croyance ne conduit-elle pas au rejet de tout handicap et plus largement de toute personne déficiente parce que nous renvoyant à notre impuissance à tout à tout contrôler ?

BIBLIOGRAPHIE

Abbott A., 1988. *The System of Professions.* Chicago, University of Chicago Press.

Amar L., Minvielle E., 2000, « L'action publique en faveur de l'usager : de la dynamique institutionnelle aux pratiques quotidiennes de travail, le cas de l'obligation d'informer le malade », *Sociologie du Travail*, 42, p. 69-89.

Anspach R., 1993, *Deciding who lives, Fateful Choices in the Intensive-Care Nursery*, Berkeley-Los Angeles-Oxford, University of California Press.

Anspach R., 1987, « Prognostic Conflict in Life-and-Death Decisions : The organization as an Ecology of Knowledge », *Journal of Health and Social Behavior*, 28(3), p. 215-231.

Ariès P., 1985 [1977], *L'homme devant la mort*, t. I : *Le temps des gisants*, et t. II : *La mort ensauvagée*, Point - Le Seuil.

Baider L., Ever-Hadani P., Kaplan De-Nour A., 1995, « The impact of culture on perceptions of patient-physicians sasifaction », *Isralei Journal of Medical Science*, 31, p. 179-185.

Barbot J., 1999 « L'engagement dans l'arène médiatique », *Réseaux*, 17 (95), p. 155-198.

Barbot J., 1998, « Science, marché et compassion. L'intervention des associations de lutte contre le sida dans la circulation des nouvelles molécules », *Sciences Sociales et Santé*, 16 (3), p. 67-93.

Baszanger I., Bungener M., Paillet A. (sous la dir.), 2002, *Quelle médecine voulons-nous ?*, Ed. La dispute, coll. Etats des lieux.

Bataille P., 2003, *Un Cancer et la vie, Les malades face à la maladie*, Balland, Voix et regards.

Bateman Novaes S., 2000, « De la thérapeutique comme norme », p. 30-42, in Bateman-Novaes S., Ogien R., Pharo P., *Raison pratique et sociologie de l'éthique : autour des travaux de Paul Ladrière*, édition CNRS.

Beaufils F., Dehan M., « Ethique et réanimation néonatale », in *Ethique et pédiatrie*, Comité Consultatif National d'Ethique pour les sciences de la vie et de la santé, La Documentation Française, 1992, p. 61-64.

Berg M., Horstman K., Plass S., Van Heusden M., 2000, « Guidelines, Professionals and the Production of Objectivity : Standardization and the Professionalism of Insurance Medicine » *Sociology of Health & Illness* 22(6), p. 765-791.

Berg M., Turning M., 1995, « A Practice into a Science : Reconceptualizing Postwar Medical Practice », *Social Studies of Sciences*, 25, p. 437-476.

Blustein J., 1993, *The family in Medical Decision making, Life Choices*, Howell Saule, p. 80.

Bonetti E., 2006, *Le façonnage de la maladie : le rôle du traitement*, thèse de sociologie, IEP de Paris.

Boudon R., 1999, *Le sens des valeurs*, Quadrige, PUF.

Broclain D., 1994, « Comment s'élabore un consensus ? Oestrogènes et risque fracturaire, le cas de la conférence française sur la médicalisation de la ménopause », *Santé Publique*, 6ème année, n°3, p. 193-211.

Bucher R., Strauss A., 1961, « Professions in Process », *The American Journal of Sociology*, 66 (4), p. 325-334.

Calabresi G., Bobbit P., 1978, *Tragic Choices*, W. W. Norton & Company, New York, 1978.

Callon M., 1999, « Ni intellectuel engagé, ni intellectuel dégagé : la double stratégie de l'attachement et du détachement », *Sociologie du Travail*, 41(1), p. 66-78.

Champenois-Rousseau B., 2003, *Éthique et moralité ordinaire dans la pratique du diagnostic prénatal*, Thèse Socio-économie de l'Innovation, Centre de Sociologie de L'Innovation, Mines de Paris [ENSMP].

Charles C., Gafni A., Whelan T., 1997, « Shared decision-making in the medical encounter : what does it mean ? (or it takes at least two to tango)», *Social Science and Medicine*, 44(5), p. 681-692.

Chauvenet A., 1972, « Professions hospitalières et division du travail », *Sociologie du travail*, 13 (2), p. 145-163.

Christakis N., 1999, *Death Foretold*, University of Chicago Press.

Cicourel A., 2002, *Le raisonnement médical*, Textes réunis et présentés par Pierre Bourdieu et Yves Winkin, Seuil, Coll. Liber.

Cicourel A., 1994 « La connaissance distribuée dans le diagnostic médical », *Sociologie du travail*, 36 (4), p. 427-449.

Comité Consultatif National d'Ethique (CCNE), 1998, *Les Cahiers du Comité Consultatif National d'Ethique pour les sciences de la vie et de la santé*, Octobre, n°17.

Courpasson D., 1999, « Entre fascination et dénonciation Sociologie et management des organisations », *Sociologie du travail*, 41(1), p. 295-305.

Cresson G., 1997, « La sociologie de la médecine méconnaît-elle la famille ? », *Sociétés Contemporaines*, 25, p. 45-65.

Crozier M., 1963, *Le phénomène bureaucratique*, Seuil.

Cuttini M., Kaminski M., Saracci R., de Vonderweid U. et al., 2001, « Euronic : Findings from 11 Countries », *The Journal of Clinical Ethics*, 12, p. 290-296.

Cuttini M., Rebagliatio M., Bortoli P., Handen G., De Leew R., Lenoir S., Person J., Reid M., Schroell M., Voderweid U., Kaminski M., Lenard H., Orzalesi M., Saracci R., 1999, « Parental visiting, communication, and participation in ethical decisions : a comparison of neonatal unit policies in Europe », *Arch dis Child Fetal Neonatal ed*, 81, p. 84-91.

Daffos F., 1995, *La vie avant la vie : la découverte du fœtus*, Calmann-Lévy.

Déchaux J-H., Hanus M., Jésu F., 1998, « Comment les familles entourent leurs morts », *Esprit*, 11 (247), p. 81-97.

Déchaux J-H., 2001, « La mort dans les sociétés modernes : la thèse de Norbert Elias à l'épreuve », *L'année sociologique*, 51(1), p. 161-184.

Dehan M., Gold F., Grassin M., Janaud J.C, Morisot C., Ropert J.C., Siméoni U., 2001, « Dilemmes éthiques de la période périnatale : recommandations pour les décisions de fin de vie », *Archives Pédiatriques*, 8, p. 407-19.

Elias N., 1998 [éd. Originale 1982], *La solitude des mourants*, trad. Fr., Christian Bourgeois éditeur, coll. « détroits ».

Ellen S., 1988, « Theoretical considerations for the study of the doctor-patient relationship: implications of a perinatal study», *Medical Anthropology Quaterly*, 2, p. 34-58.

Ethique et réanimation du nouveau-né et de l'enfant, 1986, numéro spécial des Archives Françaises de Pédiatres.

Fassin D., 2001, « Charité bien ordonné, Principes de justice et pratiques de jugement dans l'attribution des aides d'urgence », *Revue Française de Sociologie*, 42(3), p. 437-475.

Ferdjaoui N., Carrère M-O., Charavel M., Brémond A., Fervers B., Gratadour A-C., Voog E., Garrouste P., Philip T., 1999, « La prise en compte des préférences des patients dans la décision thérapeutique en cancérologie : développement d'un tableau de décision », *Journal d'Economie Médicale*, 17 (5), p. 327-342.

Festinger L. et al., 1993, *L'échec d'une prophétie*, PUF.

Foucault M., 1976, *Il faut défendre la société*, Paris, Seuil/Gallimard.

Fox R., 1989, *The sociology of Medicine : a participant Observer's View*, Gerhardt, Uta, Prentice-Hall.

Friedberg E., 1993, *Le pouvoir et la règle*, Seuil, p. 270.

Gisquet E., 2005, « Agir dans un contexte de choix incertain, le cas des décisions d'arrêt de vie en réanimation néonatale », *Revue Santé Publique*, 1, p. 25-35.

Glaser B., Strauss A., 1965a, *Awarness of dying*, Weidenfeld and Nicolson, London.

Glaser B., Strauss A., 1965b, « Temporal Aspects of Dying as a Non-Scheduled Status Passage », *The American Journal of Sociology*, 71(1), p. 48-59.

Goffman E., 1974, *les cadres de l'expérience*, Le seuil, Ed de Minuit, p. 338.

Goffman E., 1968, *Asiles, études sur la condition sociale des malades mentaux et autres reclus*, Ed. de Minuit, Coll. Le sens commun, p. 361.

Gold F., Blond MH., Herve C., Taurelle R., Saliba E., Chamboux C., Laugier J., 1996, « Pratiques françaises actuelles de l'arrêt thérapeutique en période néonatale : Enquête par questionnaire dans 15 CHU », *Annales de pédiatrie*, vol. 43, n°7, pp. 535-541.

Grawitz M., 1993, *Méthodes des Sciences Sociales*, Précis Dalloz (9ème éd.).

Guillemin J H., 1988, « The family in Newborn Intensive Care », in K L Michaelson, *Childbirth in America : anthropological perspectives,* Bergin Garvey Publishers.

Hack TF., Degner LF., Dick DG., 1994 « Relationship between preferences for decisional control and illness information among women with breast cancer », *Social Science and Medecine,* 39(Aug), p. 279-289.

Heimer A. C., Staffen L. R., 1995, « Interdependence and Reintegrative Social Control : Labeling and Reforming "inappropriate" Parents in Neonatal Intensive Care Units », *American Sociological Review,* 60 (5), p. 635-654.

Hennezel (de) M., 1997, *L'art de mourir, Traditions religieuses et spiritualité humaniste face à la mort aujourd'hui,* Robert Laffont.

Hennezel (de) M., 1996, *La mort intime, ceux qui vont mourir nous apprennent à vivre,* Pocket.

Herlizch C., 1976, « Le travail de la mort », *Annales Economies, Sociétés et Civilisation,* 1, p. 197-217.

Herzlich C., 1996, « Les nouveaux discours sur la mort et le silence face au mourants, Principes éthiques et pratiques quotidiennes », in D. Lecourt et P. Fedida (sous la dir.), *La fin de la vie qui en décide ?,* PUF, Forum Diderot.

Herzlich C., Pierret J., 1991 (1ère éd : 1984), *De la mort collective au pouvoir de guérison,* Paris, Payot.

Hughes E., 1956, « Social Role and division of labor », Midwest Sociologist, 17(1), et traduction en français in Hughes E C., 1996, *Le regard sociologique.* Essais choisis, textes rassemblés et présentés par Chapoulie J-M., Paris, Edition de l'EHESS.

Kahneman D., Tversky A., 1979, « Prospect Theory : an analysis of decision under risk », *Econometrica,* 47, p. 263-291.

Katz J., 1984, *The silent world of Doctor and Patient,* New York Free Press.

Kracher S., Fuschs D., Calaciura G., 1996, « Création d'un groupe de réflexion éthique, Point de vue infirmier », p. 69-72 in P., Cloup M., Guilibert E. (sous la dir.), *Quelle qualité après la réanimation ? De l'évaluation à l'éthique,* les dossiers de l'AP-HP.

Kuty O., 1973, *Le pouvoir du malade,* Thèse de doctorat, Paris V.

Kuty O., 1975, « Orientation culturelle et profession médicale, La relation thérapeutique dans les unités de rein artificiel et son environnement », *Revue Française de Sociologie*, XVI, p. 189-214.

Latour B., Wooglar S., 1979, *Laboratory life*, Beverly Hills, Calif, Sage.

Latour B., 1987, *Science in action : how to follow Scientists and Engineers Through Society*, Cambridge, MA : Harvard University Press.

Lazar P., 1996, *L'éthique biomédicale en question,* Liana Lévi, Coll. Opinion.

Lenoir S., Duguet AM., Garel M., Cuttini M., « Problèmes éthiques et information des parents en néonatalogie », *Journal de Médecine Légale et Droit Médical*, 1997, vol. 40, n°5, pp. 374-376.

Lenoir N., 1991, *Aux frontières de la vie : une éthique biomédicale à la française*, La Documentation Française.

Letourmy A., Naiditch M., 2000, « L'information des usagers sur le système de soins : rhétorique et enjeux », *Revue française des affaires sociales*, n°2, juin, p. 45-60.

Li S., 1998, « Can the conditions governing the framing effect to be determined ? », *Journal of Economic Psychology*, 19, p. 133-153.

March J., 1988, Decisions and organizations, Basil Blackwell, New York ; March J., Olsen JP., 1976, Ambiguity and choice in Organizations, Bergen, Universitetsforlaget.

March J., Olsen JP., 1972, « A Garbage Can model of Organizational Choice », *Administrative Science Quaterly*, 17, p. 1-26.

Mintzberg H., 1982, « L'ajustement mutuel réalise la coordination du travail par simple communication informelle », in Mintzberg H., *Structure et dynamiques des organisations*, les éditions d'organisations.

Mokhtari M., 1996, La relation médecin-parents dans les décisions d'arrêt de réanimation en service réanimation néonatale, DEA d'éthique médicale et biologique, Paris V.

Morelle M., Moujid-Ferdjaoui N., Bremond A., Charavel M., Carrere M-O., 2001, « Comment évaluer la qualité du transfert de l'information du médecin au patient ? Le choix des tests psychométriques d'un tableau de décision dans un Centre Régional de Lutte contre le Cancer », *Revue Epidémiologique Santé Publique*, 49, p. 299-313.

Morgan M., Calnan M., Manning N., 1985, *Sociological Approaches to Health and Medicine*, Croom Helm.

Morin E., 1976 [1953], *L'homme et la mort*, Points-Le Seuil.

Morrison JJ., Rennie JM., 1997, « Clinical, scientific and ethical aspects of fetal and neonatal care at extremely preterm periods of gestation », *British journal of Obstetric Gynaecology*, 104(12), p. 1341-50.

Moujid N., Carrere M-O., 2000, « La relation médecin-patient, l'information et la participation des patients à la décision médicale : les enseignements de la literature internationales », *Revue Française des Affaires sociales*, 2 (avril-juin), p. 73 -95.

Murgo S., Avni EF., David P., Muller MF., Golzorian J., Baleriaux D., 1999, « Leucomalacie périventriculaire du prématuré : rôle pronostique de l'échographie et de l'IRM », *Journal de radiologie* (J. radiol), 80, p. 715-720.

Oppenheim D., 1995, « La mort demandée, la mort donnée, la parole discréditée », *Les Temps Modernes*, 50(582), p. 109-127.

Orfali K., Gisquet E., 2004, « Le rôle de la famille dans la décision médicale en réanimation néonatale », *Cahiers de Recherche de la MIRE*, n°17(3), p. 3-7.

Paillet A., 1999, *Les pédiatres réanimateurs français sur la brèche de l'éthique : une analyse de leurs publications depuis 30 ans*, Rapport pour la MIRE.

Paillet A., 2007, *Sauver la vie, donner la mort, une sociologie de l'éthique en réanimation néonatale*, La Dispute, coll. Corps, Santé et Société.

Parsons T., Fox R., Lidz V. M., 1972, « The "Gift of life" and its reciprocation », *Social Research*, 39(3), p. 367-415.

Peneff J., 1992, L'hôpital en urgence : étude par observation participante, Métailié.

Rameix S., 1997, « Justifications et difficultés éthiques du concept de qualité de vie », *Prévenir*, 07-12, 33, p. 89-109.

Rameix S., 1996, « Autonomie ou paternalisme ? La relation médecin-patient et la question du consentement aux soins », in S. Rameix, *Fondements philosophiques de l'éthique médicale*, Paris, Ellipses, coll. Sciences humaines en médecine.

Richard Scott W., 1982, « Managing Professional Work : three Models of Control for Health Organizations », *Health Services Research,* 17(3), p. 213-240.

Ricoeur P., Aeschilman J-C., 1994, *Ethique et responsabilité,* Neuchâtel, Baconnière

Rivière C., 1995, *Introduction à l'anthropologie,* Hachette, Les fondamentaux.

Sackett D.L., Rosenberg W.M.C., 1995, « The need for evidence-based medicine», *Journal of the Royal Society of Medicine,* 88, p. 620-624.

Sainsaulieu Y., 2006, « Les appartenances collectives à l'hôpital », *Sociologie du travail,* 48(1), p. 2-87.

Salle B., Sureau C., 2006, *Le prématuré de moins de 28 semaines, sa réanimation et son avenir,* rapport pour l'académie de médecine (adopté le 20 juin 2006).

Savulescu J., 1994, « Rational desires and the limitation of life-sustaining treatment », *Bioethic,* 8 (3), p. 102-109.

Sebban C., Browman G., Gafni A., Norman G., Levine M., Assouline D. et al., 1995, « Design and validation of a bedside decision instrument to elicit a patient's preference concerning allogenic bone marrow transplantation in chronic myeloid leukemia », *American Journal of Hematology,* 48(4), p. 221-227.

Strauss A., 1992, *La trame de la négociation. Sociologie qualitative et interactionnisme,* Textes réunis et présentés par Baszanger I., L'harmattan.

Sutherland HJ., Llewellyn-Thomas HA., Lockwood GA., Trichler DL., Till JE., 1989, « Cancer patients : their desire for information and participation in treatment decisions », *Journal of the Royal Society of Medicine,* 82, p. 260-263.

Terhikki T., Miettinen N., 1999, « Medical futility as a cause of suffering of dying patients - The Family Members' Perspecive », *Journal of palliative care,* 15 (2), p. 26-29.

Thouvenin D., 2001, « *La construction juridique d'une atteinte légitime au corps humain* », Le Dalloz, Hors série : le corps humain saisi par la justice.

Timmermans S., 1999, *Sudden Death and the Myth of CPR,* Temple University Press.

Tyson JE., Broyle RS., 1996, « Progress in assessing the long-term outcome of extremely low-birth-weight infants », *JAMA*, 14, 276(6), p. 492-493.

Urfalino P., 2000, « La délibération et la dimension normative de la décision collective », in Commaille J., Dumoulin L. et Robert C. (sous la dir.), *La judiciarisation du politique, Leçons scientifiques,* Paris, LGDJ, p. 165-193.

Valat A.S., Dumoulin M., 1996, « Le deuil périnatal », *Abstract Gynéco,* 163 (avril-mai), p. 16-29.

Van Stuijvenberg M. and al., 1998, « Informed consent, parental awarness, and reasons for participation in a randomised controlled study », Archives of Disease in Childhood, 79, p. 120-125.

Vandvik IH., Forde R., 2000, « Ethical issues in parental decision-making. An interview study of mothers of children with hypoplastic left heart syndrome », *Acta Paediatrica,* 89(9), p. 1129-1133.

Vidich A. J., 1955,« Participant observation and the collection and the interpretation of data », *American Journal of Sociology,* 60(4), p. 354-360.

Willard D., 1992, « Enquête nationale sur les arrêts thérapeutiques en réanimation néonatale », *Annales médicales de Nancy et l'Est,* 31, p. 345-348.

Wood NS., Marlow N., Costeloe K., Gibson AT., Wilkinson AR., 2000, « Neurologic and developmental disability after extremely premature birth », *New England Journal of Medicine,* 343, p. 378-84.

Zussman R., 1992, *Intensive Care : Medical ethics and the medical profession,* Chicago, the University of Chicago Press.

GLOSSAIRE

Aspiration : Soin qui consiste à descendre une sonde dans la trachée pour retirer les sécrétions en excès.

Bradycardie : Ralentissement du rythme cardiaque (en dessous de 100 pour les prématurés). Les « brady » peuvent parfois être corrélées aux apnées, elles peuvent également être provoquées par la douleur (celle dues à un reflux notamment). C'est toujours impressionnant lorsque l'on a tendance à beaucoup regarder le scope. En cas de brady soit le bébé « repart » très vite et seul, soit il faut le stimuler, c'est-à-dire le secouer un peu en actionnant ses bras notamment.

Caféine : Utilisé comme stimulant pour limiter les pauses respiratoires

Cathéter cutanée (KTC) ou ombilical (Kto) : Pendant les tous premiers jours de vie, perfusion posée sur l'ombilic ou petite perfusion dans le bras où passent les solutés divers : vitamines, caféine ...

Corticothérapie anténatal : Elle peut être commencée dès 24 semaines aménorrhées à base de Célestène qui accélère la maturation pulmonaire et réduit les risques neurologiques (divisés par quatre). Quand il y a une menace d'accouchement, on prescrit une cure tous les quinze jours.

Détresse respiratoire : Un bébé en détresse respiratoire a des difficultés à respirer seul.

Extubation : Lorsque le respirateur équipé d'un tube qui va jusqu'au poumon est enlevé.

Gavage : Les très grands prématurés n'ont pas le réflexe de succion. Il faut donc les alimenter par sonde gastrique, c'est le gavage. L'alimentation est augmentée de manière très progressive. Elle passe en partie par le cathéter veineux et par la sonde gastrique qui apporte du lait directement dans l'estomac. Dès que possible (lorsque l'estomac peut le supporter), tout passe par la sonde gastrique (lait, vitamines, matières grasses, etc.). C'est une pompe à gavage qui régule les quantités et la vitesse des repas. Distribués en deux heures sur trois au départ, ils sont ensuite accélérés pour stimuler la sensation de faim du bébé. Dès que le réflexe de succion est acquis on commence les tétées (sein, biberon).

Grande prématurité : La prématurité se définie par la durée de la gestation non par le poids. Un bébé prématuré est né avant 37 semaines d'aménorrhée. Un grand prématuré est un bébé né avant 33 semaines. La limite de viabilité se situe à 23-24 semaine.

Hypotrophe : Un bébé/ fœtus hypotrophe est en retard de croissance par rapport à ce que l'on attend pour son terme. A la naissance un bébé hypotrophe est souvent très maigre d'aspect.

Incubateur (couveuse, isolette) : la chaleur et l'humidité sont contrôlées en permanence et s'adaptent aux besoins du bébé qui ne sait pas encore réguler sa température. Lorsque le bébé atteint un poids acceptable et un terme qui lui permette de réguler seul sa température on peut l'installer en lit chauffant (sorte d'incubateur ouvert avec un chauffage au dessus), puis enfin dans un berceau classique.

Intubation : Pose d'un tube dans la trachée pour une ventilation artificielle jusqu'au poumon. C'est une méthode invasive qui abîme le poumon et qui peut favoriser les infections. Cette méthode assiste le bébé qui n'a qu'un minimum d'effort à faire. Les paramètres (fréquence et puissance) du respirateur peuvent être modulés en fonction des besoins.

Jaunisse ou ictère : Symptôme consistant en une coloration jaune de la peau et des yeux. Se produit chez les nouveau-nés dont le foie n'est pas assez développé pour décomposer la bilirubine (déchet produit par la destruction des globules rouges). Pour soigner la jaunisse on place les bébés sous photothérapie (lampe qui émet une lumière bleue). Il faut protéger les yeux des bébés avec des lunettes opaques en mousse.

Lunette nasale ou moustaches : Mode de ventilation non invasive qui consiste en un apport d'oxygène ou d'air enrichi qui passe par deux petits embouts placés dans le nez. L'enfant respire seul cependant à la différence du respirateur.

Maladie des membranes hyalines (MMH) : il s'agit d'un syndrome de détresse respiratoire d'une insuffisance d'ouverture des alvéoles pulmonaires par manque de surfactant (liquide formant un film très mince qui tapisse la face interne des alvéoles pulmonaires). La production du surfactant chez les bébés commence à la 24e semaine de gestation, mais elle n'est pas très bien développée avant la 36e semaine. De fait de nombreux prématurés en manquent et risquent de développer une membrane hyaline. Des cures de curosurf (surfactant de synthèse) peuvent être administrées au bébé prématuré pour palier au manque de produit.

Respirateur : Il y a essentiellement deux sortes de respirateur. Le tube (méthode invasive qui insuffle de l'air directement dans le poumon via un tube nasal. Son inconvénient est qu'il abîme le poumon et favorise les infections au niveau de la trachée.

Dès que possible le bébé sera mis sous **Infant flow**, **Jet soupape**, ou **PPC** [pression positive continue]. Ce deuxième mode de ventilation est non invasif puisque il s'agit d'insuffler de l'air au niveau du nez.

RCF : Rythme cardiaque fœtal.

RCIU : Retard de croissance intra utérin.

Saturation en oxygène de l'hémoglobine ou teneur en oxygène du sang : C'est un indicateur important permettant entre autre d'évaluer si le bébé est correctement oxygéné. Un taux insuffisant d'oxygène dans le sang peut être dû à une détresse respiratoire insuffisamment traitée. Pour mesurer cette saturation on utilise un saturomètre ou oxymètre de pouls qui se pose sur la peau et indique un pourcentage. Ce pourcentage est correct entre 88 à 100%. En dessous de 88 il y a désaturation. Cela peut être provoqué, entre autre par des apnées et nécessite une augmentation de la ventilation.

Score d'APGAR : Note donnée par le pédiatre dès la naissance. Sur un score de 10 maximum, il évalue : la fréquence cardiaque (le cœur du nouveau-né bat à une fréquence supérieure à 100 battements/minute) ; la coloration de la peau (elle doit être rose) ; la respiration (si le bébé respire normalement) ; le tonus musculaire (le bébé doit être hypertonique) ; et la réactivité à diverses stimulations (doit être vive). Le Score d'Apgar est établi directement à la naissance, à 1 minute de vie, 5 minutes, puis 10 minutes.

Surveillance neurologique

Les principaux examens neurologiques :

- **EEG** : électroencéphalogramme. L'analyse du tracé de fond permet de repérer les enfants à très haut risque de séquelles

- **ETF** : échographie transfontanellaire. Echographie cérébrale qui permet de repérer les malformations cérébrales, de reconnaître l'oedème cérébral, de visualiser l'atteinte des thalamus par nécrose hémorragique
- **IRM :** Imagerie par résonance magnétique
- **PET** : les potentiels évoqués du tronc cérébral (uniquement dans le service B). Epreuve audiométrique objective mesurant la réponse électrique du tronc cérébral à une stimulation auditive, dans le but de rechercher des indices sur l'acuité auditive et sur le site d'une lésion du système auditif.

Les principaux risques neurologiques :

- **EHI** : encéphalopathies hypoxique-ischémique. Lésion cérébrale chez l'enfant né à terme suite à un manque d'oxygénation.
- **HIV** grade 1 à 4 : Hémorragie cérébrale, intra ventriculaire allant du grade 1, le moins élevé, au grade 4.
- **Leucomalacie périventriculaire bilatérale** : destruction de certaines zones du cerveau qui entraîne de graves troubles moteurs.

ANNEXE.

LES MATERIAUX RECUEILLIS

CARACTERISTIQUES DES TRAJECTOIRES SUIVIES DU SERVICE A

Prénom (modifié)	Terme	Caracté-ristiques	Discussion Arrêt de vie	Décision Arrêt	Autonomie respiratoire[1]	No
Fabien	24	Préma HIV	Oui	Oui	NON	1
Camille	29	PVL	Oui	Oui	OUI	2
Salomon	41	SF	Oui	Oui	NON	3
Benoît	40	Arrêt cardiaque	Oui	Oui	OUI	4
Morgane	29	PVL	Oui	Oui	OUI	5
Mohamed	40	SF	Oui	Oui	NON	6
Victor	25+4	Jumeau Préma HIV	Oui	Oui	NON	7
Nils	25	Jumeau	Oui	Oui	NON	8
Emma	40	SF	Oui	Oui	Non	9
Nicolas	40	Malformation neurologique	Oui	Oui	OUI	10
Maëlle	40	SF	Oui	Non		11
Céline	29	PVL	Oui	Oui	OUI	12
Gabriel	26	HIV	Oui	Oui	Non	13
Flora	28	HIV	Oui	Oui	Non	14
Youssouf	30	HIV Infarctus	Oui	Oui	Non	15

[1] **NON = intubé ; Non = extubé mais oxygène**

CARACTERISTIQUES DES TRAJECTOIRES SUIVIES DU SERVICE B

Prénom (modifié)	Terme	Caracté-ristiques	Discussion Arrêt de vie	Décision Arrêt	Autonomie respiratoire[1]	N°
Benjamin	40	Poly-malformations	Oui	Non		1
Chloé	29	PVL	Oui	Non		2
Léa	41	SF	Oui	Oui	NON mais autonomie	3
Hector	35	Anomalies neurologiques	Oui	Non		4
Fantine	40	Malformation neurologique	Oui	Oui	NON	5
Sahra	26	HIV	Oui	Oui	NON	6
Caroline	27+3	Problèmes respiratoires	Oui	Oui	NON	7
Mathilde	25	HIV	Oui	Non		8
Louis	30	Anomalies	Oui	Oui	NON	9
Safia	40	SF	Oui	Oui	NON	10
Sibille	27	HIV	Oui	Oui	NON	11

[1] **NON = intubé ; Non = extubé mais oxygène**

ENTRETIENS AVEC LES PARENTS DANS LE SERVICE

Entretiens enregistrés et retranscrits intégralement d'une durée de une à deux heures.

Caractéristiques enfant SERVICE A	N°
Prématuré à 27 S, pb	D1
Jumeaux prématurés, de 28 S	D2
Prématurée, gros retard de croissance, 30 S	D3
Prématuré de 29 S	D4
Prématuré 29 S	D5
Prématuré, 30 S	D6
Prématuré, 26 S	D7
Infection, à terme	D8
Prématuré, 30 S	D9
Prématuré 28 S	D10
A terme, souffrance	D11
Prématuré, 25 S	D12
Prématuré 26 S	D13
Préma 30 S	D14
Malformation, à terme	D15

Caractéristiques enfant SERVICE B	N°
Prématuré à 25 s	L1
Prématuré 26 S	L2
Prématurée, pneumothorax 30 S	L3
Prématuré 31S	L4
Prématurée de 26 S	L5
A terme, souffrance	L6
A terme, malformation	L7
Prématuré, 26S	L8
A terme, agénésie du corps calleux	L9
Jumeaux prématurés de 28 S	L10
Prématuré, 35 S, présentant un syndrome Pierre Robin	L11
Prématuré 28 S	L12
Prématuré, 29 S	L13
Prématuré, 25 S	L14

ENTRETIENS AVEC DES PARENTS D'ENFANTS DECEDES

Entretiens enregistrés et retranscrits intégralement d'une durée de une à deux heures.

Service A

Caractéristiques de l'enfant	Parents présents	Age au décès	N°
Prématuré 25 Semaines	Maman (de Nils)	29 jours	C1
Prématuré 31+3 S Leucomalacie	Maman	20 jours	C2
25+6 S, insuffisance respiratoire	Maman	26 heures	C3
Enfant à terme Anoxie cérébrale	Parents (d'Emma)	5 jours	C4
Jumeaux de 25 S	Maman (de Victor)	5 jours 10 jours	C5
Enfant à terme Anoxie cérébrale	Parents	3 jours	C6
Prématuré 32 S Polymalformations	Parents	24 heures	C7
Prématuré 29 S, leucomalacie	Maman (de Camille)	22 jours	C8

Service B

Caractéristiques de l'enfant	Parents présents	Age au décès	N°
Prématuré 30 S, malformations	Papa	30 jours	M1
Jumeau prématuré 25 SA, Insuffisance respiratoire	Parents	4 jours	M2
25+3, grossesse triple	Maman, puis arrivée du papa	- 10 min - 3 jours - 12 jours	M3
Enfant 26 S, HIV IV	Parents	2 jours	M4
Enfant à terme, Syndrome polymalformatif	Parents	1 Mois	M5
Enfant à terme, SFA	Maman	15 jours	M6
Un jumeau 30 S, malformations	Parents	20 jours	M7

Logiques Sociales

Collection dirigée par Bruno Péquignot

En réunissant des chercheurs, des praticiens et des essayistes, même si la dominante reste universitaire, la collection *Logiques Sociales* entend favoriser les liens entre la recherche non finalisée et l'action sociale.

En laissant toute liberté théorique aux auteurs, elle cherche à promouvoir les recherches qui partent d'un terrain, d'une enquête ou d'une expérience qui augmentent la connaissance empirique des phénomènes sociaux ou qui proposent une innovation méthodologique ou théorique, voire une réévaluation de méthodes ou de systèmes conceptuels classiques.

Dernières parutions

Suzie GUTH (Sous la dir. de), *Modernité de Robert Ezra Park*, 2008.

Sun-Mi KIM, *Jeunes femmes asiatiques en France. Conflit de valeurs ou métissage culturel*, 2008.

Dominique COLOMB, *Médias et communication en Chine. Au-delà des paradoxes*, 2008.

Claude GIRAUD, *De l'épargne et de la dépense. Essai de sociologie de l'organisation et de l'institution*, 2008.

Bertin YANGA NGARY, *La modernisation quotidienne au Gabon. La création de toutes petites entreprises*, 2008.

M. ANDRAULT, *L'épiscopat français et la liberté de l'enseignement sous la Cinquième République*, 2008.

Pierre-Noël DENIEUIL, *Cultures et société, Itinéraires d'un sociologue*, 2008.

J.-A. DIBAKANA MOUANDA, *Figures contemporaines du changement social en Afrique*, 2008.

B. COLLET, C. PHILIPPE (dir.), *Mixités. Variations autour d'une notion transversale*, 2008.

Catherine TOURRILHES, *Construction sociale d'une jeunesse en difficulté. Innovations et ruptures*, 2008.

Abdelkader BELBAHRI, *Les Enjeux de la reconnaissance des minorités. Les figures du respect*, 2008.

Patricia WELNOWSKI-MICHELET, *L'Identité à l'épreuve de l'exclusion socioprofessionnelle*, 2008.

Grzegorz J. KACZYNSKI, *La connaissance comme profession. La démarche sociologique de F. Znaniecki*, 2008.

Marie-Claude MAUREL et Françoise MAYER (sous la dir.), *L'Europe et ses représentations du passé. Les tourments de la mémoire*, 2008.

L'HARMATTAN, ITALIA
Via Degli Artisti 15 ; 10124 Torino

L'HARMATTAN HONGRIE
Könyvesbolt ; Kossuth L. u. 14-16
1053 Budapest

L'HARMATTAN BURKINA FASO
Rue 15.167 Route du Pô Patte d'oie
12 BP 226
Ouagadougou 12
(00226) 50 37 54 36

ESPACE L'HARMATTAN KINSHASA
Faculté des Sciences Sociales,
Politiques et Administratives
BP243, KIN XI ; Université de Kinshasa

L'HARMATTAN GUINEE
Almamya Rue KA 028
En face du restaurant le cèdre
OKB agency BP 3470 Conakry
(00224) 60 20 85 08
harmattanguinee@yahoo.fr

L'HARMATTAN COTE D'IVOIRE
M. Etien N'dah Ahmon
Résidence Karl / cité des arts
Abidjan-Cocody 03 BP 1588 Abidjan 03
(00225) 05 77 87 31

L'HARMATTAN MAURITANIE
Espace El Kettab du livre francophone
N° 472 avenue Palais des Congrès
BP 316 Nouakchott
(00222) 63 25 980

L'HARMATTAN CAMEROUN
BP 11486
(00237) 458 67 00
(00237) 976 61 66
harmattancam@yahoo.fr

635549 - Décembre 2015
Achevé d'imprimer par

1livre.com
du rêve à la réalité !

Made in United States
Orlando, FL
04 November 2026

90201656R10157

Made in United States
Orlando, FL
04 November 2026

90207830R00095